Psychotherapie chronischer Depression

Jan Philipp Klein
Martina Belz

Psychotherapie chronischer Depression

Praxisleitfaden CBASP

2., vollständig überarbeitete Auflage

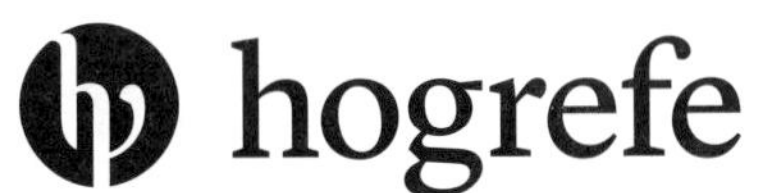

Prof. Dr. med. Jan Philipp Klein, geb. 1977. 1997–2004 Studium der Medizin in Berlin, London (GB) und Dallas, Texas (USA). 2005 Promotion. Ab 2005 wissenschaftliche und klinische Ausbildung an der Charité Berlin und an der Universität zu Lübeck. 2010 Facharzt für Psychiatrie und Psychotherapie. Seit 2012 Leiter der Arbeitsgruppe Psychotherapieforschung an der Universität zu Lübeck. 2017 Habilitation. Seit 2017 leitender Oberarzt der Kliniken für Psychiatrie, Psychosomatik und Psychotherapie an der Universität zu Lübeck. 2021 Facharzt für Psychosomatische Medizin und Psychotherapie.

Dr. Martina Belz, geb. 1951. 1971–1977 Studium der Psychologie, Ethnologie und Archäologie in Tübingen und Freiburg. Anschließend Tätigkeit in verschiedenen klinischen Einrichtungen. 1990–2006 wissenschaftliche Mitarbeiterin am Institut für Psychologie der Universität Freiburg. 1994 Promotion. 2002–2006 Geschäftsführerin des universitären Freiburger Ausbildungsinstituts für Verhaltenstherapie (FAVT). 2007–2019 wissenschaftliche Mitarbeiterin an der Abteilung für Klinische Psychologie und Psychotherapie, Programmleitung im Psychotherapiemasterstudiengang MASPTVT (Master of Advanced Studies Psychotherapie Schwerpunkt Verhaltenstherapie) in Kooperation von Universität Bern und der Deutschen Gesellschaft für Verhaltenstherapie sowie Tätigkeit in eigener Praxis in Bern, Schweiz. Seit 2019 pensioniert.

Bibliografische Information der Deutschen Nationalbibliothek
Die Deutsche Nationalbibliothek verzeichnet diese Publikation in der Deutschen Nationalbibliografie; detaillierte bibliografische Daten sind im Internet über http://dnb.dnb.de abrufbar

Hogrefe Verlag GmbH & Co. KG
Merkelstraße 3
37085 Göttingen
Deutschland
Tel. +49 551 999 50 0
Fax +49 551 999 50 111
info@hogrefe.de
www.hogrefe.de

Satz: Matthias Lenke, Weimar
Druck: AZ Druck und Datentechnik, Kempten
Printed in Germany
Auf säurefreiem Papier gedruckt

2., vollständig überarbeitete Auflage 2023

(E-Book-ISBN [PDF] 978-3-8409-3010-2; E-Book-ISBN [EPUB] 978-3-8444-3010-3)
ISBN 978-3-8017-3010-9
https://doi.org/10.1026/03010-000

Inhaltsverzeichnis

Geleitwort, Vorworte und Danksagungen

Geleitwort zur 1. Auflage

„Psychotherapie chronischer Depression. Praxisleitfaden CBASP“: Philipp Klein und Martina Belz haben ein neues Buch vorgelegt, das sich in die Reihe „Therapeutische Praxis“ von Hogrefe einfügt und, zusammen mit fast gleichzeitig erscheinenden Büchern, die Reihe deutscher Publikationen zum CBASP-Ansatz fortsetzt. Damit wird die Frage fast aufgedrängt, ob es sich um ein Buch mit einem zusätzlichen Nutzen handelt. Jeder Leser, jede Leserin wird das für sich selber beantworten müssen, als generelle Einschätzung antworte ich mit einem entschiedenen „Ja“!

Warum? Es gibt mehrere Gründe:
- CBASP ist ein anspruchsvoller, komplexer Ansatz. Mit der Lektüre *eines* Buches hat man ihn nicht begriffen. Die Autoren verstehen es aber, den Ansatz auf das, was man auf 96 Seiten plus Arbeitsblättern vermitteln kann, zu reduzieren, ohne dass übersimplifiziert wird und ohne dass das Wesentliche verloren geht.
- Bei einer knappen Darstellung besteht die Gefahr des Abstrahierens, womit die praktische Nützlichkeit bedroht wäre: Dieser Gefahr erliegen die Autoren nicht, sie liefern im Gegenteil eine Fülle neuer Hilfen für die Praxis.
- Dabei kommt auch die in ihrer Bedeutung oft unterschätzte und vielleicht bei einigen auch wegen des in der deutschen Übersetzung etwas schwierigen Begriffs unbeliebte Psychoedukation nicht zu kurz.
- Eine knappe UND richtige Darstellung setzt eine gute Fähigkeit voraus, einzuschätzen, wo vereinfacht werden kann, und diese setzt wiederum eine exzellente Vertrautheit mit dem Ansatz voraus. Bei den Autoren, beide Vorstandsmitglieder im CBASP-Netzwerk und seit vielen Jahren beim Nutzbarmachen des Ansatzes im deutschen Sprachraum engagiert, trifft diese Voraussetzung in hohem Maße zu.
- Voraussetzung ist auch umfangreiche therapeutische und Lehrpraxis in dem Ansatz; auch diese Voraussetzung ist erfüllt und kommt u. a. in den vielen informativen Beispielen zum Ausdruck.
- Die Autoren geben nicht nur einen Überblick, sie schaffen auch Zugang zu weiterem Material.

CBASP ist ein Ansatz, der dies verdient hat: Seine Wirksamkeit ist in einer der größten Wirksamkeitsstudien belegt, er wurde zwar für eine spezifische Störung entwickelt, hat aber darüber hinaus nach meiner Einschätzung für viele Bestandteile ein hohes Potenzial, der Ansatz schafft den Spagat zwischen einer konsequent lerntheoretischen, aber gleichzeitig integrativen Haltung; und er kommt mit einem Minimum dessen aus, was Schulenbildung oder „Branding“ problematisch macht.

Die Aufnahme der Chronischen Depression in das DSM-5, die parallel zum Fertigstellen dieses Buches erfolgte, wird einen weiteren Beitrag zum Interesse an einer darauf gemünzten Behandlung leisten.

Dem Buch ist zu wünschen, dass es nicht nur die verdiente Verbreitung findet, sondern dass seine Inhalte auch tatsächlich mit Nutzen für Patienten und Therapeuten in die Praxis gelangen.

Bern, September 2013 *Franz Caspar*

Vorwort zur 1. Auflage

Das Cognitive Behavioral Analysis System of Psychotherapy (CBASP) wurde von James McCullough speziell für die Behandlung chronisch depressiver Patienten entwickelt. Auf der Grundlage seiner langjährigen klinischen Erfahrung basiert das CBASP-Modell auf der Beobachtung, dass diese Patienten häufig Schwierigkeiten in der Bewältigung von interpersonellen Situationen haben. CBASP hilft ihnen, diese Schwierigkeiten zu überwinden. Dabei lässt sich der Therapeut persönlich und ganz individuell auf seinen Patienten ein, um mit ihm zusammen interpersonelle Fertigkeiten zu trainieren.

Bereits 1984 hat McCullough das CBASP erstmals in einem Fachartikel beschrieben (McCullough, 1984). Internationale Bekanntheit erfuhr das CBASP erst im Jahr 2000 mit der Veröffentlichung einer außergewöhnlich großen und erfolgreichen Psychotherapiestudie (Keller et al., 2000), in der CBASP mit einer medikamentösen Behandlung verglichen wurde. In rascher Folge veröffentlichte McCullough dann seine Behandlungsmanuale (McCullough, 2000; McCullough, 2006b). Diese wurden bald darauf auch in die deutsche Sprache übersetzt (McCullough, 2006a; McCullough et al., 2011).

Bei der Verbreitung des CBASP-Modells im deutschsprachigen Raum spielten mehrere universitäre Zentren eine entscheidende Rolle. So wurde das erste Behandlungsmanual beispielsweise gemeinsam durch Arbeitsgruppen der Universitäten Freiburg und Lübeck übersetzt (McCullough, 2000; McCullough, 2006a). In etwa zeitgleich wurde in den beiden Kliniken auch ein stationäres CBASP-Programm etabliert. Eine entscheidende Rolle bei der Verbreitung des CBASP im deutschsprachigen Raum spielt das CBASP-Netzwerk (www.cbasp-network.org), das auf Initiative von Elisabeth Schramm (Universität Freiburg) im Jahr 2008 gegründet wurde. In Absprache mit James McCullough organisiert das CBASP-Netzwerk in Deutschland die Ausbildung von CBASP-Therapeuten.

Dabei ist das CBASP kein statisches Modell. Vielmehr gibt es ständig Weiterentwicklungen. In der jahrelangen Anwendung und Auseinandersetzung mit dem Ansatz in Therapie, in Workshops und Supervision hat sich vieles geschärft und ausdifferenziert. Materialien wurden weiter oder neu entwickelt und in vielen Diskussionen sind neue Ideen entstanden und Anpassungen an den klinischen Alltag erfolgt. Diese Weiterentwicklungen werden auch auf den alle zwei Jahre stattfindenden internationalen Treffen des CBASP-Netzwerks diskutiert und auf diese Weise von James McCullough begleitet. Die Quelle dieser Veränderungen sind neben James McCullough selbst auch viele andere Therapeuten und Forscher, die mit dem CBASP arbeiten. Teilweise liegen diese Weiterentwicklungen bereits in manualisierter Form vor (Einsatz bei komorbiden Störungen: Belz et al., 2013; CBASP stationär: Brakemeier, Guhn & Normann, 2021; CBASP in der Gruppe: Schramm et al., 2012). James McCullough arbeitet gegenwärtig selbst an einer Aktualisierung seines Behandlungsmanuals, das unter anderem auch für zukünftige Psychotherapiestudien Gültigkeit haben wird.

Das vorliegende Buch versteht sich als Leitfaden für die praktische Arbeit mit dem CBASP. Basierend auf unserer eigenen mehrjährigen Erfahrung bei der Arbeit mit chronisch depressiven Menschen und CBASP-Therapeuten, -Trainern und -Supervisoren haben wir den aktuellen Stand zum CBASP-Ansatz zusammengetragen und in praxisnaher Form aufbereitet. Dieser Praxisleitfaden bietet also einen ersten Überblick über das CBASP-Modell und die aktuellen Weiterentwicklungen. Zur besseren Auffindbarkeit der Originalmanuale werden die Quellen ausführlich genannt. So kann der interessierte Leser sein Wissen zu bestimmten Aspekten gezielt vertiefen.

Ein weiteres Ziel des vorliegenden Buches ist es, die Verbindungen des CBASP-Modells zu anderen therapeutischen Ansätzen und zu anderen Methoden der Dritten Welle der Verhaltenstherapie aufzuzeigen. Dabei haben wir darauf geachtet, die Verbindungen auf der Ebene der *Ideen und Konzepte* aufzuzeigen. Auf der Ebene der Techniken haben wir uns aus Gründen der Stringenz und Klarheit auf die Beschreibung der *Techniken* des CBASP beschränkt. Auf diese Weise wollten wir vermeiden, dass der Leser Techniken als dem CBASP angehörig versteht, die zu anderen Methoden gehören.

Zuletzt noch eine wichtige Bemerkung: Wir haben in diesem Buch zur besseren Lesbarkeit durchgehend Personen in der männlichen Form beschrieben (z. B. *Therapeuten* statt *Therapeutinnen und Therapeuten*), auch wenn sich dies auf beide Geschlechter bezieht. Ausnahmen haben wir nur bei konkreten Fallbeispielen gemacht.

Wir wünschen dem Leser viel Spaß beim Lesen dieses Buches, Freude beim Anwenden der vermittelten Techniken und viel Erfolg in der Arbeit mit ihren chronisch depressiven Patienten.

Danksagungen

Martina Belz möchte folgenden Personen danken: Ganz besonders dankbar bin ich James McCullough – er hat mir nicht nur die technische Seite von CBASP vermittelt, sondern war für mich von Anfang an auch ein eindrückliches Therapeutenmodell, von dem ich einmal mehr lernen konnte, wie wichtig eine authentische therapeutische Beziehung ist, und dass beides – Technik und Beziehung – nur in Verbindung miteinander ihre volle Wirkung entfalten können. Das, was ich als erfahrene Therapeutin schon immer zu wissen glaubte, hat durch CBASP eine klare empirische Grundlage erhalten. Franz Caspar hat in vielen Diskussionen wichtige kritische und innovative Impulse eingebracht, dafür danke ich ihm sehr. Elisabeth Schramm hat Dank verdient für die wichtige Rolle, die sie beim Vertreten und Weiterentwickeln von CBASP im deutschen Sprachraum gespielt hat und spielt. Last not least geht mein Dank zurück an Philipp Klein, der es in unnachahmlicher Weise verstanden hat, mich für dieses Projekt zu begeistern, und die Hauptlast der Arbeit getragen hat.

Jan Philipp Klein möchte folgenden Personen danken: James McCullough und Elisabeth Schramm für die nötige Geduld und die präzise Anleitung in der Ausbildung und Supervision im CBASP, Fritz Hohagen, Ullrich Schweiger und Kai G. Kahl dafür, dass sie mir diese Ausbildung ermöglicht haben. Susanne Weidinger für die Initiative zur Entstehung dieses Buches und die kompetente Begleitung während des gesamten Produktionsprozesses. Anne Runde, Sönke Arlt und Peter Neu für hilfreiche Hinweise nach der Durchsicht des Manuskripts. Meiner Frau und meinen Kindern, dass sie mir den nötigen Raum gegeben haben, an diesem Projekt zu arbeiten, das mir viel bedeutet hat. Susanne Steinlechner und Ruth Stender-Heinz stellvertretend für alle Mitglieder der Intervisionsgruppe CBASP Nord, meinen Patienten, Workshop-Teilnehmern und Supervisanden: Sie alle haben mir in der praktischen Arbeit den Blick für die Feinheiten des CBASP geschärft. Nicht zuletzt gebührt ein besonderer Dank meiner Koautorin Martina Belz. Ohne sie wäre dieses Projekt nicht realisierbar gewesen.

Bern und Lübeck, September 2013 — *Martina Belz* und *Jan Philipp Klein*

Vorwort zur 2. Auflage

Seit dem Erscheinen der ersten Auflage dieses Buches sind einige Jahre vergangen, in denen wir viel Erfahrung mit dem CBASP sammeln durften. Viele Quellen haben zu diesen Erfahrungen beigetragen. An dieser Stelle sollen einige exemplarisch genannt werden:

- Am wichtigsten sind natürlich die Erfahrungen mit unseren Patientinnen und Patienten, die uns immer wieder zeigen, auf welche Art und Weise das CBASP am besten funktioniert.
- Direkt danach kommen die zahlreichen Kolleginnen und Kollegen, die wir im Rahmen von Trainings und Supervision getroffen haben und die unseren Blick auf das CBASP weiter geschärft haben.
- Von großer Bedeutung ist auch der ständige Austausch mit anderen Expertinnen und Experten in Bezug auf das CBASP, den wir im CBASP-Netzwerk pflegen.

Wir hoffen, dass es uns gelungen ist, all diese neuen Erfahrungen für Sie auf eine verständliche und im praktischen Alltag gewinnbringende Art und Weise aufzuarbeiten.

Genauso wichtig sind unsere Erfahrungen aus mehreren wissenschaftlichen Abschlussarbeiten, die uns geholfen haben, die dem CBASP zugrunde liegenden Annahmen immer besser zu verstehen. Auch unabhängig von diesen Abschlussarbeiten hat sich die Forschung im Bereich der chronischen Depression und des CBASP weiterentwickelt, sodass sowohl das Störungsmodell des CBASP als auch die Wirksamkeit des CBASP jetzt deutlich besser empirisch belegt sind.

Diese Erfahrungen und diese Erweiterungen des Wissens über CBASP fließen jetzt in die zweite Auflage ein, sodass ein vollständig überarbeitetes Buch entstanden ist, welches didaktisch noch einmal klarer ist als die erste Auflage. Wir sind dem Hogrefe Verlag und insbesondere Frau Susanne Weidinger sehr dankbar, dass sie uns die Gelegenheit geben, diese zweite Auflage zu veröffentlichen.

Bern und Lübeck, Herbst 2022 — *Martina Belz* und *Jan Philipp Klein*

Kapitel 1

Theoretischer Hintergrund – Chronische Depression und das CBASP-Konzept

1.1 Einführung

Etwa 20 bis 30 % aller Patienten mit einer Depression leiden an einer chronischen Verlaufsform ihrer Erkrankung (Murphy et al., 2012; Satyanarayana et al., 2009). In der Behandlung von chronischen Depressionen wird in verschiedenen Leitlinien, unter anderem in denen der European Psychiatric Association, eine Behandlung mit einem interpersonellen Fokus empfohlen (Jobst et al., 2016). Als Empfehlung der ersten Wahl wird das Cognitive Behavioral Analysis System of Psychotherapy (CBASP) genannt. CBASP bietet dem Behandelnden innovative Techniken, um den Betroffenen zu helfen, bestimmte für chronische Depression charakteristische interpersonelle Defizite zu überwinden (McCullough et al., 2000).

CBASP wurde vom amerikanischen Psychologen und Psychotherapeuten James McCullough spezifisch für die Behandlung chronischer Depressionen entwickelt. CBASP eignet sich besonders für die Behandlung von chronischer Depression mit frühem Beginn, insbesondere dann, wenn die Patienten retrospektiv über widrige Kindheitserfahrungen berichten und ein durch zwischenmenschliche Ängste bedingtes Vermeidungsverhalten in Interaktionssituationen haben. CBASP ist weniger geeignet für chronisch depressive Menschen, die komorbid an ausgeprägten Symptomen einer Borderline-Erkrankung leiden (insbesondere, wenn sie sich regelmäßig selbstverletzen, chronisch suizidal sind und starke Stimmungsschwankungen haben). Und bei älteren Menschen sollte man besonders darauf achten, ob die chronische Depression tatsächlich einen frühen Beginn hat oder ob sie nicht möglicherweise erst im Alter entstanden ist, beispielsweise vor dem Hintergrund von zerebrovaskulären Veränderungen.

McCullough hat das CBASP bereits in den 80er Jahren des 20. Jahrhunderts erstmalig beschrieben (McCullough, 1984). Internationale Verbreitung erfuhr das CBASP nach der Veröffentlichung einer beeindruckenden Wirksamkeitsstudie im Jahr 2000 im renommierten New England Journal of Medicine (Keller et al., 2000). Bei der Entwicklung des Störungsmodells chronischer Depressionen bezieht sich McCullough auf entwicklungspsychologische (Jean Piaget) und sozialpsychologische Theorien (Albert Bandura) (McCullough, 2000). Mit dem Begriff der Übertragung greift er auch auf Konzepte der Psychodynamischen Psychotherapie zurück. Vor allem aber basiert seine Fallkonzeptualisierung auf klassischen behavioralen Theorien (insbesondere von Pawlow und Skinner) (McCullough et al., 2010), die er mit interpersonellen Theorien (Donald Kiesler) verknüpft, um daraus spezifische Techniken zur Behandlung chronischer Depressionen abzuleiten. McCullough selbst beschreibt CBASP als eine in der behavioralen Tradition verankerte interpersonelle Psychotherapie der Depression (McCullough et al., 2011; McCullough, 2010).

1.2 Diagnostik der chronischen Depression

1.2.1 Definition der chronischen Depression

Eine depressive Störung wird als chronisch bezeichnet, wenn sie zwei Jahre und länger andauert. Häufig beginnen chronische Depressionen bereits in der Kindheit und Jugend. Von einer chronischen Depression mit frühem Beginn spricht man, wenn diese bereits vor dem 21. Lebensjahr begonnen hat.

Die verschiedenen Verlaufsformen der chronischen Depression sind im DSM-5 im Kapitel „persistierende depressive Störung (Dysthymie)“ zu finden (American Psychiatric Association, 2013). Wir sprechen im Folgenden wegen der sprachlichen Einfachheit weiter durchgehend von der chronischen Depression, meinen aber das Krankheitsbild, wie es im DSM-5 als persistierende depressive Störung definiert ist.

Allen Verlaufsformen der chronischen Depression ist gemein, dass in den zurückliegenden zwei Jahren an mindestens der Hälfte der Tage depressive Symptome vorhanden waren. In diesem Fall spricht man vereinfacht gesagt von einem dysthymen Syndrom. Abhängig davon, ob und in welcher Ausprägung daneben in diesen zwei Jahren auch depressive Episoden vorhanden waren, erfolgt die Einteilung in eine der vier Verlaufsformen der chronischen Depression (vgl. Tabelle 1 und Abbildung 1).

Tabelle 1: Verlaufsformen der anhaltend depressiven Störung (in Anlehnung an American Psychiatric Association, 2013)

1. Anhaltend depressive Störung, ausschließlich dysthymes Syndrom	• Die Kriterien einer depressiven Episode wurden in den letzten zwei Jahren nicht erfüllt.
2. Anhaltend depressive Störung, mit anhaltender depressiver Episode	• Die Kriterien einer depressiven Episode wurden in den letzten zwei Jahren durchgehend erfüllt.
3. Anhaltend depressive Störung, mit rezidivierenden depressiven Episoden und gegenwärtiger Episode	• Die Kriterien einer depressiven Episode werden gegenwärtig erfüllt. • Es gab in den letzten zwei Jahren Zeiträume von mindestens 8 Wochen, in denen die Kriterien einer depressiven Episode nicht erfüllt waren.
4. Anhaltend depressive Störung, mit rezidivierenden depressiven Episoden ohne gegenwärtige Episode	• Die Kriterien einer depressiven Episode werden gegenwärtig nicht erfüllt. • Es gab in den letzten zwei Jahren eine oder mehrere depressive Episoden.

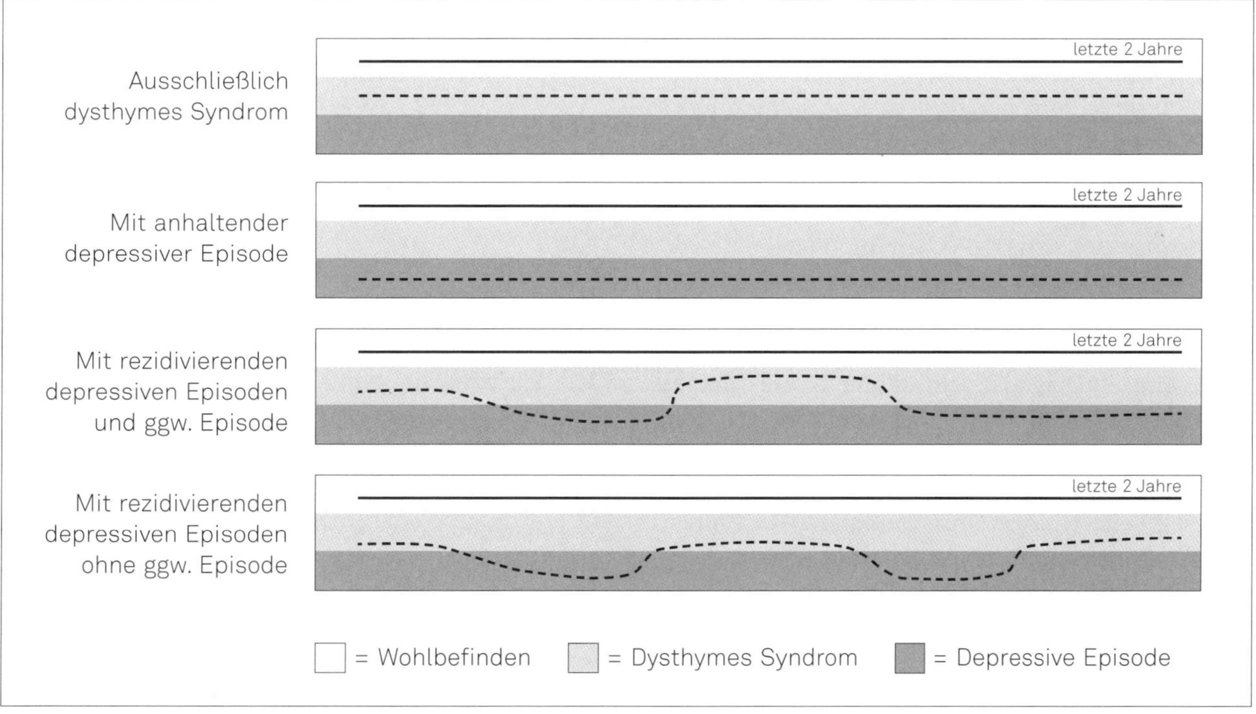

Abbildung 1: Verlaufsformen der anhaltend depressiven Störung

In der ICD-10 (World Health Organization, 1992) wird als einzige Verlaufsform der chronischen Depression in der Kategorie „Anhaltende Affektive Störungen" die Dysthymie genannt. Die Dauer der Symptomatik wird hier mit „mehreren Jahren" angegeben. Die Symptomatik sei jedoch weder schwer noch anhaltend genug, um die Kriterien einer rezidivierenden depressiven Störung zu erfüllen. Daher war es in der ICD-10 nicht möglich, eine depressive Episode zusammen mit einer Dysthymie zu kodieren.

Tatsächlich treten aber bei über 95% aller Patienten mit einer chronischen Depression im Laufe des Lebens auch depressive Episoden auf. Eine reine Dysthymie ist die absolute Ausnahme (Klein et al., 2006). Daher ist es sehr zu begrüßen, dass in der ICD-11 eine dysthyme Störung jetzt auch zusammen mit einer depressiven Episode diagnostiziert werden kann. Eine differenzierte Beschreibung der verschiedenen Verlaufsformen der chronischen Depression ist allerdings auch in der ICD-11 leider nicht vorgesehen (Klein et al., 2018).

Wegen der besseren Beschreibung der chronisch verlaufenden Depression im DSM beziehen wir uns im Folgenden auf die Kriterien des DSM-5.

1.2.2 Kategoriale Diagnostik: Identifikation der chronischen Depression

Sowohl von Patienten als auch von Therapeuten wird die chronische Depression immer wieder übersehen. Patienten beschreiben spontan oft nicht den langen Verlauf ihrer Depression, weil sie annehmen, dass dies Teil ihrer Persönlichkeit ist („so bin ich halt") und daher nicht berichtenswert. Auch Therapeuten fragen selten gezielt nach dem Vorliegen einer chronischen Depression, unter anderem weil dies auch in standardisierten diagnostischen Interviews entweder nicht vorgesehen ist oder nur auf umständliche Art und Weise umgesetzt wird. Wir haben daher bei den Materialien die für die gezielte Sicherung und Klassifizierung der Diagnose „chronische Depression" relevanten Fragen im Sinne eines strukturierten klinischen Interviews übersichtlich zusammengefasst (vgl. Arbeitsmaterial 2: „Diagnostisches Vorgehen" im Anhang auf Seite 115 sowie Arbeitsmaterial 3: „Zeitverlauf der Depression" im Anhang auf Seite 119 und Online-Materialien).

Im Folgenden werden wir ein pragmatisches Vorgehen für den klinischen Alltag vorstellen (vgl. auch Arbeitsmaterial 1: „Screening auf eine chronische Depression" im Anhang auf Seite 114 und Online-Materialien). Der Kasten gibt einen ersten Überblick über das diagnostische Vorgehen:

Überblick: Diagnose einer chronischen Depression

1. Erhebung der gegenwärtigen depressiven Symptomatik
2. Erhebung der Dauer der depressiven Symptomatik (chronische Depression, wenn mehr als zwei Jahre)
3. Sicherung der chronischen Depression (in den letzten zwei Jahren an mehr als der Hälfte der Tage depressive Symptome)
4. Erhebung des erstmaligen Auftretens einer depressiven Störung (früher Beginn, wenn vor dem 21. Lebensjahr)
5. Bestimmung der Anzahl der depressiven Episoden

Zunächst sollte die *gegenwärtige depressive Symptomatik* erhoben werden: Erfüllt der Betroffene gegenwärtig die Kriterien einer depressiven Episode beziehungsweise einer Dysthymie? Ein wichtiges Kriterium zur Unterscheidung von depressiver Episode und Dysthymie ist neben der Anzahl der Symptome die zeitliche Ausdehnung der Beschwerden. Laut DSM wird für die Symptome der depressiven Episode gefordert, dass diese nahezu täglich vorhanden sind (Ausnahme: wiederkehrende Gedanken an den Tod, wiederholte Selbstmordgedanken). Die depressive Stimmung muss sogar fast den ganzen Tag vorhanden sein, damit dieses Kriterium erfüllt ist. Für die Diagnose einer Dysthymie müssen die Symptome an mehr als der Hälfte der Tage vorhanden sein, genau festgelegt ist dies nur für das Symptom „depressive Stimmung" (fast den ganzen Tag an mehr als der Hälfte der Tage).

Dann wird die *Dauer der gegenwärtigen Krankheitsphase* erhoben, indem gezielt nach dem Remissionskriterium gefragt wird:

> „Wann gab es zuletzt einen Zeitraum von zwei Monaten oder länger, in dem Sie unbelastet waren von den depressiven Symptomen nach denen ich gerade gefragt habe?"

Wenn der Patient an dieser Stelle antwortet, dass es zwei Jahre oder länger her ist, dass das Remissionskriterium zum letzten Mal erfüllt war, dann ist die Diagnose einer chronischen Depression bereits sehr wahrscheinlich. Um ganz sicher zu gehen, kann man folgende Frage ergänzen:

> „Waren diese depressiven Beschwerden in den letzten zwei Jahren an mehr oder weniger als der Hälfte der Tage vorhanden?"

Für die Diagnose einer Dysthymie wird im DSM vereinfacht gesagt gefordert, dass die betroffene Person über einen Zweijahreszeitraum nie ein länger als zwei Monate dauerndes symptomfreies Intervall hatte und an mindestens der Hälfte der Tage an depressiven Symptomen litt.

Merke: Screening auf eine chronische Depression

Die Frage „Wann gab es zuletzt einen Zeitraum von zwei Monaten oder länger, in dem Sie unbelastet waren von depressiven Symptomen?" kann auch in schriftlicher Form im Anschluss an ein Selbstrating depressiver Symptome gestellt werden. Mit dieser Form des Screenings kann man etwa 85 % aller chronisch depressiven Patienten identifizieren. Allerdings muss man das positive Ergebnis des Screenings in einem diagnostischen Interview bestätigen, weil die Spezifität dieser Form des Screenings nur bei 63 % liegt (Brinkmann et al., 2019).

Systematisch wird dann der *Verlauf der Erkrankung* bis zu ihrem Beginn zurückverfolgt. Dabei können folgende Fragen gestellt werden:

- „Wann waren Sie zum ersten Mal depressiv?"
- „Vor dem 21. Lebensjahr (früher Beginn) oder danach (später Beginn)?"

In der Regel haben chronische Depressionen einen frühen Beginn (Cassano et al., 1992; Keller et al., 2000) und die in diesem Buch vermittelten Techniken haben sich vor allem bei chronischen Depressionen mit frühem Beginn als wirksam erwiesen (Schramm et al., 2011). Schließlich ist noch folgende Frage wichtig:

„Wie viele depressive Episoden hatten Sie in Ihrem Leben?"

Je mehr depressive Episoden der Patient in seinem Leben durchgemacht hat, desto schwieriger wird häufig die Behandlung (DGPPN et al., 2009).

Neben der gründlichen Abklärung der Diagnose „chronische Depression" ist auch eine systematische Erhebung komorbider Störungen von großer Bedeutung. Dafür empfiehlt sich unter anderem das SCID-5-CV (Beesdo-Baum et al., 2019). Komorbide psychische Störungen müssen selbstverständlich bei der Behandlungsplanung berücksichtigt werden (vgl. auch Kapitel 3). Die wichtigsten komorbiden Störungen bei chronischer Depression sind Angststörungen, Abhängigkeitserkrankungen und Persönlichkeitsstörungen.

1.2.3 Dimensionale Diagnostik: Verlauf der Depression

Im Verlauf der Behandlung empfehlen wir, dass der Patient zu jeder Stunde einen Selbstratingfragebogen ausfüllt. Dieses Vorgehen erlaubt eine schnelle Einschätzung der gegenwärtigen Schwere der depressiven Symptomatik. Insbesondere wird auf diese Weise verhindert, dass der Patient zu Beginn jeder Stunde erneut ausführlich berichten muss, dass er weiter depressiv ist. Der Fokus der Therapie soll ja auf dem Fertigkeitenerwerb liegen. Wenn dem Therapeuten bei der Durchsicht des Selbstratingfragebogens etwas auffällt, sollte er das selbstverständlich ansprechen. Besprochen werden beispielsweise Verschlechterungen (z. B. Gab es einen Auslöser? Sollen wir das heute zum Thema machen?) oder Verbesserungen (z. B. Wie haben Sie das geschafft? Berichten Sie mir mehr davon!) der depressiven Symptomatik. Im Anhang finden Sie die Selbstratingversion des Quick Inventory of Depressive Symptomatology (QIDS; Rush et al., 2003; deutsche Übersetzung: Roniger et al., 2015). Dieser Fragebogen hat sich bei der Beobachtung des Symptomverlaufs bei chronisch depressiven Patienten gut bewährt (vgl. Arbeitsmaterial 4: „Quick Inventory of Depressive Symptomatology (QIDS)" im Anhang auf Seite 120 und Online-Materialien).

Der Summenwert in der Selbstratingversion des QIDS kennzeichnet die Schwere einer Depression (bei der Aufsummierung muss beachtet werden, dass von folgenden Items jeweils nur das am stärksten ausgeprägte gewertet wird: die Schlafitems 1 bis 4, die Appetititems 6 bis 9 und die Psychomotorikitems 15 und 16):

- bis zu 5 Punkten = unauffällig/gesunder Bereich,
- 6 bis 10 Punkte = leichte depressive Symptomatik,
- 11 bis 15 Punkte = mittelgradige depressive Symptomatik,
- 16 bis 20 Punkte = schwere depressive Symptomatik,
- ab 21 Punkte: sehr schwere depressive Sypmptomatik.

1.3 Epidemiologie der chronischen Depression

In großen epidemiologischen Studien wie dem National Comorbidity Survey wird die Lebenszeitprävalenz der Dysthymie mit 6 % angegeben. Im Vergleich dazu ist die Lebenszeitprävalenz der Major Depression 17 % (Kessler et al., 1994). Auch andere epidemiologische Studien kommen übereinstimmend zu dem Ergebnis, dass 20 bis 30 % aller Patienten mit einer Lifetime-Diagnose depressiver Störung an einer chronischen Depression leiden (Murphy & Byrne, 2012; Satyanarayana et al., 2009). In spezialisierten Behandlungsprogrammen ist der Anteil der chronisch depressiven Patienten mit etwa zwei Drittel deutlich höher (Sürig et al., 2021). Über 95 % aller dysthymen Patienten entwickeln im Laufe ihres Lebens eine depressive Episode (Klein et al., 2006) und mehr als ein Drittel aller Patienten mit einer chronischen Depression haben eine depressive Episode, die zwei Jahre oder länger dauert (Brinkmann et al., 2019; Murphy & Byrne, 2012).

Depressionen gehen häufig mit komorbiden Störungen einher. Besonders häufig treten komorbide Angststörungen (57 %), Persönlichkeitsstörungen (44 %) und Abhängigkeitserkrankungen (25 %) auf (Melartin et al., 2002). Im Vergleich zu episodischen Depressionen treten bei chronischen Depressionen häufiger komorbide Störungen auf (Murphy & Byrne, 2012). Das gilt insbesondere für chronische Depressionen mit frühem Beginn (Klein & Santiago, 2003). So treten beispielsweise bei Depressionen mit frühem Beginn im Vergleich zu einem späteren Beginn besonders häufig vermeidende, paranoide und Borderline-Persönlichkeitsstörungen auf. Diese komorbiden Störungen haben auch einen Einfluss auf den Langzeitverlauf der chronischen Depression. So ist das Vorliegen von Cluster C-Persönlichkeitsstörungen, Angststörungen und Essstörungen mit einem gravierenderen Verlauf der Erkrankung verbunden (Hayden & Klein, 2001).

1.4 Störungsmodell der chronischen Depression

James McCullough entwickelte seine Techniken zur Behandlung der chronischen Depression basierend auf der klinischen Beobachtung, dass Menschen mit chronischer Depression in Folge unbewältigter emotionaler Traumatisierung durch prägende Bezugspersonen in der Kindheit und Jugend nicht in der Lage sind, die Folgen ihres Handelns in zwischenmenschlichen Situationen zu erkennen. Er hat dafür den Begriff „Wahrnehmungsentkoppelung“ geprägt (vgl. Abbildung 2). Infolge der Wahrnehmungsentkoppelung neigen die Betroffenen in zwischenmenschlichen Situationen zu einem rigiden und unflexiblen Interaktionsstil, der oft von Feindseligkeit und Unterwürfigkeit geprägt ist. Sie halten andere Menschen auf Distanz und passen sich eher an, um sich nicht durch Äußerung eigener Bedürfnisse und Vorstellungen dem Risiko auszusetzen, enttäuscht zu werden. Im Folgenden wollen wir das Modell der Wahrneh-

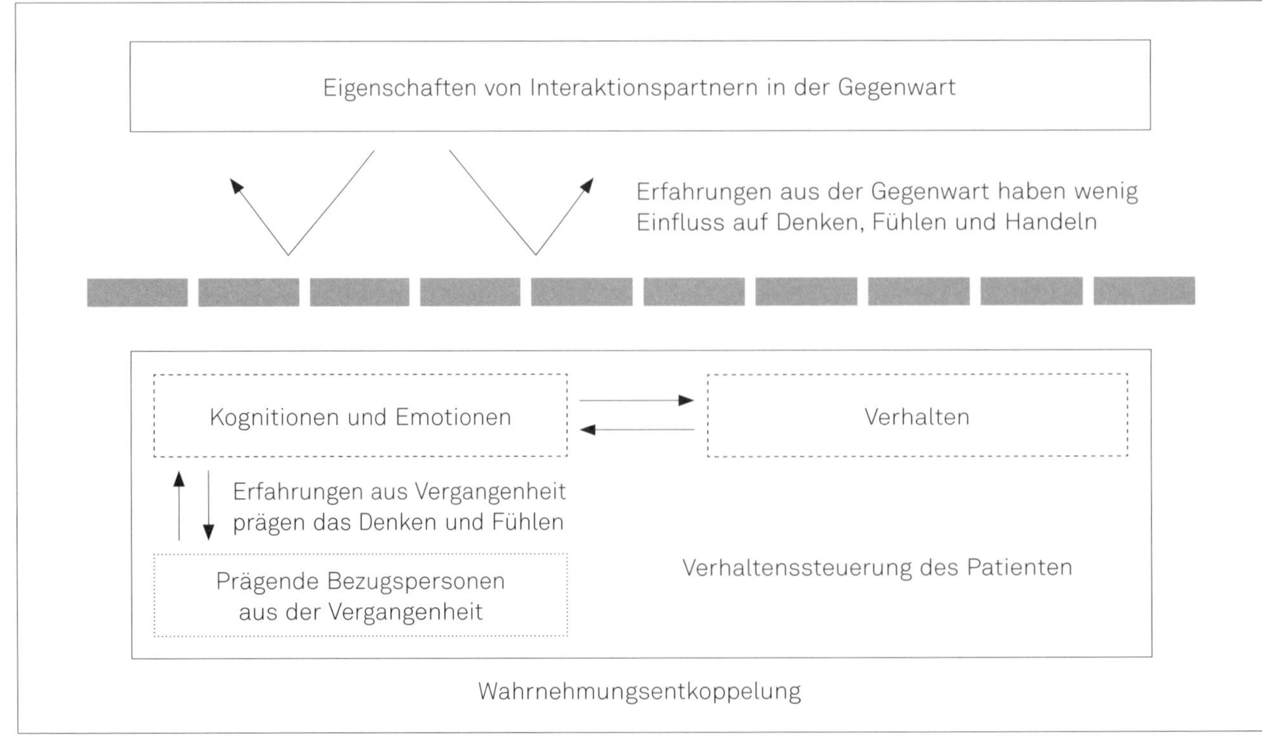

Abbildung 2: Störungsmodell der Wahrnehmungsentkoppelung

mungsentkoppelung chronisch Depressiver ausführlich beschreiben.

Das DSM unterscheidet zwischen chronischer Depression mit frühem und mit spätem Beginn. Am überzeugendsten ist das Störungsmodell von McCullough bei den chronischen Depressionen mit frühem Beginn. Chronisch depressive Patienten mit frühem Beginn berichten im Vergleich zu denen mit einem späten Beginn häufiger über Missbrauch, Vernachlässigung und Ablehnung in der Kindheit (Klein & Santiago, 2003). Im Gegensatz dazu berichten Patienten mit einem späten Beginn einer chronischen Depression häufiger über Verlusterlebnisse und gesundheitliche Probleme. Auch bei diesen Patienten nimmt McCullough an, dass es zu einer Wahrnehmungsentkoppelung kommen kann. Sie verfügen im Erwachsenenalter zunächst über gute Fertigkeiten im zwischenmenschlichen Bereich, verlieren diese jedoch angesichts der lange anhaltenden depressiven Symptomatik wieder (McCullough, 2006b; McCullough, 2012).

1.4.1 Entwicklungsbedingungen chronisch depressiver Patienten

James McCullough hat davon gesprochen, dass alle Eltern ihre Kinder vor Herausforderungen stellen.[1] Als Beispiel genannt seien isoliert auftretende Situationen, in denen Eltern überfordert sind und auf unangemessen harsche Art und Weise auf ein Fehlverhalten ihres Kindes reagieren. So lange es sich um isoliert auftretende Situationen in einem schützenden und liebevollen Umfeld handelt, können Kinder diese Herausforderungen auch meist gut bewältigen. Die Kindheit chronisch depressiver Patienten mit frühem Beginn beschreibt McCullough im Gegensatz dazu als einen schier unüberwindbaren „Hindernisparcours", ohne dass die Betroffenen eine Möglichkeit sehen, diese Herausforderungen zu bewältigen (McCullough, 2006b).

Dieser „Hindernisparcours" ist unter anderem deswegen so schwer bewältigbar, weil die Betroffenen auf eine tiefgreifende und umfassende Art und Weise mit diesen Herausforderungen konfrontiert sind:

- nicht nur in einer besonders schwierigen Situation (z.B. als die Familie plötzlich in finanzieller Not war), sondern über viele Jahre hinweg immer wieder,
- nicht nur mit einer wichtigen Bezugsperson (z.B. dem Vater), sondern mit vielen Bezugspersonen,
- nicht nur in einem Lebensbereich (z.B. Familie), sondern in vielen Lebensbereichen.

1 CBASP-Netzwerktreffen 2019 in Göttingen

Hintergrund: Befunde zu widrigen Kindheitserfahrungen

Tatsächlich berichten Patienten mit chronischer Depression in zahlreichen Studien überdurchschnittlich häufig über widrige Kindheitserfahrungen (Nelson et al., 2017). Meist handelt es sich dabei um emotionale Vernachlässigung (43 % aller depressiven Patienten), emotionalen Missbrauch (37 %) und körperliche Vernachlässigung (36 %). Sexueller und körperlicher Missbrauch werden etwas seltener beschrieben (25 % und 28 %). Bei Patienten, die über eine dieser Formen von widrigen Kindheitserfahrungen berichten, ist das Risiko einer chronischen Depression auf etwa das Zweifache erhöht (Nelson et al., 2017).

Interessanterweise berichten einige (van Randenborgh et al., 2012, Wiersma et al., 2009), aber nicht alle (Brakemeier et al., 2018; Klein et al., 2015) vorliegenden Studien, dass sich episodisch und chronisch depressive Patienten im Ausmaß der widrigen Kindheitserfahrungen unterscheiden. Möglicherweise ist es auch das Zusammenspiel von widrigen Kindheitserfahrungen und ängstlich-vermeidenden Persönlichkeitseigenschaften, welches besonders zur Entstehung der chronischen Depression beiträgt (Klein et al., 2015).

Es gibt darüber hinaus psychische Störungen, bei denen widrige Kindheitserfahrungen offenbar noch schwerwiegender sind als bei chronisch depressiven Patienten. Beispielsweise berichten Patienten mit einer Borderline-Persönlichkeitsstörung im Vergleich zu depressiven Patienten über besonders stark ausgeprägten emotionalen und sexuellen Missbrauch (Brakemeier et al., 2018). Das passt zu der Beobachtung, dass Menschen mit einem Muster von besonders schweren Missbrauchs- und Vernachlässigungserfahrungen besonders häufig an einer Borderline-Erkrankung leiden (Brodbeck et al., 2018).

Diese Form der meist langanhaltenden widrigen Kindheitserfahrungen (emotionaler Missbrauch sowie emotionale und körperliche Vernachlässigung) wird auch als „minor trauma" beschrieben, um sie von Formen der plötzlichen Traumatisierung abzugrenzen, wie sie im DSM-IV beschrieben werden (McCullough & McCullough, 2008, S. 90ff.). Dort wird ein traumatisches Ereignis definiert als ein Ereignis, bei dem ein tatsächlicher oder drohender Tod, eine schwere Verletzung oder

Bedrohung vorkam und auf das der Betroffene mit intensiver Angst, Hilflosigkeit oder Entsetzen reagierte (American Psychiatric Association, 2013). In einer anderen nordamerikanischen Studie benannten chronisch depressive Patienten neben „minor trauma" (z. B. Vernachlässigung – 10 %) auch „major trauma" wie körperlichen (43,5 %) oder sexuellen Missbrauch (16,3 %) (Nemeroff et al., 2003).

1.4.2 Wahrnehmungsentkoppelung als zentrale Psychopathologie chronisch Depressiver

Unter den beschriebenen widrigen Umständen wird das Verhalten auf das reine Überleben ausgerichtet. Eine auf Wachstum hin orientierte Entwicklung interpersoneller Fertigkeiten ist nicht möglich (McCullough, 2006b). In gewissem Sinne ist die depressive Symptomatik in diesem Kontext auch ein adaptives Verhaltensprogramm (Nesse, 2000). Die Einschätzung chronisch-depressiver Patienten, dass sich sowieso nichts ändert, egal was sie tun, ist oftmals bezogen auf ihre Herkunftsfamilie eine zutreffende Bewertung. Aus Angst vor erneuter zwischenmenschlicher Traumatisierung vermeiden sie zunehmend interpersonelle Begegnungen und ziehen sich von sozialen Kontakten zurück.

Diese interpersonelle Vermeidung führt auf längere Sicht zu einer kognitiv-emotionalen Abkapselung des Betroffenen von seiner Umwelt. Zu der Kognition „es ist egal was ich tue, ich kann sowieso nichts ändern" gesellt sich in diesem Stadium der Gedanke „das wird immer so bleiben, egal mit wem ich zusammentreffe". Die Entkoppelung der Wahrnehmung von der Umwelt ist eine nachvollziehbare Konsequenz, wenn man sich vor Augen führt, dass die Betroffenen gelernt haben, dass sie in zwischenmenschlichen Beziehungen wenig Positives zu erwarten haben. Das Motto dabei ist: „Auf enge zwischenmenschliche Beziehungen lasse ich mich besser nicht ein und lasse niemanden zu nahe an mich heran."

Das Problem dabei: Als Folge dieser Wahrnehmungsentkoppelung übersehen die Betroffenen, wenn sie auf einen Menschen treffen, der sich entgegen ihren bisherigen Erfahrungen unterstützend und fördernd verhält. Auch in der Beziehung zu diesen Menschen bleiben sie „immer auf der Hut" und erwarten, dass sie früher oder später doch noch verletzt werden. Das hat erhebliche Auswirkungen auf ihre Beziehung zu diesen unterstützenden Menschen. Auch ihnen gegenüber verhalten sich chronisch depressive Menschen häufig kalt und abweisend und laufen so Gefahr, auch diese unterstützenden Bezugspersonen zu verlieren.

Die Wahrnehmungsentkoppelung führt darüber hinaus dazu, dass die Betroffenen nicht lernen, die Fol-

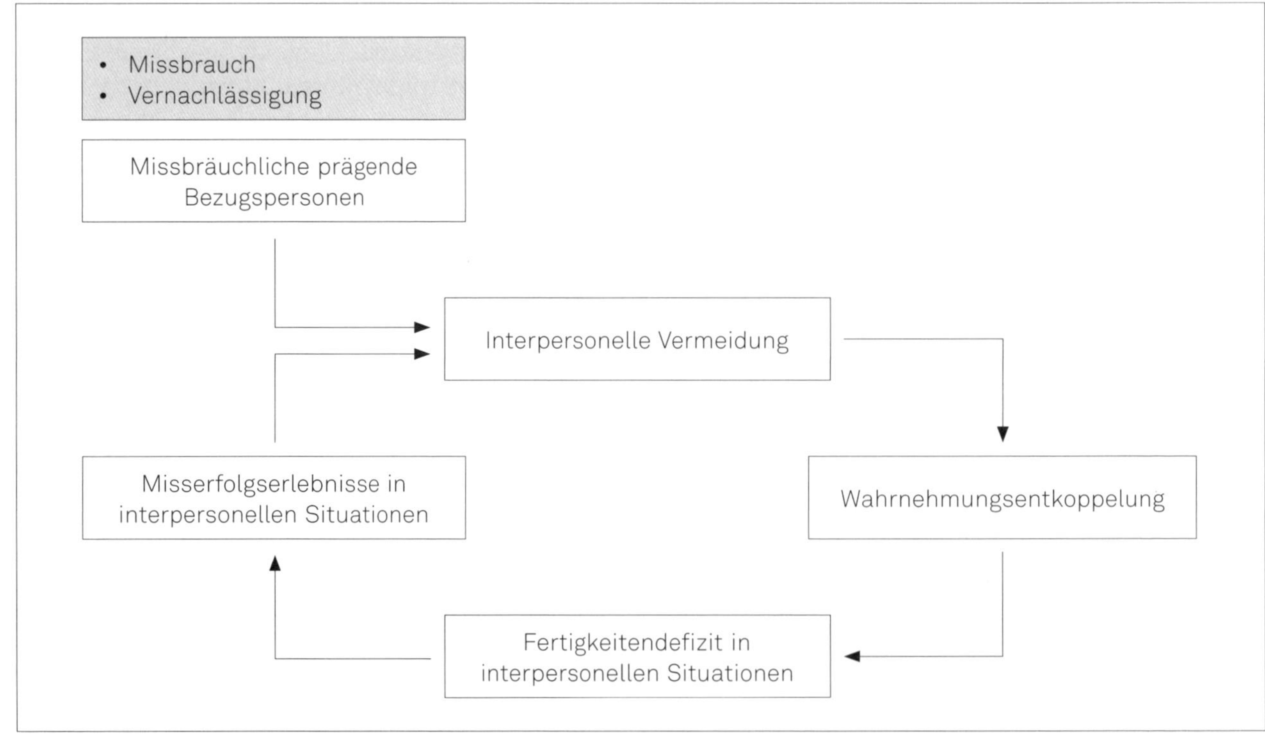

Abbildung 3: Teufelskreis chronischer Depression

gen ihres Verhaltens auf andere zu erkennen. Sie können daher nicht aus Misserfolgen lernen, was sie beim nächsten Mal besser machen sollten. Das erschwert das Erlernen von adaptiven Verhaltensweisen und hat zur Folge, dass die Betroffenen aufgrund von Fertigkeitendefiziten immer wieder Misserfolge in zwischenmenschlichen Beziehungen erleben. Diese Misserfolge wiederum führen dazu, dass die Betroffenen sich weiter aus zwischenmenschlichen Beziehungen zurückziehen. Damit schließt sich der Teufelskreis der chronischen Depression (vgl. Abbildung 3).

Im Folgenden soll die Wahrnehmungsentkoppelung an einem Beispiel erläutert werden:

Fallbeispiel: Herr Müller

Stellen Sie sich einen Patienten vor, wir nennen ihn Herrn Müller. Sie machen mit Herrn Müller eine Psychotherapie und haben im Verlauf der Behandlung über eine bestimmte Form der Verhaltensänderung gesprochen. In der darauffolgenden Sitzung fragen Sie Herrn Müller „Wie ist es Ihnen ergangen mit dem, was wir in der letzten Sitzung besprochen haben?". Seine Antwort: „Das habe ich nicht versucht, es hat ohnehin keinen Zweck!" Sein Tonfall ist dabei überraschend barsch.

Jetzt stellt sich also die Frage, wie es kommt, dass Herr Müller auf Ihre freundliche Frage so barsch reagiert. Grundsätzlich hätte Herr Müller doch während der letzten Sitzungen bereits merken müssen, dass Sie verständnisvoll und hilfsbereit reagieren, wenn Schwierigkeiten auftreten. Diese Eigenschaften von Ihnen (freundlich, verständnisvoll und hilfsbereit) kann Herr Müller wegen der Wahrnehmungsentkoppelung aber nur schwer erkennen. Er verarbeitet das, was er mit Ihnen erlebt, weniger vor dem Hintergrund der Erfahrungen mit Ihnen in der Gegenwart, sondern stärker im Lichte früherer Erfahrungen mit prägenden Bezugspersonen.

Als er Ihre Frage nach der besprochenen Verhaltensänderung hört, denkt er sich daher Folgendes: „Ich könnte meinem Therapeuten erzählen, dass ich versucht habe, das umzusetzen. Dann wird er aber herausfinden, dass mich beim Auftreten der ersten Hindernisse der Mut verlassen hat. Und dann wird er mich abwerten und mir sagen, dass es mit mir ohnehin keinen Sinn hat." So hat Herr Müller es mit seinem Vater immer erlebt. Dieser Zusammenhang mit den früheren Erfahrungen ist ihm möglicherweise noch nicht bewusst. Er spürt nur, dass er starke Angst davor hat, was passieren könnte, wenn er sein Scheitern offen preisgibt. Also reagiert er nach dem Motto „Angriff ist die beste Verteidigung" und antwortet barsch, er habe das nicht probiert, weil es ohnehin keinen Zweck habe.

Die Wahrnehmungsentkoppelung führt also dazu, dass Herr Müller in der Vergangenheit gefangen ist und die Möglichkeiten, welche sich ihm in der Beziehung zu Ihnen bieten, übersieht. Die Wahrnehmungsentkoppelung hat aber noch weitere Folgen. Um diese zu verstehen, muss man sich vorstellen, dass Herr Müller im Alltag auch oft nach dem Motto „Angriff ist die beste Verteidigung" reagiert. Selbst dann, wenn sein Gegenüber im Grunde auch freundlich, verständnisvoll und hilfsbereit ist. Welche Reaktion wird sein Gegenüber aber zeigen, wenn Herr Müller sich so barsch verhält? Richtig, das Gegenüber wird eher feindselig als freundlich reagieren.

Und wie ordnet Herr Müller diese feindselige Reaktion seines Gegenüber ein? Kann Herr Müller erkennen, dass es sein gerade gezeigtes barsches Verhalten ist, was zu der feindseligen Reaktion geführt hat? Nein. Angesichts der Wahrnehmungsentkoppelung glaubt Herr Müller, dass diese Erfahrung nur seine Überzeugung bestätigt: „Egal was ich tue, es wird sich ohnehin nichts ändern. Ich muss mich vor anderen Menschen in Schutz nehmen, weil sie immer feindselig auf mich reagieren."

Dieses Beispiel macht hoffentlich deutlich, auf welche Art und Weise die Wahrnehmungsentkoppelung zur Aufrechterhaltung der chronischen Depression beitragen kann. Und wie wichtig es ist, diese Wahrnehmungsentkoppelung zu überwinden.

1.4.3 Präoperatorisches Denken bei chronisch Depressiven

Den aus der Wahrnehmungsentkopplung resultierenden charakteristischen Stil zu denken und zu handeln hat James McCullough mit dem präoperatorischen Denken von Kindern verglichen (McCullough, 2000; McCullough, 2006a; McCullough, 2006b; McCullough et al., 2011). Das präoperatorische Stadium ist eines der Stadien der kognitiv-emotionalen Entwicklung nach Piaget (Shelton et al., 2005, S. 42ff.). Das präoperatorische Stadium umfasst die Phase etwa vom zweiten, dritten bis zum sechsten, siebenten Lebensjahr. Unter anderem zeichnet es sich durch „Egozentrismus" und damit eine eingeschränkte Fähigkeit zur Perspektivenübernahme aus. Im Zuge der weiteren Entwicklung bis zum Erwachsenenalter wird diese Phase durch das konkret operatorische und ab ca. 11 Jahren durch das formal operatorische Stadium abgelöst. Dabei geht McCullough keinesfalls davon aus, dass Menschen mit chronischer Depression in allen Aspekten ihrer kognitiven Entwicklung auf dem Niveau von Kleinkindern stehen bleiben. Vielmehr hat er beobachtet, dass die kognitiv-emotionale Entwicklung, vor allem im zwischenmenschlichen Bereich, bedingt durch die oben beschriebene Traumatisierung auf dem präoperatorischen Niveau stehen bleibt.

Zunächst verunsichert es Betroffene und mag auch Professionelle irritieren, wenn chronisch Depressive in ihrem Verhalten mit Kleinkindern verglichen werden. Gleichzeitig ist diese Entwicklungsperspektive auch eine der Stärken des CBASP-Konzeptes. Die Entwicklungsperspektive beinhaltet nämlich, dass die Beschwerden chronisch depressiver Patienten durch ein Nachholen bestimmter Entwicklungsschritte im Verlauf der Behandlung gelindert werden können (Schramm et al., 2006). Ein Verständnis dieser Entwicklungsperspektive hilft unter Umständen auch dem Therapeuten, bei der Lösung schwieriger Therapiesituationen die nötige Geduld aufzubringen, wenn er sich vor Augen führt, er habe es kognitiv-emotional mit einem verletzten Kind zu tun. Im Sinne dieser Entwicklungsperspektive sind für den Patienten eine Reihe von Perspektivänderungen zu bewältigen, welche in Tabelle 2 dargestellt sind.

Hintergrund: Befunde zum präoperatorischen Denken

Die Theorie des präoperatorischen Denkens bei chronisch depressiven Patienten basierte zunächst auf klinischen Beobachtungen von James McCullough. Für die Messung des präoperatorischen Denkens gibt es mittlerweile einen psychometrisch validierten Fragebogen (Lübecker Fragebogen Präoperatorisches Denken [LFPD]) (Kühnen et al., 2011). Dieser Fragebogen besteht aus 20 interpersonellen Szenarien (z.B. „Der Chef sagt zu mir, er sei im Großen und Ganzen mit meiner Arbeit zufrieden, mir seien aber in letzter Zeit vermehrt Fehler unterlaufen und ich möge wieder konzentrierter arbeiten."). Die Befragten werden gebeten, jeweils anzugeben, wie sie in der Situation am ehesten reagieren würden. Dabei haben sie immer die Wahl zwischen einer präoperatorischen Antwort (z.B. „Mein Chef wird niemals meine Leistung schätzen.") und einer formal operatorischen Antwort (z.B. „Ich hatte in der letzten Zeit tatsächlich Konzentrationsschwierigkeiten und werde meinem Chef erzählen warum.").

Im weiteren Sinne kann präoperatorisches Denken in Interaktionssituationen auch als ein *Defizit der sozialen Kognition* aufgefasst werden. In den letzten Jahren wurden diese Defizite in mehreren Studien untersucht. Diese Studien befassten sich mit verschiedenen Aspekten der sozialen Kognition, welche im Kasten „Exkurs: Vergleich des präoperatorischen Denkens mit anderen Konstrukten" ausführlich beschrieben werden. Die Befunde können wie folgt zusammengefasst werden: chronisch depressive Patienten zeigen ihre Defizite der sozialen Kognition vor allem in Situationen, in denen sie selber als Interaktionspartner involviert sind (präoperatorisches Denken) und weniger, wenn sie als distanzierter Beobachter Emotionen und Intentionen anderer beschreiben (andere Defizite der sozialen Kognition). Oder kurz gesagt: das präoperatorische Denken ist der Aspekt der sozialen Kognition, bei dem chronisch depressive Patienten in Studien tatsächlich Defizite aufweisen. Das stützt die Beobachtungen von James McCullough.

Tabelle 2: Überwindung von präoperativem Denken in verschiedenen Domänen

Erleben	Beginn der Behandlung	Ziel der Behandlung
Emotionales Erleben	„Ich werde mich immer so elend fühlen wie jetzt gerade."	„Ich fühle mich gerade elend, in anderen Situationen kann es anders sein."
Erleben von Interaktionen	„Alle Menschen werden mich immer schlecht behandeln."	„Diese Person behandelt mich schlecht. Mit anderen Personen kann es anders sein."
Situatives Erleben	„Von diesem Menschen werde ich immer enttäuscht werden."	„In dieser Situation hat mich diese Person enttäuscht. In einer anderen Situation kann es anders sein."

Weitere Studien kommen zu dem Ergebnis, dass dieses präoperatorische Denken weitere Eigenschaften hat, welche gut zum oben beschriebenen Modell passen. Diese Studien sind in Tabelle 3 und in Abbildung 4 dargestellt. Kurz zusammengefasst wurde gefunden, dass präoperatorisches Denken tatsächlich in einem Zusammenhang mit widrigen Kindheitserfahrungen steht und dass dieser Zusammenhang durch zwischenmenschliche Ängste vermittelt wird. Darüber hinaus vermittelt das präoperatorische Denken auch den Zusammenhang zwischen widrigen Kindheitserfahrungen und einem feindseligen Interaktionsmuster. Präoperatorisches Denken ist bei chronischer Depression stärker ausgeprägt als bei episodischer Depression und wurde bei anderen psychischen Störungen nicht beobachtet. Und präoperatorisches Denken steht in einem Zusammenhang mit einem schlechteren Verlauf der depressiven Symptomatik. All diese Befunde sprechen dafür, dass präoperatorisches Denken ein spezifisches Problem bei chronisch depressiven Patienten ist, welches zur Aufrechterhaltung der Erkrankung beiträgt. Studien zeigen aber auch, dass sich im Verlauf einer erfolgreichen CBASP-Behandlung das präoperatorische Denken verbessert.

Darüber hinaus können die Ergebnisse einer funktionellen Bildgebungsstudie als Hinweis dafür angesehen werden, dass im Verlauf einer erfolgreichen CBASP-Behandlung auch die Wahrnehmungsentkoppelung abnimmt (Klein et al., 2014). In dieser Studie wurde beobachtet, dass im Verlauf der Behandlung die Amygdala-Aktivierung bei der Betrachtung von Filmen mit emotionalen Gesichtern zunahm. Bei einer unbehandelten und gesunden Kontrollgruppe war das nicht der Fall. Möglicherweise ist dies Ausdruck der Tatsache, dass die mit CBASP behandelten Patienten nach Abschluss der Behandlung stärker auf emotionale Gesichtsausdrücke reagieren, weil sie diese nach Reduktion der Wahrnehmungsentkoppelung intensiver wahrgenommen haben.

Tabelle 3: Übersicht über die empirischen Befunde zum präoperativen Denken

Annahme	Befund	Quelle
Widrige Kindheitserfahrungen stehen in einem Zusammenhang mit präoperatorischem Denken und dieser Zusammenhang wird durch zwischenmenschliche Ängste vermittelt.	Eine Mediationsanalyse anhand einer Querschnittserhebung bestätigt diese Annahme, es fehlen jedoch Längsschnittuntersuchungen.	Klein, Stahl et al., 2020
Widrige Kindheitserfahrungen stehen in einem Zusammenhang mit einem feindseligen Interaktionsmuster. Dieser Zusammenhang wird durch präoperatorisches Denken vermittelt.	Eine Mediationsanalyse anhand einer Querschnittserhebung bestätigt diese Annahme, es fehlen jedoch Längsschnittuntersuchungen.	Klein, Grasshoff et al., 2020
Präoperatorisches Denken ist charakteristisch für chronische Depressionen.	In einer Querschnittserhebung wurde präoperatorisches Denken bei Patienten mit einer Depression, mit einer chronischen Schmerzstörung und mit einer Panikstörung untersucht. Präoperatorisches Denken wurde nur bei den depressiven Patienten gefunden.	Klein, Grasshoff et al., 2020
Präoperatorisches Denken hat einen Einfluss auf den Verlauf einer depressiven Störung.	In einer naturalistischen Längsschnittstudie über zwei Jahre wurde das präoperatorische Denken zu Beginn der Untersuchung in Beziehung zum Verlauf der depressiven Symptomatik gesetzt. Je stärker ausgeprägt das präoperatorische Denken, desto ausgeprägter die Schwere der depressiven Symptomatik im Verlauf.	Sondermann et al., 2020
Verbesserung des präoperatorischen Denkens führt zu einer Verbesserung der depressiven Symptomatik.	In einer nicht kontrollierten Therapiestudie wurde ein Zusammenhang zwischen der Verbesserung des präoperatorischen Denkens und der Verbesserung der depressiven Symptomatik gefunden.	Sürig et al., 2021

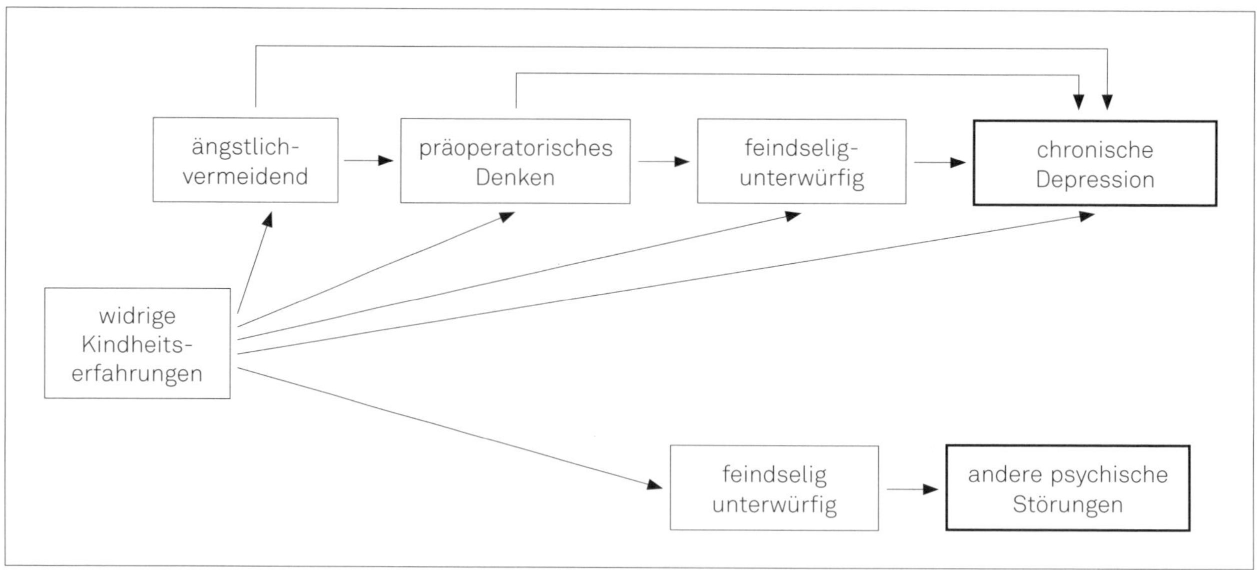

Abbildung 4: Zusammenfassung der empirischen Befunde zur Entstehung der chronischen Depression aus Perspektive des CBASP

Exkurs: Vergleich des präoperatorischen Denkens mit anderen Konstrukten

Vereinfacht gesagt kann man das präoperatorische Denken als ein Beispiel für sogenannte *soziale Kognitionen* auffassen. Soziale Kognitionen sind mentale Prozesse, die sich mit Wahrnehmung, Urteilsbildung und Handlungsplanung in sozialen Situationen befassen. Es gibt eine Reihe von Theorien der sozialen Kognition, die im Kontext psychischer Störungen untersucht wurden. Diese sollen im Folgenden vergleichend vorgestellt werden.

- Sowohl *Theory of Mind (ToM)* als auch *Mentalisierung* beschreiben die Fähigkeit, das Verhalten von anderen als Ausdruck von mentalen Zuständen zu betrachten. Das beinhaltet unter anderem die Fähigkeit, die Perspektive des anderen einzunehmen. Dabei beschreibt die ToM eher die kognitive Komponente („Was denkt der andere wohl in dieser Situation?") und Mentalisierung eher die affektive Komponente („Was fühlt der andere wohl in dieser Situation?). Diese affektive Komponente wird gelegentlich auch als affektive ToM bezeichnet. Als *Reflexive Functioning (Reflektives Selbst)* werden die Prozesse bezeichnet, die der Mentalisierung zugrunde liegen.
- Die Begriffe *Präoperatorisches Denken* und *Wahrnehmungsentkoppelung* beziehen sich stärker darauf, welche Verhaltenskonsequenzen in sozialen Interaktionen erwartet werden. Präoperatorisches Denken beschreibt die Unfähigkeit, die aktuelle Interaktion als eine von mehreren Möglichkeiten zu betrachten und an Zielen auszurichten (z.B. „Egal was ich tue, es wird sich ohnehin nichts ändern."). Die Wahrnehmungsentkoppelung wiederum beschreibt die Unfähigkeit, die Auswirkung des eigenen Interaktionsverhaltens auf das Gegenüber zu erkennen.

Der Forschungsstand zur sozialen Kognition bei chronischer Depression kann wie folgt zusammengefasst werden:

- Mehrere Studien kommen unabhängig voneinander zu dem Ergebnis, dass es in Bezug auf die *Theory of Mind* keinen Unterschied zwischen Patienten mit einer chronischen Depression und Patienten mit einer episodischen Depression gibt. Das gilt sowohl für die affektive (van Randenborgh et al., 2012; Wilbertz et al., 2010; Guhn et al., 2020) als auch für die kognitive Theory of Mind (Wilbertz et al., 2010; Zobel et al., 2010; Guhn et al., 2020).
- In Bezug auf des *präoperatorische Denken* zeigen mehrere Studien, dass Patienten mit einer chronischen Depression im Vergleich zu Patienten mit einer episodischen Depression ein stärker ausgeprägtes präoperatorisches Denken haben (Kühnen et al., 2011; Klein et al., 2016; Klein, Stahl et al., 2020; Sürig et al., 2021).

Zusammenfassend kann festgestellt werden, dass chronisch depressive Patienten ihre Defizite der sozialen Kognition also vor allem in Situationen zeigen, in denen sie selber als Interaktionspartner involviert sind und weniger, wenn sie als distanzierter Beobachter Emotionen und Intentionen anderer beschreiben.

1.4.4 Beziehungsgestaltung und interpersonelle Probleme bei chronischer Depression

Die Wahrnehmungsentkoppelung und das präoperatorische Denken führen oft zu spezifischen Interaktionsfertigkeitendefiziten. Diese können beispielsweise auf der Grundlage des Impact Message Inventory (IMI) im Kiesler Kreis abgebildet werden (Caspar et al., 2016; Kiesler & Schmidt, 1993). McCullough beschreibt die Beziehungsgestaltung von chronisch depressiven Patienten vor allem als submissiv und feindselig (McCullough, 2007b). Eine ausführliche Erläuterung des Kiesler Kreises und des Impact Message Inventory (IMI) finden Sie im folgenden Kasten (vgl. auch Abbildung 5).

Interpersonelle Reaktionstendenzen im Kiesler Kreis

Im Kiesler Kreis können charakteristische Interaktionsstile auf zwei Achsen aufgezeichnet werden: (1) Kontrolle (Dominanz vs. Submissivität) und (2) Zugehörigkeit (Freundlichkeit vs. Feindseligkeit). Der Kiesler Kreis erlaubt es dem Therapeuten, den interpersonellen Stil des Patienten zu visualisieren und sich auf die durch das Verhalten des Patienten ausgelösten Reaktionstendenzen einzustellen.

Der charakteristische interpersonelle Stil eines Menschen wird auch als *Stimuluscharakter* bezeichnet, *Reaktionstendenzen* entstehen aus der natürlichen Neigung, auf eine bestimmte Art und Weise auf den Stimuluscharakter anderer Menschen zu reagieren. Beispielsweise ruft ein submissiver interpersoneller Stil („Was soll ich bloß zum Abendbrot machen?“) eine dominante Reaktion („Am besten du kochst Nudeln, das geht schnell.“) hervor (und umgekehrt), feindseliges Verhalten („Das ist eine dumme Idee.“) ruft feindseliges Verhalten („Dann mach es doch alleine.“) hervor und freundliches Verhalten („Danke für den Tipp.“) ruft freundliches („Gern geschehen.“) hervor (McCullough, 2007b, S. 135ff.). Insgesamt ergeben sich auf diese Weise acht Oktanten im Kiesler Kreis: dominant, freundlich-dominant, freundlich, freundlich-unterwürfig, usw. (vgl. Abbildung 5).

Mithilfe des *Impact Message Inventory* (IMI; deutsche Version: Caspar, 2002; Caspar et al., 2016; Original: Kiesler & Schmidt, 1993) kann der interpersonelle Stimuluscharakter eines Menschen in einer bestimmten Beziehung bestimmt werden. Zu diesem Zweck beschreibt man anhand von 64 Items, welche Gefühle, Gedanken und Verhaltenstendenzen ein bestimmter Mensch bei einem selbst auslöst. Jedes dieser Items beginnt mit: „Wenn ich mit dieser Person zusammen bin, habe

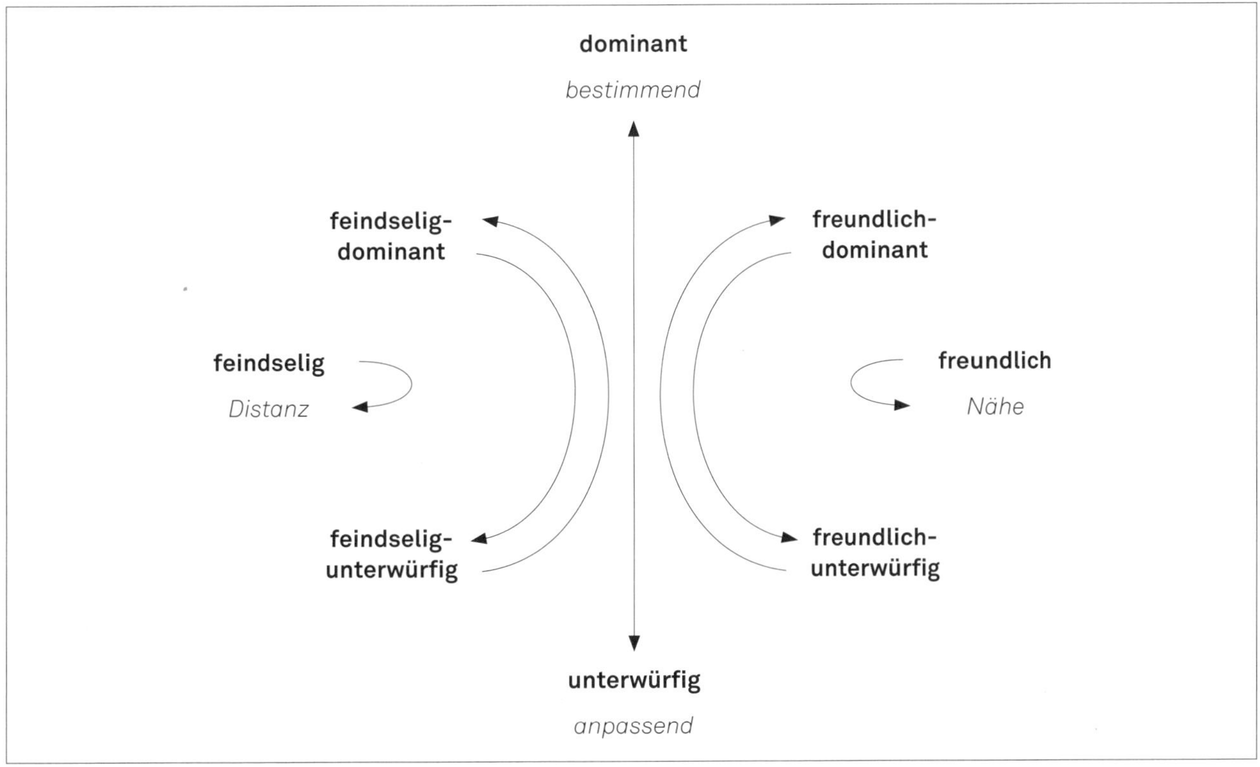

Abbildung 5: Kiesler Kreis

ich das Gefühl ...". Dieser Satz soll beim Ausfüllen des Fragebogens helfen, sich das Gegenüber besser vorzustellen. Beispiele für Items sind: „... man muss ihn einfach gern haben" oder „... er hat wenig Selbstvertrauen".

Bei der Vermittlung des Kiesler Kreises kann den Patienten gegenüber „feindseliges" Verhalten auch als „distanziert" beschrieben werden, „freundliches" als „nahe", „dominantes" als „offen" und „submissives" als „verschlossen" (Brakemeier et al., 2021). Eine andere Art, die Kontrollachse zu beschreiben, bietet das Begriffspaar „bestimmend" (dominant) und „anpassend" (unterwürfig).

Der klinisch beschriebene typische Stimuluscharakter von chronischen depressiven Patienten wurde in mehreren Studien unabhängig voneinander bestätigt. In einer Studie wurden beispielsweise die Interaktionsmuster von Menschen mit einer chronischen Depression mit den Mustern bei episodisch depressiven und gesunden Personen verglichen (Constantino et al., 2008). Die vorhandenen Studien wurden zudem in einer Metaanalyse zusammengefasst. Diese kommt zu dem Ergebnis, dass Menschen mit einer chronischen Depression im Vergleich zu Menschen mit einer episodischen Depression ein stärker ausgeprägtes unterwürfiges und feindselig-unterwürfiges Verhalten haben (Bird et al., 2018).

1.5 Empirische Belege für die Wirksamkeit von CBASP

Wie alles begann – die BMS-Studie

In einer großen Multicenterstudie, der sogenannten *BMS-Studie*[2], wurde die Wirksamkeit der ambulanten CBASP-Behandlung erstmals belegt (Keller et al., 2000). Insbesondere der Befund, dass fast 73 % der Patienten mit chronischer Depression auf die Behandlung ansprachen (respondierten), war außerordentlich ermutigend. Auch konnte im Gegensatz zu vorangegangen Studien bei dysthymen Patienten (Browne et al., 2002; Markowitz et al., 2005; Ravindran et al., 1999) gezeigt werden, dass CBASP einer medikamentösen Therapie bei chronischer Depression zumindest gleichwertig ist (Remission 33 % vs. 29 %) und die Kombinationstherapie mit einer Remissionsrate von 48 % einer alleinigen medikamentösen Behandlung (29 %) deutlich überlegen ist. In den vorangegangenen Studien war die jeweils untersuchte Psychotherapie weniger wirksam als eine medikamentöse Behandlung und erbrachte in der Kombinationstherapie gegenüber alleiniger medikamentöser Therapie keine Vorteile. Diese ermutigenden Ergebnisse wurden in einer wenig selektierten Patientenpopulation erzielt. Wie aus epidemiologischen Studien (z. B. Melartin et al., 2002) zu erwarten war, litten 58,7 % der behandelten Patienten an einer komorbiden Persönlichkeitsstörung, 33,2 % berichteten über Alkohol- oder Substanzmissbrauch bzw. -abhängigkeit in der Anamnese und 32,7 % hatten eine Angststörung. Die Ergebnisse bei dieser Stichprobe, die repräsentativer für die Alltagspraxis ist als in vielen anderen Studien, unterstrichen das hohe Potenzial dieser psychotherapeutischen Behandlungsmethode. Die BMS-Studie wurde wegen dieses Erfolges in einem äußerst renommierten Fachjournal publiziert, dem New England Journal of Medicine. Dadurch wurde CBASP international bekannt.

In den zurückliegenden 25 Jahren sind zahlreiche randomisierte Studien durchgeführt wurden, welche die Wirksamkeit von CBASP belegen (vgl. auch Tabelle 4). Die meisten dieser Studien wurden bei Patienten mit chronischer Depression durchgeführt. Nur wenige Studien befassen sich mit der Wirksamkeit von CBASP bei episodischer Depression. Zur Wirksamkeit bei anderen psychischen Störungen liegen keine Studien vor. Im Folgenden fassen wir die Ergebnisse dieser Studien zusammen. Dabei beschreiben wir, wenn möglich, nicht nur, ob ein bestimmter Effekt gefunden wurde, sondern gehen auch darauf ein, wie stark dieser Effekt ist (Wirkstärke).

1.5.1 Wirksamkeitsnachweis der ambulanten CBASP-Therapie

Die allgemeinen Befunde zur Wirksamkeit von CBASP im *ambulanten Setting* können wie folgt zusammengefasst werden:

1. CBASP erfüllt die Kriterien einer evidenzbasierten Psychotherapie (Klein & Schramm, 2017).
2. CBASP ist wirksamer als übliche Behandlung (treatment as usual, TAU) oder eine Wartelistenkontrollbedingung. *Wirkstärke:* Etwa jeder dritte bis

2 Diese Studie ist benannt nach dem Studiensponsor Brystol-Myers Squibb; dieser war Hersteller des Antidepressivums, das mit CBASP verglichen wurde.

jeder fünfte mit CBASP behandelte Patient erreicht eine Remission (Michalak et al., 2015; Rief et al., 2018; Wiersma et al., 2014). Etwa drei Patienten müssen mit CBASP behandelt werden, damit im Vergleich zu einer Wartelistenkontrollbedingung einer zusätzlich profitiert (Rief et al., 2018).

3. CBASP ist in der Monotherapie in etwa gleich wirksam wie eine Behandlung mit Antidepressiva (Keller et al., 2000; Schramm et al., 2015). *Wirkstärke:* Etwa jeder dritte Patient erreicht unter einer Monotherapie eine vollständige Remission.
4. Die Kombination aus CBASP und Behandlung mit Antidepressiva ist einer alleinigen Behandlung mit CBASP überlegen. Dies zeigen übereinstimmend mehrere Metaanalysen (Kriston et al., 2014; Negt et al., 2016; Furukawa et al., 2018). *Wirkstärke:* Etwa jeder zweite Patient erreicht unter der Kombinationstherapie eine Remission. Es müssen ungefähr fünf Patienten mit einer Kombinationstherapie behandelt werden, damit im Vergleich zu einer Monotherapie ein weiterer von der Behandlung profitiert (NNT=5).

1.5.2 Vergleich von CBASP mit anderen Psychotherapien

Das CBASP wurde in randomisierten Studien mit verschiedenen Psychotherapien verglichen. Diese können grob in unspezifische Psychotherapien und depressionsspezifische Psychotherapien eingeteilt werden:

- Im Vergleich zur *unspezifischen* Supportiven Psychotherapie (SP) zeigt eine Studie (Schramm et al., 2017), dass unmedizierte Patienten besser auf CBASP ansprechen als auf SP (*Wirkstärke*: Bis zu jeder vierte mit CBASP behandelte Patient erreicht eine Remission. Im Vergleich zu SP müssen vier Patienten mit CBASP behandelt werden, damit einer zusätzlich profitiert, d.h. NNT=4). Bei Patienten, die auf eine algorithmusgesteuerte Psychopharmakotherapie nicht angesprochen haben, ist eine zusätzliche Behandlung mit CBASP oder mit SP nicht wirksamer als eine weitere Optimierung der Medikation (Kocsis et al., 2009a).
- Im Vergleich zu *depressionsspezifischen Psychotherapien* liegen mehrere Studien vor, die kleinere Stichproben untersucht haben als die Studien, bei denen SP als Vergleichsbedingung gewählt wurde. Diese Studien ergeben ein uneinheitliches Bild. Dieses reicht von einer deutlichen Überlegenheit von CBASP im Vergleich zur Interpersonellen Therapie (*Wirkstärke:* NNT=3, Schramm et al., 2011) bis hin zu einer Unterlegenheit von CBASP im Vergleich zur Kognitiven Verhaltenstherapie (*Wirkstärke*: NNT=5, Rief et al., 2018). Diese Heterogenität könnte dafür sprechen, dass bestimmte therapeutische Strategien bei chronisch depressiven Patienten wirksamer sind als andere.

Einmal tief eintauchen: Die vorliegenden CBASP-Studien im Überblick

In Tabelle 4 stehen die Remissionsraten und die Effektstärken im Mittelpunkt. Diese Betrachtung ist wichtig, da es nicht ausreicht, zu beschreiben, dass eine Therapie signifikant besser ist als eine andere. Wichtiger ist zu wissen, wie hoch die Wahrscheinlichkeit eines Behandlungserfolgs ist und wie stark die Wirkung der Behandlung ist (Cuijpers, 2021):

- Die *Wahrscheinlichkeit eines Behandlungserfolgs* kann als Remissionsrate angegeben werden. Dabei ist Remission als der Anteil der Patienten definiert, deren Depressionsschwere sich so weit gebessert hat, dass ein bestimmter Schwellenwert unterschritten wird, der im Allgemeinen als Schwelle zum „Gesunden“ angesehen wird.
- Die *Wirkstärke* hingegen wird in Tabelle 4 wenn immer möglich als *number needed to treat* (NNT) angegeben. Die NNT gibt an, wie viele Patienten mit einer bestimmten Therapie behandelt werden müssen, damit im Vergleich zur Vergleichsgruppe mindestens ein Patient mehr profitiert. Nur wenn keine Angabe als NNT möglich war, wurde alternativ Cohen's d vermerkt.[3]

Bei der Einordnung der Wirkstärken sollte man berücksichtigen, dass auch eine geringe Wirkstärke einen so bedeutenden Unterschied im Leben eines Patienten machen kann, dass die Behandlung trotz der geringen Wirkstärke gerechtfertigt ist. Dies wird durch folgendes Beispiel eindrucksvoll belegt: Um das erneute Auftreten eines Herzinfarkts oder Schlaganfalls zu verhindern, müssen fast 70 Patienten mit Acetylsalicylsäure (ASS) behandelt werden (NNT von 67). Dennoch wird diese Behandlung keiner ernsthaft in Zweifel ziehen, weil ein Herzinfarkt oder Schlaganfall ein sehr folgenschweres Ereignis und die Behandlung mit ASS wenig aufwendig ist und in der Regel gut vertragen wird.

3 Als Faustregel kann man sich folgende Umrechnung von Cohen's d in NNT merken: d=0,2 entspricht NNT=9, d=0,6 entspricht NNT=3, d=1,0 entspricht NNT=2.

Tabelle 4: Die CBASP-Studien im Überblick

Quelle/Anzahl der Patienten/ Studiendesign	Behandlungsarme	Anzahl der Sitzungen	Hauptmesszeitpunkt		Follow-Up	
			Effektstärke	Remissions-rate	Effektstärke	Remissions-rate
Kombination aus CBASP und Antidepressiva versus Monotherapie als Initialbehandlung						
(Keller et al., 2000) *N* = 681; RCT	1. AD: Nefazodon 2. CBASP 3. AD + CBASP	16–20	1 vs 3: NNT 5 Kombi > CBASP	1. 29 % 2. 33 % 3. 48 %	k.A.	k.A.
(Schramm et al., 2015; Bausch et al., 2017) *N* = 60; RCT	1. AD: Escitalopram 2. CBASP	22	1 vs 2: NNT -8 AD > CBASP (n.s.)	1. 50 % 2. 37 %	1 vs. 2: NNT -6 AD > CBASP (n.s.)	1. 41 % 2. 25 %
Kombination aus CBASP und Antidepressiva versus Monotherapie nach erfolgloser Behandlung mit Antidepressiva allein						
(Kocsis et al., 2009a) *N* = 401[1]; RCT	1. AD: nach Algorithmus 2. AD + CBASP 3. AD + SP	ca. 13	1 vs. 2: NNT 103 Kombi = AD	1. 35 % 2. 39 % 3. 31 %	k.A.	k.A.
CBASP allein nach erfolgloser Behandlung mit Antidepressiva						
(Schatzberg et al., 2005) *N* = 61; Crossover-Studie	CBASP	16	k.A.	28 %	k.A.	k.A.
CBASP im Vergleich zu anderen Psychotherapien						
(Schramm et al., 2011) *N* = 30, RCT	1. CBASP 2. IPT	22	1 vs. 2: NNT = 3 CBASP > IPT	1. 57 % 2. 20 %	1 vs. 2: *d* = 0,44 CBASP > IPT (n.s.)	k.A.
(Wiersma et al., 2014) *N* = 139; RCT	1. CBASP 2. TAU[2]	24	1 vs. 2: NNT 12 CBASP > TAU	1. 19 % 2. 10 %	1 vs. 2: *d* = -0,70 CBASP > TAU (n.s.)	k.A.
(Michalak et al., 2015, 2016) *N* = 106, RCT	1. CBASP 2. MBCT 3. TAU[3]	8[4]	1 vs. 3: NNT 5 CBASP > TAU 1 vs. 2: NNT 12 CBASP > MBCT (n.s.)	1. 26 % 2. 17 % 3. 6 %	1 vs. 3: NNT 4 CBASP > TAU 1 vs. 2: NNT 51 CBASP = MBCT	1. 23 % 2. 22 % 3. 0 %
(Locke et al., 2017) *N* = 58, RCT	1. CBASP 2. BA	20[1]	k.A.[5] CBASP > BA	k.A.	k.A.	k.A.

Tabelle 4: Fortsetzung

Quelle/Anzahl der Patienten/ Studiendesign	Behandlungsarme	Anzahl der Sitzungen	Hauptmesszeitpunkt		Follow-Up	
			Effektstärke	Remissionsrate	Effektstärke	Remissionsrate
(Schramm et al., 2017, 2019) *N* = 268, RCT	1. CBASP 2. SP	24	NNT = 4 CBASP > SP	1. 22 % 2. 13 %	NNT = 14 CBASP > SP (n.s.)	1. 40 % 2. 33 %
(Rief et al., 2018) *N* = 173[6], RCT	1. CBASP 2. KVT-E 3. KVT-M 4. WL	16	1 vs. 4: NNT 3 1 vs. 2 + 3: NNT -5 CBASP > WL CBASP < KVT	1. 34 %[7] 2. 56 % 3. 56 % 4. 3 %	k.A.	k.A.
(Klein et al., 2022) *N* = 141, Beobachtungsstudie[8, 9]	1. CBASP 2. MCT	8	CBASP = MCT	k.A.	CBASP = MCT	k.A.
CBASP in Studien ohne Vergleichsgruppe						
(Brakemeier et al., 2015) *N* = 70, Beobachtungsstudie[8]	CBASP	24	k.A.	43 %	k.A.	Anhaltende Response: 56 %[8]
(Guhn et al., 2020) *N* = 60, Beobachtungsstudie[8]	CBASP	24	k.A.	47 %	k.A.	35 %

Anmerkungen: n.s. = nicht signifikant; k.A. = keine Angabe; RCT = randomisierte kontrollierte Studie; NNT = number needed to treat: AD = Antidepressivum; IPT = Interpersonelle Psychotherapie; MCT = Metakognitive Therapie; SP = Supportive Psychotherapie; WL = Warteliste; BA = Behavioral Activation (Verhaltensaktivierung); KVT-E = Kognitive Verhaltenstherapie (KVT) mit Fokus auf körperliche Bewegung (Exercise); KVT-M = KVT mit Fokus auf Achtsamkeit (Mindfulness); MBCT = Achtsamkeitsbasierte Kognitive Therapie (Mindfulness-Based Cognitive Therapy); TAU = treatment as usual; [1] Alle Patienten in der Studie bekamen zunächst Pharmakotherapie; [2] 95 % der Patienten in dieser Studie erhielten Psychotherapie, v.a. KVT und IPT; [3] 37 % der Patienten in dieser Studie erhielten Psychotherapie (Sitzungsanzahl M = 3,68); [4] In dieser Studie wurde die Behandlung als Gruppentherapie durchgeführt; [5] In dieser Studie wurden keine deskriptiven Statistiken der Depressionswerte angegeben, sodass eine Berechnung der Effektstärken nicht möglich ist; [6] In dieser Studie wurden auch Patienten mit nicht chronischer Depression eingeschlossen; [7] In dieser Studie wurde nur die Response- und nicht die Remissionsrate angegeben. Response war definiert als eine 50 % Verbesserung der depressiven Symptomatik; [8] In dieser Studie wurden die Remissionsraten zum Follow-Up nicht berichtet.

1.5.3 Leitlinienempfehlungen zum Einsatz von CBASP

Verschiedene Leitlinien kommen auf Grundlage der verfügbaren Wirksamkeitsstudien übereinstimmend zu der Einschätzung, dass CBASP für die Behandlung der chronischen Depression indiziert ist (DGPPN et al., 2015; Jobst et al., 2016; Moeller et al., 2021), zum Teil sogar als Therapie der ersten Wahl (Jobst et al., 2016). Auch in der für 2022 erwarteten Neufassung der Britischen NICE-Guidelines wird CBASP wahrscheinlich für chronisch depressive Patienten empfohlen werden. In den deutschen S3-Leitlinen wird die Evidenz für CBASP zusammengefasst, jedoch keine direkte Empfehlung für CBASP als Therapie der Wahl ausgesprochen. Vielmehr heißt es dort, dass eine aktive Suche nach individuellen lebensgeschichtlichen Faktoren angezeigt sei und dass unter Umständen auch längere Therapiedauern nötig seien.

1.5.4 Wirksamkeit von CBASP-Gruppentherapie und (teil-)stationärer CBASP-Behandlung

In Bezug auf die Anwendung von CBASP in der Gruppe liegen zwei randomisierte Studien vor, die übereinstimmend darauf hinweisen, dass eine CBASP-Gruppentherapie etwas wirksamer sein könnte als eine andere depressionsspezifische Gruppentherapie (BA: Locke et al., 2017; MBCT: Michalak et al., 2015). Allerdings sind diese Effekte in der Wirkstärke eher klein und nur in einer der beiden Studien auch statistisch signifikant. Das spricht für die oben bereits gemachte Beobachtung, dass CBASP in der Gruppe in etwa gleich stark wirksam ist wie andere depressionsspezifische Gruppentherapien.

In Bezug auf die teilstationäre und stationäre Behandlung liegen keine randomisierten Studien vor, sondern lediglich Beobachtungsstudien. Diese sprechen dafür, dass CBASP auch im (teil-)stationären Setting erfolgreich eingesetzt werden kann (Brakemeier et al., 2015; Guhn et al., 2020; Klein et al., 2022). Möglicherweise sind die Wirkstärken in diesem Setting sogar größer als im ambulanten Setting. Das könnte daran liegen, dass im (teil-)stationären Setting eine multimodale Therapie angeboten wird (neben CBASP-Einzelgesprächen und CBASP-Gruppentherapien auch CBASP-spezifische Angebote der Co-Therapeuten wie beispielsweise Pflegende und Ergotherapeuten; vgl. auch Kapitel 3.2.2). Auf diese Weise werden im Vergleich zur ambulanten Behandlung höhere Remissionsraten von fast 50 % erreicht (Brakemeier et al., 2015). Die überlegene Wirksamkeit von (teil-)stationärer CBASP-Behandlung im Vergleich zur ambulanten Behandlung müsste aber streng genommen in randomisierten Studien bestätigt werden.

1.5.5 Bei wem wirkt CBASP am besten?

Mehrere Studien haben sich mit der Frage befasst, bei welcher Subgruppe von chronisch depressiven Patienten CBASP am besten wirkt. Es handelt sich dabei um sogenannte *Moderatorenanalysen*. Diese Analysen beantworten die Frage, ob sich in einer Subgruppe ein besonderer Vorteil zugunsten einer bestimmten Therapie ergibt. Wenn also beispielsweise die Wirkstärke von CBASP im Vergleich zu einer anderen Therapie bei Patienten mit widrigen Kindheitserfahrungen größer ist als bei Patienten ohne widrige Kindheitserfahrungen, dann kann man von einem besonderen Vorteil in dieser Subgruppe ausgehen.

Am intensivsten untersucht wurde die Frage, ob CBASP sich möglicherweise besonders gut für Patienten eignet, die *widrige Kindheitserfahrungen* erlebt haben. Diese Studien kamen zu widersprüchlichen Ergebnissen, die man vereinfacht wie folgt zusammenfassen kann:

- *Vergleich mit Psychotherapie*: Bei Patienten, die emotionalen Missbrauch erlebt haben, ist die Wirkung von CBASP in Vergleich zu Supportiver Psychotherapie besonders stark ausgeprägt (Bausch et al., 2020; Klein et al., 2018; *Wirkstärke in der Subgruppe derer die emotionalen Missbrauch erlebt haben:* NNT=3). Dieser besondere Vorteil bei Patienten, die widrige Kindheitserfahrung erlebt haben, zeigt sich nicht beim Vergleich zu depressionsspezifischen Psychotherapien (Achtsamkeitsbasierte Kognitive Therapie [MBCT]: Michalak et al., 2015; Kognitive Verhaltenstherapie [KVT]: Rief et al., 2018).
- *Vergleich mit Medikation*: CBASP ist bei Patienten, die widrige Kindheitserfahrungen erlebt haben, eventuell wirksamer als eine antidepressive Medikation. Dieser Effekt zeigte sich aber nur in einer Studie von Patienten, die häufig über körperliche Misshandlung (45 %) berichtet haben (Nemeroff et al., 2003). Das ist ein außergewöhnlich hoher Anteil: Metaanalysen kommen zu dem Ergebnis, dass 28 % der Befragten körperliche Misshandlung erlebt haben und sich emotionale Misshandlung (38 %) in den meisten Studien deutlich häufiger

zeigt (Nelson et al., 2017). In einer anderen Studie, in der 41% der Befragten über emotionalen Missbrauch und nur 15% über körperliche Misshandlung berichtet haben, fand sich bei Patienten mit widrigen Kindheitserfahrungen kein besonderer Vorteil von CBASP im Vergleich zu einer antidepressiven Medikation (Bausch et al., 2017).

Zu anderen Einflussfaktoren liegen weniger Studien vor:

- *Psychiatrische Anamnese*
  - *Soziale Angststörung:* In einer Studie konnte gezeigt werden, dass CBASP im Vergleich zu Supportiver Psychotherapie einen besonderen Vorteil bei Patienten hat, die eine komorbide Soziale Angststörung haben (Assmann et al., 2018; *Wirkstärke in der Subgruppe derer, die an einer komorbiden sozialen Angststörung leiden:* NNT=2).
  - *Persönlichkeitsstörungen:* Zwei Studien kommen übereinstimmend zu dem Ergebnis, dass CBASP bei Menschen mit Persönlichkeitsstörungen keinen besonderen Vorteil hat, weder im Vergleich zu einer antidepressiven Medikation (Maddux et al., 2009) noch im Vergleich zu einer Supportiven Psychotherapie (Erkens et al., 2018).
  - *Medikamentöse Vorbehandlung:* Auch bei Patienten, die bereits medikamentös vorbehandelt sind, hat CBASP im Vergleich zu Supportiver Psychotherapie einen besonderen Vorteil (Serbanescu et al., 2020).
- *Interaktionsverhalten*: Bei Patienten, die sich als stark ausnutzbar (unterwürfig) beschreiben, hat CBASP im Vergleich zu MBCT einen besonderen Vorteil; MBCT wiederum hat einen besonderen Vorteil bei Patienten, die sich als streitsüchtig (feindselig-dominant) einschätzen (Probst et al., 2020).

Wer sollte eine Kombinationstherapie erhalten?

Darüber hinaus haben einige Studien die Frage untersucht, wann eine Kombinationstherapie aus CBASP und antidepressiver Medikation empfohlen werden sollte (und wann nicht):

- *Ausgangsschere der Symptomatik:* Bei Patienten mit einer stark ausgeprägten Depressionssymptomatik ist eine Kombination aus CBASP und antidepressiver Medikation wirksamer als CBASP allein, insbesondere dann, wenn auch eine stark ausgeprägte Angstsymptomatik vorhanden ist; bei mittelgradiger Depressionssymptomatik könnte CBASP allein ausreichend sein, insbesondere dann, wenn die Angstsymptomatik gering ausgeprägt ist (Furukawa et al., 2018).
- *Präferenz der Patienten*: Eine Studie zeigt, dass bei Menschen, die eine alleinige Psychotherapie wünschen, die Kombination von CBASP mit einer antidepressiven Medikation weniger wirksam ist als eine alleinige Psychotherapie (Kocsis et al., 2009b).

Das konkrete Vorgehen bei der Aufdosierung von Antidepressiva und das Vorgehen bei nicht ausreichendem Ansprechen auf eine Medikation kann an anderer Stelle nachgelesen werden (Klein & Klein, 2021). Zusammenfassend kann man für die Kombinationsbehandlung bei Patienten mit einer chronischen Depression folgende Hinweise geben:

Merke

Bei stärker ausgeprägter Symptomatik sollte eine Kombination von CBASP und Antidepressiva erfolgen; bei Patienten die ausdrücklich nur eine Psychotherapie wünschen, ist eine alleinige Behandlung mit CBASP wirksamer.

1.5.6 Evidenz zur optimalen Gestaltung der CBASP-Therapie

Schließlich wurde in der oben erwähnten *BMS-Studie* auch untersucht, wie der *Therapieablauf* einer ambulanten CBASP-Behandlung am besten gestaltet werden sollte. Patienten, die auf eine ambulante CBASP-Behandlung ansprachen und nach Abschluss der zwölfwöchigen Behandlung monatlich für ein Jahr weiter in einer *Erhaltungstherapie* mit CBASP behandelt wurden, waren besser vor Rückfällen geschützt als wenn ihnen nur kurze Gespräche angeboten wurden (32% vs. 10,7%, Klein et al., 2004). Eine Metaanalyse hat darüber hinaus ergeben, dass mindestens 18 Sitzungen Psychotherapie nötig sind, um bei chronisch depressiven Patienten einen optimalen Effekt der Psychotherapie zu erzielen (Cuijpers et al., 2010).

Merke

Für einen optimalen Effekt sollte die CBASP-Behandlung mindestens 18 Sitzungen haben. Bei einem Ansprechen auf die Behandlung sollte diese für ein Jahr mit monatlichen Gesprächen fortgesetzt werden, um den Erfolg aufrechtzuerhalten.

Es gibt auch Hinweise darauf, welche Behandlungsstrategien die Wirksamkeit von CBASP ausmachen könnten. Diese stammen allerdings nur zum Teil aus randomisierten Studien, welche die kausale Zuordnung der eingesetzten Behandlungsstrategie zur beobachteten Veränderung auf Seiten des Patienten erlauben.

So zeigen beispielsweise mehrere Studien übereinstimmend, dass feindselig-unterwürfiges Verhalten bei Patienten im Laufe einer CBASP-Behandlung abnimmt (Brakemeier et al., 2011; Constantino et al., 2008) und freundlich-dominantes Verhalten zunimmt (Brakemeier et al., 2011; Constantino et al., 2008; Sürig et al., 2021). Allerdings wird beispielsweise die Zunahme des freundlich-dominanten Verhaltens auch bei Behandlung mit einer anderen depressionsspezifischen Psychotherapie (Metakognitive Therapie [MCT]) beobachtet (Sürig et al., 2021). Daher sind die Ergebnisse einer weiteren randomisierten Studie von Bedeutung, die zum Ergebnis kam, dass im Vergleich zu einer Behandlung mit Supportiver Therapie bei einer Behandlung mit CBASP die therapeutische Beziehung als besonders gut bewertet wurde, und diese ging wiederum mit einer besonders starken Abnahme des feindselig-unterwürfigen Verhaltens einher (Klein, Probst, et al., 2020).

Alle anderen vorliegenden Daten zu den Wirkmechanismen von CBASP kommen entweder aus Beobachtungsstudien oder wurden nur in den CBASP-Armen von randomisierten Studien erhoben. Diese Daten erlauben daher nur Hinweise auf mögliche Wirkmechanismen, diese müssen jedoch in randomisierten Studien gesichert werden, die zeigen, dass diese Wirkmechanismen wirklich mit der Behandlung mit CBASP in Verbindung stehen und nicht allgemeine Wirkfaktoren von Psychotherapie darstellen oder einfach eine Folge der Verbesserung der depressiven Symptomatik sind.

Die im Folgenden zusammengefassten Daten zu Wirkmechanismen können also noch nicht als gesichert angesehen werden:

- CBASP wirkt bei Patienten am besten, welche im Verlauf der Behandlung die Fertigkeit erlernen, selbstständig *Situationsanalysen* durchzuführen. Dafür spricht eine Analyse der BMS-Studie, die zum Ergebnis kam, dass Patienten, die zur Mitte der Behandlung besonders gut in der Anwendung der Situationsanalyse waren, stärker von der Behandlung profitierten … (Manber et al., 2003). Die Studie von Hom et al. (2017) unterstützt diese Ergebnisse.
- Im Verlauf einer CBASP-Behandlung kommt es zu einer Abnahme des *präoperatorischen Denkens*. Die Abnahme des präoperatorischen Denkens wiederum stand im Zusammenhang mit einer Verbesserung der depressiven Symptomatik (Sürig et al., 2021).

Die Ergebnisse zu den Wirkmechanismen von CBASP können wie folgt zusammengefasst werden (vgl. auch Abbildung 6):

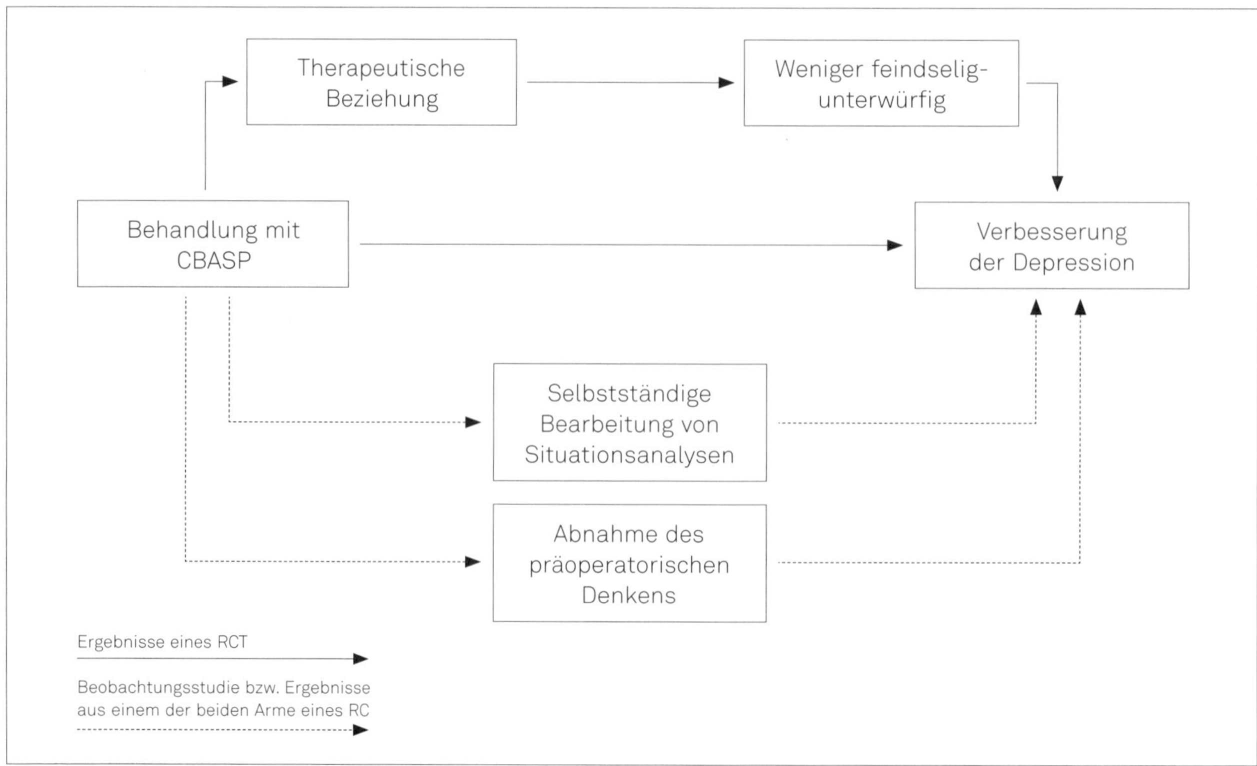

Abbildung 6: Die Wirkmechanismen einer Behandlung mit CBASP

Merke

CBASP entfaltet seine Wirkung wahrscheinlich darüber, dass die Patienten eine vertrauensvolle therapeutische Beziehung entwickeln und dann ihr feindselig-unterwürfiges Verhalten abbauen. Auch die selbstständige Anwendung der Situationsanalyse und die Abnahme von präoperatorischem Denken tragen möglicherweise zur Wirksamkeit des CBASP bei.

1.5.7 Unerwünschte Ereignisse im Rahmen einer Behandlung mit CBASP

Obwohl es zunehmend zum Standard der Psychotherapieforschung gehört, auch unerwünschte Ereignisse (adverse events) zu untersuchen, gibt es bislang keinen Konsens, wie diese unerwünschten Ereignisse erhoben werden sollten. Weitgehende Einigkeit besteht darüber, dass diese eingeteilt werden können in folgende Kategorien (diese lassen sich auch empirisch voneinander abgrenzen, siehe Moritz et al., 2019):

- *Nebenwirkungen* einer korrekt durchgeführten Behandlung,
- *Kunstfehler*, das heißt unerwünschte Ereignisse im Rahmen einer nicht korrekt durchgeführten Behandlung,
- *unethisches Verhalten*, beispielsweise emotionaler oder gar sexueller Missbrauch.

Unerwünschte Ereignisse können auf unterschiedliche Arten erhoben werden (Klein et al., 2021):

- *Anhand der Verschlechterung der depressiven Symptomatik*, gemessen mit dem Hauptergebnismaß der jeweiligen Studie. Derartige Studien kommen zu dem Ergebnis, dass etwa fünf bis zehn Prozent aller depressiven Patienten im Laufe ihrer Behandlung eine Verschlechterung der Symptomatik erleben. In vergleichenden Studien spiegeln die Unterschiede in den Verschlechterungsraten aber möglicherweise am ehesten den Unterschied in der Wirkstärke wider.
- *Mithilfe von Fragebögen* zur systematischen Erhebung von unerwünschten Ereignissen, meist in Form von Selbstauskünften der Patienten. Derartige Studien kommen zu dem Ergebnis, dass mindestens die Hälfte aller Patienten, vielleicht sogar fast jeder Patient im Verlauf einer Psychotherapie unerwünschte Ereignisse erlebt. Das wirft die Frage auf, ob überhaupt eine Psychotherapiewirkung erwartet werden kann, ohne das gleichzeitig auch unerwünschte Ereignisse auftreten.
- *Anhand offener Fragen*, die entweder von den Therapeuten oder den Ratern beantwortet werden (Fremdbeurteilung) oder von den Patienten selbst (Selbstbeurteilung). Bei der Einordnung dieser Ergebnisse muss allerdings berücksichtigt werden, dass Einschätzungen von Therapeuten und Patienten sich deutlich unterscheiden können: Therapeuten berichten von mehr unerwünschten Ereignissen im Alltag der Patienten (z. B. private Beziehungen) während Patienten häufiger von Problemen in der therapeutischen Beziehung berichten.

Diese Beispiele zeigen, dass die Erhebung von unerwünschten Ereignissen immer auch Fragen unbeantwortet lässt. Eine systematische Erhebung von unerwünschten Ereignissen bei zukünftigen Psychotherapiestudien eröffnet aber die Möglichkeit, dass bei zwei gleich gut wirksamen Therapien diejenige Behandlung gewählt werden könnte, die mit weniger unerwünschten Ereignissen einhergeht.

Zu unerwünschten Ereignissen im Rahmen einer CBASP-Behandlung liegen folgende Befunde vor:

- Im Rahmen einer stationären CBASP-Behandlung berichten über 92 % der Patienten von unerwünschten Ereignissen. Fast jeder zweite Patient gab an, er fühle sich von seinem Therapeuten abhängig. Diese Abhängigkeit vom Therapeuten war das einzige unerwünschte Ereignis, welches mit einem schlechteren Therapieverlauf assoziiert war (Herzog et al., 2021).
- Auch im Rahmen einer teilstationären CBASP-Behandlung ist Abhängigkeit vom Therapeuten mit einem schlechteren Therapieverlauf assoziiert. Allerdings wird Abhängigkeit vom Therapeuten nicht nur bei einer Behandlung mit CBASP beobachtet, sondern im gleichen Ausmaß auch bei einer Behandlung mit Metakognitiver Therapie (MCT), also einer Methode der Psychotherapie, bei der die therapeutische Beziehung eine viel geringere Rolle spielt als im CBASP (Glanert et al., 2021).
- Im Vergleich zu einer unspezifischen Behandlung (Supportive Therapie) werden im Rahmen einer ambulanten CBASP-Behandlung mehr unerwünschte Ereignisse berichtet, insbesondere im Privat- und Berufsleben. Allerdings wurden diese unerwünschten Ereignisse im Rahmen der Psychotherapiesitzungen erhoben, sodass die Unterschiede in den Häufigkeiten auch Unterschiede in den Sitzungsinhalten widerspiegeln können (Meister et al., 2020).

Kapitel 2
Ablauf der Therapie

2.1 Ziele und Struktur des CBASP

Ziel der interaktionsfokussierten Psychotherapie chronischer Depressionen nach dem CBASP-Konzept ist es, die im ersten Kapitel beschriebenen interpersonellen Defizite, insbesondere die Wahrnehmungsentkoppelung, zu überwinden. Im Rahmen der Behandlung lernt der Patient, interpersonelle Situationen realistisch einzuschätzen, die Folgen seines interaktionellen Verhaltens zu erkennen und dieses Verhalten zielgerichtet einzusetzen, um gewünschte Ergebnisse zu erreichen.

Zu Beginn der Behandlung sind enge zwischenmenschliche Begegnungen für chronisch Depressive vor dem Hintergrund der frühen Traumatisierung ein Gefahrensignal. Diese zuzulassen wird daher von chronisch Depressiven möglichst vermieden. Auch der Therapeut wird anfangs als Gefahrensignal wahrgenommen. Der Patient ist aufgrund der Wahrnehmungsentkoppelung noch nicht in der Lage, zwischen missbräuchlichen Beziehungen und fürsorglichen Beziehungen zu unterscheiden. Das ist eine schlechte Voraussetzung für einen erfolgreichen Verlauf der Psychotherapie: Wenn es einem schwer fällt, dem Therapeuten zu vertrauen, hat man den Kopf nicht frei für das Wesentliche, sondern ist „ständig auf der Lauer“, wie es eine Patientin ausdrückte.

Daher haben die Techniken der *persönlichen Gestaltung der therapeutischen Beziehung* eine zentrale Bedeutung im CBASP-Konzept. Der Begriff und die Techniken werden im Kapitel 2.5 ausführlich erläutert. Kurz zusammengefasst schafft die *persönliche Gestaltung der therapeutischen Beziehung* die Voraussetzung dafür, dass die Patienten ihre vor dem Hintergrund der frühen Traumatisierung entwickelte Angst vor engen zwischenmenschlichen Beziehungen abbauen und der Therapeut so von einem Gefahrensignal zu einem Sicherheitssignal wird. In dieser sicheren Umgebung erst kann der Betroffene mithilfe der *Situationsanalyse* lernen, welche Konsequenzen sein alltägliches Verhalten auf andere hat (z.B. „Ich habe einen Einfluss darauf, welchen Weg mein Leben nimmt.“) und wie er sein Verhalten in diesen Situationen zielgerichtet einsetzen kann (vgl. Abbildung 7).

Merke: Ziel der CBASP-Behandlung

Der Überwindung der Wahrnehmungsentkoppelung dienen die beiden zentralen Therapieelemente des CBASP: Die *persönliche Gestaltung der therapeutischen Beziehung* schafft die Voraussetzung dafür, dass der Patient seinen Therapeuten als Sicherheitssignal erkennt und sein Vermeidungsverhalten aufgibt. Mithilfe der *Situationsanalyse* lernt er, welche Konsequenzen sein Verhalten gegenüber anderen Menschen hat und wie er sein Verhalten zielgerichtet einsetzen kann.

Die Psychotherapie chronisch depressiver Patienten gliedert sich in drei Phasen (McCullough, 2000; McCullough, 2013). In der *ersten Phase* (etwa drei bis sechs Sitzungen) wird die Anamnese erhoben (am besten anhand eines Zeitstrahls), das Krankheitsmodell vermittelt und anschließend eine Liste prägender Bezugspersonen erstellt (vgl. „Liste prägender Bezugspersonen“ im Anhang auf Seite 139 und Online-Materialien). Die Liste prägender Bezugspersonen hat zum Ziel, ein genaues Bild von den Beziehungserwartungen des Patienten zu bekommen. In der *zweiten Phase*, der Hauptphase der Behandlung, lernt der Patient anhand von Situationsanalysen und der persönlichen Gestaltung der therapeutischen Beziehung, die Wahrnehmungsentkoppelung zu überwinden und sich in zwischenmenschlichen Situationen als aktiven Teilnehmer einzubringen. Der Großteil der Zeit wird an Situationsanalysen gearbeitet. Zu diesem Zweck sollte der Patient zu jeder Sitzung eine vorbereitete Situationsanalyse mitbringen. In der *dritten Phase* sollten mit dem Patienten Strategien zur Rückfallprophylaxe besprochen werden. Hier wird das Gelernte zusammengefasst und der Patient für einen möglichen Rückfall vorbereitet (vgl. Abbildung 8).

Im Folgenden werden wir den Ablauf der Psychotherapie nach dem CBASP-Konzept und die einzelnen CBASP-Techniken Schritt für Schritt vorstellen. Dabei wird ein didaktisch aufbereitetes Fallbeispiel sich durch die Beschreibung der Techniken durchziehen – es handelt sich um Herrn Müller, den Sie bereits bei der Beschreibung des Störungsmodells in Kapitel 1.4 kennengelernt haben. Dieses findet sich jeweils am Ende der Beschreibung der jeweiligen Technik. Es kann aber auch sinnvoll sein, bereits zu Beginn der Beschreibung einer Technik sich dieses Fallbeispiel einmal anzusehen. Weitere Fallbeispiele kommen im Verlauf der Kapitel hinzu, um bestimmte Aspekte zu vertiefen. Bei der Beschreibung der Techniken wird auch eine ganze Reihe an Begriffen auftauchen, die im CBASP eine spezifische Bedeutung haben. Die wichtigsten Definitionen haben wir in Tabelle 5 zusammengefasst. Sie finden diese Übersicht des Arbeitsmaterials 5: „Wichtige Begriffe im CBASP" auch im Anhang auf Seite 124 und in den Online-Materialien.

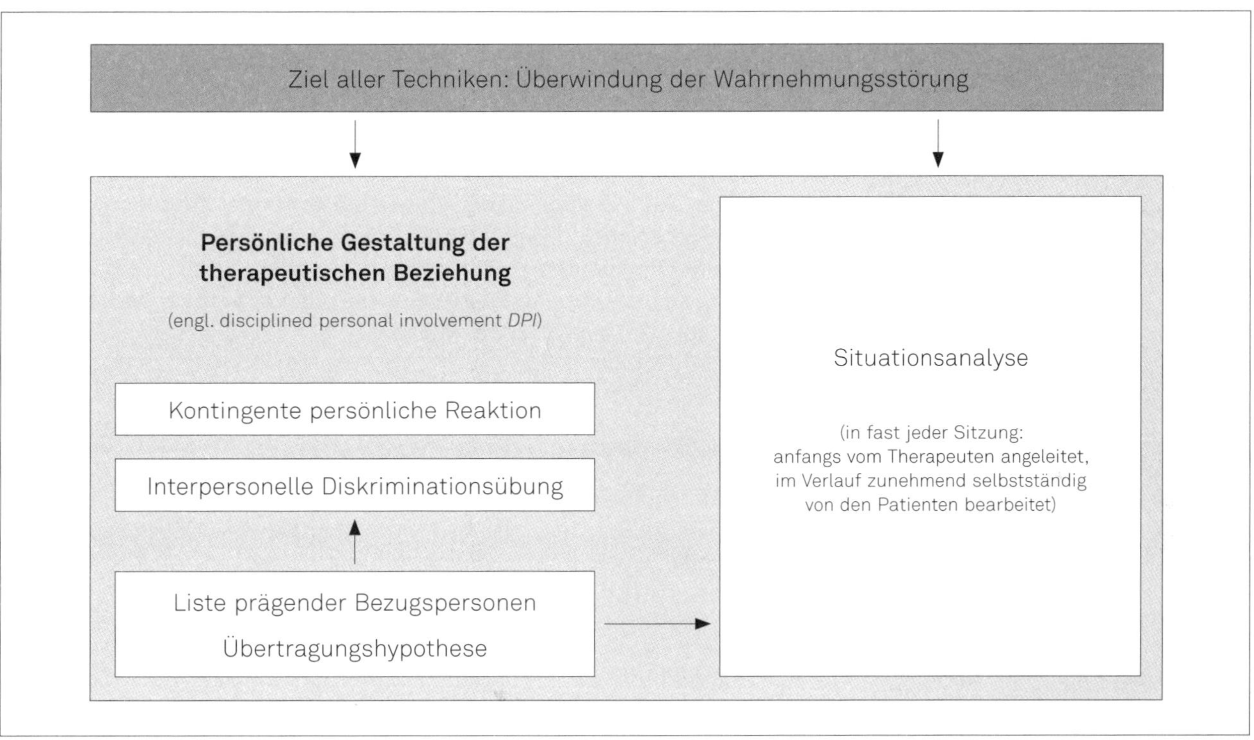

Abbildung 7: Überblick zu den Techniken des CBASP

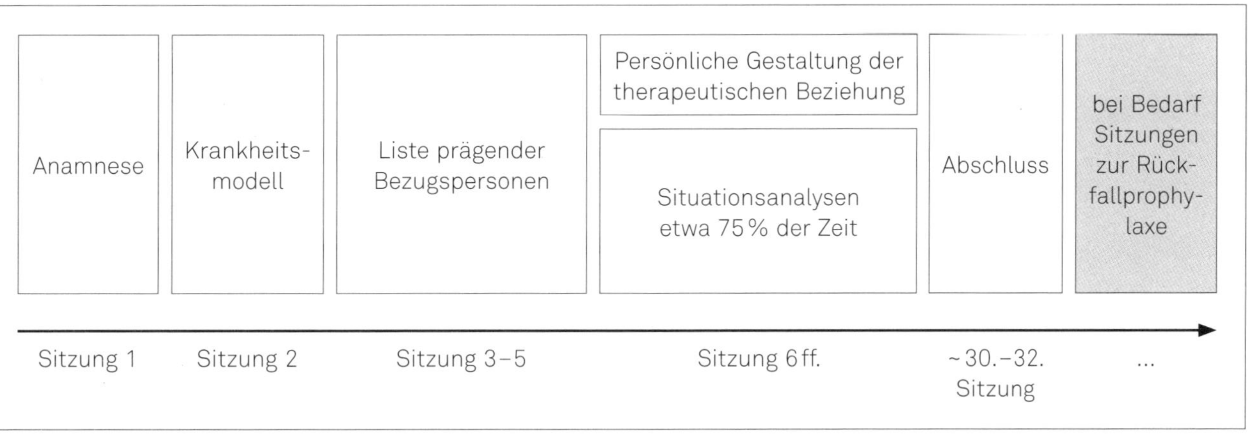

Abbildung 8: Ablauf der Therapie

Tabelle 5: Wichtige Begriffe im CBASP

Diszipliniert persönliches Einbringen (DPE) bzw. disciplined personal involvement (DPI)	→ Persönliche Gestaltung der therapeutischen Beziehung. Auch in Deutschland hat sich die Verwendung der Abkürzung DPI durchgesetzt. Daher verwenden wir diese Abkürzung auch in diesem Buch.
Interpersonelle Diskriminationsübung (IDÜ)	DPI-Technik mit dem Ziel, dem Patienten Sicherheit in der therapeutischen Beziehung zu vermitteln, indem ihm deutlich gemacht wird, dass sich der Therapeut beim Erreichen eines *Übertragungsbereiches* anders verhält als *prägende Bezugspersonen*. Zu diesem Zweck erarbeitet der Therapeut mit dem Patienten zusammen die Unterschiede zwischen den Reaktionen des Therapeuten und Reaktionen von signifikanten Bezugspersonen in der Lerngeschichte.
Impact Message Inventory (IMI)	Fremdbeurteilungsverfahren von Kiesler zur Erfassung der interpersonalen Persönlichkeit. Persönlichkeit wird danach als ein relativ gleichbleibendes Muster von sich wiederholenden, verschlüsselten interpersonellen Botschaften verstanden. Sie enthalten neben der Selbstdarstellung auch Aufforderungen an den Empfänger, sich komplementär zu verhalten.
Kiesler Kreis	Grafische Darstellung des Impact Message Inventory (IMI) von Kiesler. Im Kiesler Kreis können die interpersonellen Auswirkungen, die eine Person auf eine andere hat, auf den Achsen *Kontrolle* (dominant versus submissiv) und *Zugehörigkeit* (freundlich versus feindselig) visualisiert werden.
Kontingent persönliche Reaktion (KPR) oder contingent personal responsivity (CPR)	DPI-Technik mit dem Ziel, dem Patienten in ausgewählten Situationen deutlich zu machen, welche emotionale Konsequenz sein gegenwärtiges Verhalten beim Therapeuten gerade auslöst. Auf diese Weise ermöglicht der Therapeut seinem Patienten eine Veränderung hin zu einer vertrauensvolleren und konstruktiveren Zusammenarbeit.
Liste prägender Bezugspersonen	Systematische Erfassung von prägenden Erfahrungen mit wichtigen Bezugspersonen (u.a. Eltern) zu Beginn der Behandlung. Sie ist die Grundlage für die Erstellung der Übertragungshypothese.
Persönliche Gestaltung der therapeutischen Beziehung (auch DPI genannt)	Dieser Begriff beschreibt die besondere Art der Beziehungsgestaltung im CBASP. Der persönlichen Gestaltung der therapeutischen Beziehung dienen im Wesentlichen zwei Techniken: die *Kontingent persönliche Reaktion* und die *Interpersonelle Diskriminationsübung*.
Pre-Therapy-Patient (Noch nicht therapiebereiter Patient)	Patienten, die so stark interpersonell vermeiden, dass noch kein klares Arbeitsbündnis vorhanden ist und daher Situationsanalysen noch nicht angewendet werden können. Hier empfiehlt McCullough den Einsatz der persönlichen Gestaltung der therapeutischen Beziehung.
Situationsanalyse	Technik zur Vermittlung zwischenmenschlicher Fertigkeiten. Hier lernt der Patient, welche Ziele (gewünschte Ergebnisse) er in zwischenmenschlichen Situationen aus seinem Alltag erreichen kann und wie er sie erreichen kann.
Stempel	Emotionale Prägungen, welche die signifikanten Bezugspersonen bei dem Patienten hinterlassen haben. Dabei handelt es sich häufig um frühe verletzende Erlebnisse, die den Entwicklungsprozess stören.
Stimuluscharakter	Beschreibt den charakteristischen interpersonellen Stil eines Menschen. Dieser kann beispielsweise im Kiesler Kreis auf den Achsen Kontrolle und Zugehörigkeit beschrieben werden (→ Kiesler Kreis).
Übertragungsbereiche	Zwischenmenschliche Situationen, in denen die Beziehungserwartung der Patienten aktiviert wird. Diese fallen meistens in einen von vier Bereichen: Intimität/Nähe, Bedürfnisse äußern, Fehler machen, negative Gefühle zeigen. Werden auch als „emotionale Brennpunkte" bezeichnet.

Tabelle 5: Fortsetzung

Übertragungshypothese (ÜH) oder transference hypothesis (TH)	Fasst die Beziehungserwartung (zentrale interpersonelle Angst) des Patienten gegenüber dem Therapeuten bereits zu Beginn der Behandlung in einem „Wenn-dann"-Satz zusammen. Sie wird vom Therapeuten auf der Grundlage der Stempel konstruiert, die in der Liste der prägenden Bezugspersonen vom Patienten genannt wurden.
Wahrnehmungsentkoppelung	Kognitiv-emotionale Abkapselung von der interpersonellen/sozialen Umwelt, die dazu führt, dass der Kontakt zur Umwelt verloren geht und Stimuli aus der Umwelt ihren Einfluss auf den Betroffenen verlieren.

2.2 Vermittlung des Störungsmodells

Psychotherapeutische Interventionen sollten immer auf der Grundlage einer Problem- und Zielanalyse ausgewählt und mit dem Patienten vor dem Einsatz abgesprochen werden (Hohagen et al., 2015). Denn das Ziel ist, dass der Patient im Sinne des Lernerwerbs-Modells der Psychotherapie (McCullough, 2006b; McCullough, 2012, S. 161) die im Rahmen der Behandlung vermittelten Problemlösestrategien am Ende der Therapie selbstständig anwenden kann.

Jeder einzelne therapeutische Schritt wird mit dem Patienten besprochen und nur mit seiner Einwilligung vollzogen. Dieses transparente Vorgehen ist besonders wichtig, wenn sich der Therapeut wie im CBASP persönlich auf seinen Patienten einlässt. Dieses Verhalten wird normalerweise nicht von Therapeuten erwartet und bedarf daher besonderer Aufklärung. Der Patient sollte auf den Einsatz dieser Techniken vorbereitet werden und wissen, warum sie im Verlauf der Therapie eingesetzt werden. Zu diesem Zweck empfiehlt James McCullough den Einsatz des Patientenmanuals (McCullough, 2007a; McCullough, Jr., 2002), das McCullough seinen Patienten nach Abschluss der Erhebung der Liste prägender Bezugspersonen gibt. Leider werden die Strategien der persönlichen Gestaltung der therapeutischen Beziehung, insbesondere die *Kontingent persönliche Reaktion*, im Patientenmanual nur kurz beschrieben (folgende Alternativen in deutscher Sprache stehen zur Verfügung: Klein, Backenstrass & Schramm, 2018 sowie Brakemeier & Buchholz, 2013).

2.2.1 Vorgehen bei der Vermittlung des Störungsmodells

Es hat sich als hilfreich erwiesen, der Vermittlung des Störungsmodells eine eigene Therapiestunde zu widmen und im Rahmen dessen auch die Zielklärung vorzunehmen. Dabei kann man im Sinne des geleiteten Entdeckens folgendermaßen vorgehen (vgl. auch Arbeitsmaterial 6: „Vermittlung des Krankheitsmodells" im Anhang auf Seite 126 und Online-Materialien).

Zunächst macht der Therapeut seinen Patienten mit dem Gedanken vertraut, dass chronische Depressionen etwas mit zwischenmenschlichen Beziehungen zu tun haben. Der Patient wird gebeten, entsprechende eigene Erfahrungen zu nennen:

- „Wie wirkt sich die Depression bei Ihnen auf die zwischenmenschlichen Beziehungen aus?" und
- „Welchen Einfluss hat der Verlauf zwischenmenschlicher Kontakte auf Ihre Depression?"

Im weiteren Verlauf der Psychoedukation wird das Modell der Wahrnehmungsentkoppelung in einfachen Worten eingeführt:

„Viele Menschen mit chronischer Depression haben den Eindruck, dass sie wie durch eine Mauer von den anderen getrennt sind und sich hinter dieser Mauer verschanzt haben, kennen Sie das auch?"

Wenn der Patient mit diesem Bild etwas anfangen kann, kann man ihn fragen:

„Viele meiner Patienten mit chronischer Depression haben einen guten Grund, sich hinter dieser Mauer zu verschanzen. Sie sind in ihrer Kindheit und Jugend von für sie wichtigen Bezugspersonen nicht gut behandelt worden.

Was glauben Sie, woher diese Mauer bei Ihnen kommt?"

Anschließend kann zur Zielklärung übergegangen werden. Zur Exploration der Ziele kann man beispielsweise die folgenden Fragen verwenden:

- „Was wollen Sie vor dem Hintergrund dieser Probleme in unserer gemeinsamen Arbeit erreichen?“
- „Welche zwischenmenschlichen Situationen würden Sie in Ihrem Leben gerne besser bewältigen?“
- „Wie würden Sie die Beziehungen zu Menschen, die Ihnen wichtig sind, gerne gestalten?“

Ein wichtiger Punkt zum Abschluss der Psychoedukation ist im Sinne der Schaffung von Transparenz die Aufklärung über die angestrebten Interventionen. Der Therapeut erläutert seinem Patienten, dass er annimmt, dass vor dem Hintergrund problematischer Erfahrungen seines Patienten mit frühen prägenden Bezugspersonen auch in der therapeutischen Beziehung Schwierigkeiten („Stolpersteine“) auftauchen werden. Dann wird das Rational der Liste prägender Bezugspersonen kurz erläutert:

„Über diese Stolpersteine will ich nicht blind stürzen, sondern vorher wissen, wo ich in der Arbeit mit Ihnen besonders aufpassen muss, damit wir vertrauensvoll und konstruktiv zusammenarbeiten können.“

Der Patient muss darüber hinaus wissen, dass von ihm erwartet wird, sich auf die Therapiesitzungen vorzubereiten, indem er schriftlich dokumentierte zwischenmenschliche Situationen mitbringt. Schließlich muss er darauf vorbereitet sein, dass sein Therapeut in schwierigen Situationen im Therapieverlauf auch etwas Persönliches von sich preisgeben wird, um seinem Patienten weiterzuhelfen.

Eine stichpunktartige Zusammenfassung des Ablaufs der Psychoedukation mit Anregungen zur Formulierung der Fragen findet sich im Arbeitsmaterial 6: „Vermittlung des Krankheitsmodells“ im Anhang auf Seite 126 und in den Online-Materialien.

2.2.2 Modifikationen bei der Vermittlung des Störungsmodells

Viele Therapeuten finden es hilfreich, mit den Patienten auch den Kiesler Kreis zu besprechen (vgl. auch Kapitel 1.4). Dies ist aber nicht unbedingt notwendig und lenkt möglicherweise auch vom Kern der Behandlung ab. Wenn man sich dafür entscheidet, auch mit dem Kiesler Kreis zu arbeiten, dann kann man diesen bereits in der Psychoedukation einführen.

Dazu bittet man den Patienten zu beschreiben, wie er sich charakteristischerweise in zwischenmenschlichen Beziehungen verhält und wie seine Mitmenschen typischerweise darauf reagieren. Dabei hat es sich als hilfreich erwiesen, die ursprüngliche Terminologie von Kiesler zu ergänzen. Wer würde sein eigenes Verhalten schon freiwillig als „feindselig“ oder „dominant“ beschreiben? Daher kann „feindseliges“ Verhalten auch als „distanziert“ beschrieben werden, „freundliches“ als „nahe“, „dominantes“ als „durchsetzend“ und „submissives“ als „anpassendes“.

An diesem Punkt ist es noch nicht wichtig, dass der Patient den Kiesler Kreis genau versteht. Es müssen lediglich die Reaktionstendenzen deutlich werden: Wenn ich eine Person auf Distanz halte, wird auch sie sich distanziert verhalten; wenn ich mich unterwürfig verhalte, verleite ich andere zur Dominanz (usw.). Man kann an diesem Punkt auch kurz erwähnen, dass der Patient mit seinem Verhaltensmuster nicht allein ist, sondern dass viele Menschen mit chronischer Depression ebenfalls ein distanziert-unterwürfiges zwischenmenschliches Verhalten zeigen. Bereits an diesem Punkt kann das Arbeitsmaterial 8: „Kiesler Kreis“ eingeführt werden (vgl. Anhang auf Seite 138 und Online-Materialien).

2.3 Fallkonzept: Liste prägender Bezugspersonen

2.3.1 Einführung in die Liste prägender Bezugspersonen

Die *Liste prägender Bezugspersonen* (significant other history) hat zum Ziel, eine Hypothese zu bilden, welche Beziehungserwartungen der Patient in die Therapie mitbringt (vgl. Arbeitsmaterial 9: „Liste prägender Bezugspersonen“ im Anhang auf Seite 139 und Online-Materialien). Hier erfährt der Therapeut bereits zu Beginn des gemeinsamen Weges, welche „Stolpersteine“ die Therapie gefährden können. Es sind die Stolpersteine, die im Leben des Patienten in zwischenmenschlichen Situationen immer wieder aufgetreten sind.

Die möglicherweise im Rahmen der Behandlung auftretenden Stolpersteine werden einem der folgenden vier Bereiche zugeordnet:

1. Nähe zulassen (z. B. etwas sehr Persönliches erzählen oder Trauer zulassen),

2. Bedürfnisse äußern (z. B. um eine Terminverschiebung bitten),
3. Fehler machen (z. B. die notwendigen Unterlagen nicht mit in die Sitzung bringen),
4. Negative Gefühle äußern (z. B. Missfallen oder Ärger äußern).

Diese Bereiche werden auch „Übertragungsbereiche" oder „emotionale Brennpunkte" genannt. Beim Umgang mit diesen Übertragungsbereichen sollte man bedenken, dass diese vier Bereiche vor dem Hintergrund der klinischen Erfahrung von McCullough entwickelt wurden. Versuche, diese vier Bereiche auch empirisch voneinander abzugrenzen, waren bislang nicht erfolgreich (Klein et al., 2020).

Hintergrund: Liste Prägender Bezugspersonen

Viele chronisch depressive Patienten erwarten beim Auftreten eines dieser Stolpersteine im Rahmen der therapeutischen Beziehung, dass sie genauso verletzt werden, wie in anderen Beziehungen vorher auch (z. B. „Ich wurde immer ausgelacht, wenn ich Fehler gemacht habe, das wird hier auch passieren."). Vor dem Hintergrund der Wahrnehmungsentkoppelung fällt es ihnen schwer, zu erkennen (und zu glauben), dass bestimmte Menschen in der Gegenwart sich anders verhalten, als problematische Bezugspersonen in der Vergangenheit. Sie befürchten vielmehr: „Ich werde wieder verletzt werden, so wie ich auch in der Vergangenheit immer verletzt worden bin." Diese zwischenmenschliche Angst des Patienten kann den Verlauf der Therapie empfindlich stören.

Daher ist es wichtig, dass diese Probleme bereits zu Beginn der Therapie antizipiert werden. Im CBASP wird also nicht darauf gewartet, bis diese Probleme irgendwann im Verlauf der Therapie auftreten. Vielmehr wird das Auftreten dieser Probleme von vornherein erwartet. McCullough bezeichnet das auch als einen proaktiven Umgang mit Übertragungsphänomenen (siehe auch den folgenden Kasten zur Verwendung des Begriffs „Übertragung" im CBASP). Die Kenntnis dieser Stolpersteine erlaubt es dem Therapeuten, auf derartige Situationen vorbereitet zu sein, um darauf angemessen reagieren zu können. Auf diese Weise kann sich der Therapeut als jemand etablieren, auf den der Patient sich auch in schwierigen Situationen verlassen kann (McCullough spricht in diesem Zusammenhang auch davon, dass der Patient zu einer „Sicherheitsvariable" wird).

McCullough hat die *therapeutische Haltung* bei der Erhebung der Liste prägender Bezugspersonen mit einem Lehrer-Schüler-Verhältnis verglichen. In diesem Fall allerdings sind die Rollen anders verteilt als sonst in der Verhaltenstherapie: Bei der Liste prägender Bezugspersonen ist der Patient der Lehrer und berichtet darüber, wie er vor dem Hintergrund seiner prägenden Bezugspersonen die Welt sieht. Die Aufgabe des Therapeuten ist dabei, zunächst einmal nur in der Rolle des Schülers zu lernen, was der Patient an Erfahrungen mitbringt.

Die prägenden Bezugspersonen sind alle Menschen, die das Leben des Patienten entscheidend beeinflusst haben, die ihren „Stempel" oder ihre „Spur" im Leben des Patienten hinterlassen haben. Dieser Stempel kann ein positiver oder ein negativer sein. Für jede prägende Bezugsperson wird diese „Prägung" bestimmt. Beim Beschreiben dieser Prägung macht der Patient eine erste formal operatorische Übung im Laufe der Behandlung: Er beschreibt, welche Auswirkungen die Erfahrungen mit der jeweiligen Person auf sein heutiges Leben haben (kausal theoretische Schlussfolgerung). Diese steht im Gegensatz zu dem bisherigen präoperatorischen Denkmuster des Patienten (z. B. „Egal was passiert, es wird mir immer schlecht gehen"). McCullough spricht in diesem Zusammenhang auch von „mismatching": Hier wird der im präoperatorischen Funktionsniveau befindliche Patient gebeten, formal operatorisch zu denken, indem er das Vergangene mit dem Gegenwärtigen in Beziehung setzt (McCullough, 2006b; McCullough, 2012, S. 126).

Der Übertragungsbegriff in der Psychoanalyse und im CBASP-Konzept

Der Begriff der Übertragung ist aus der psychoanalytischen Theorie entlehnt, wird jedoch von McCullough im Sinne einer Lernerfahrung konzeptualisiert (McCullough et al., 2011).

In der *psychoanalytischen Theorie* ist Übertragung *definiert* als das Erleben von Gefühlen gegenüber einem anderen Menschen, welche sich tatsächlich auf eine Person in der Vergangenheit beziehen. Dabei wird Übertragung sowohl als allgemeines Phänomen in zwischenmenschlichen Beziehungen als auch als besondere Form der Therapeuten-Patientenbeziehung verstanden. Die Entwicklung einer *Übertragungsneurose* gilt als Idealziel der *psychoanalytischen Therapie* (welches allerdings nur selten erreicht wird) (Karasu, 2005). Dabei wird die Übertragungsneurose verstanden als Regression zu den frühesten Stadien der Entwicklung, um zur Ursache des Problems zu kommen und dieses zu überwinden.

Die in Deutschland weiter verbreitete *tiefenpsychologisch fundierte Psychotherapie* arbeitet theoretisch mit den Erkenntnissen der Psychoanalyse, folgt in der praktischen Umsetzung jedoch kaum dem klassischen psychoanalytischen Therapieprozedere, sondern hat eigene Methoden entwickelt (Reimer & Reimer, 2007). Dazu zählt auch ein modifizierter Umgang mit Übertragung. Der Therapeut nimmt hier die Übertragungsanteile wahr, stößt ihre Entwicklung aber nicht nachdrücklich an, weil die Förderung einer vollen Übertragungsneurose den Rahmen einer tiefenpsychologisch fundierten Psychotherapie sprengen würde (Reimer & Reimer, 2007).

Es gibt nach McCullough drei wichtige Unterschiede zwischen dem psychoanalytischen Umgang mit dem Übertragungsbegriff und der Verwendung des Übertragungsbegriffes im CBASP-Konzept (McCullough et al., 2011).

1. Im CBASP wird davon ausgegangen, dass es sich bei Übertragungsphänomenen um *erlernte Angst* handelt. Diese Angst wurde vor dem Hintergrund spezifischer *interpersoneller Erfahrungen* (mit den prägenden Bezugspersonen) erworben. Die psychodynamische Therapie fokussiere hingegen *intrapsychische Prozesse.*
2. Das *Ziel* im CBASP ist es, dem Patienten Sicherheit in einer konkreten interpersonellen Beziehung, also der mit dem Therapeuten, zu vermitteln. Dies geschieht, indem der Patient die *Erfahrung* macht, dass sein Therapeut sich in schwierigen Situationen anders verhält als problematische prägende Bezugspersonen. Diese *Erfahrung* unterscheide sich grundlegend von der in der psychoanalytischen Therapie vermittelten *Einsicht,* in welchem Zusammenhang die gegenwärtigen Probleme mit früheren Konflikten stehen. Diese Einsicht allein sei nicht ausreichend, um die oben erwähnte erlernte Angst zu überwinden.
3. Der therapeutische Umgang mit der Übertragung ist im CBASP deutlich stärker *operationalisiert.* Auf diese Weise kann auch der Lernerfolg der Patienten präzise beschrieben und mit der Verbesserung auf Symptomebene in Beziehung gesetzt werden (McCullough et al., 2010).

Zusammengefasst hat eine *Übertragungsdeutung* in der psychoanalytischen Therapie das Ziel, unbewusste Konflikte zu explorieren oder die Motivation hinter einem problematischen Verhalten des Patienten zu beleuchten und so Einsicht zu fördern (intrapsychischer Prozess). Das hat wichtige Konsequenzen für die Gestaltung der *therapeutischen Beziehung.* Für das Erreichen von Einsicht muss sich der Therapeut nicht selber in die Beziehung zum Patienten einbringen. Im Gegenteil fordert die klassische Psychoanalyse eine therapeutische Haltung, die von *Abstinenz* geprägt ist.

Ziel der *Übertragungshypothese* im CBASP ist es hingegen zu beschreiben, welche Beziehungserwartung der Patient angesichts problematischer Erfahrungen in der Vergangenheit in die Beziehung mit dem Therapeuten einbringt. Hier geht es um einen interpsychischen bzw. interpersonalen Prozess, also die direkte Interaktion zwischen Patient und Therapeut. Dies erfordert vom Therapeuten die Bereitschaft, sich in die Beziehung zu seinem Patienten persönlich einzubringen. Dadurch, dass der Therapeut anders reagiert als es der Patient vor dem Hintergrund seiner Übertragungshypothese erwartet, kann der Patient eine korrigierende zwischenmenschliche Erfahrung machen.

2.3.2 Vorgehen bei der Liste prägender Bezugspersonen

Zu Beginn der Übung „Liste prägender Bezugspersonen" wird dem Patienten vermittelt, was im CBASP unter diesem Begriff verstanden wird. Diese Psychoedukation sollte schon in der Therapiesitzung *vor* der eigentlichen Erhebung der prägenden Bezugspersonen erfolgen. Folgende Formulierung könnte beispielsweise verwendet werden:

> „Prägende Bezugspersonen sind die wirklich wichtigen Menschen in unserem Leben. Sie sind mehr als Freunde und Bekannte. Es sind Menschen, die bei Ihnen sozusagen einen Stempel hinterlassen haben und deren Einfluss Ihr Leben geprägt hat. Diese Einflüsse können positiv oder negativ, gut oder schlecht, schmerzhaft oder hilfreich gewesen sein."

Die Hausaufgabe für den Patienten ist dann, sich bis zur nächsten Therapiesitzung zu überlegen, wer diese Menschen sind und welchen Einfluss sie auf das eigene Leben gehabt haben. Die Patienten werden gebeten, eine Liste dieser Personen und ihrer Namen zur nächsten Therapiesitzung mitzubringen. Diese Liste sollte etwa vier Personen umfassen.

Auswahl der prägenden Bezugspersonen

Die Eltern sollten bis auf sehr gut begründete Ausnahmen immer dabei sein. Ein Patient könnte beispielsweise einwenden: „Aber mein Vater war doch nie da, der hat immer nur gearbeitet." Auch in diesem Fall würden wir empfehlen, den Vater mit in die Liste prägender Bezugspersonen aufzunehmen. Denn sicher hat es einen Einfluss auf das Leben des Patienten gehabt, dass der Vater nie zu Hause war. Er könnte beispielsweise gelernt haben: „Wenn ich jemanden brauche, bin ich alleine." Zu den prägenden Bezugspersonen können neben Eltern und anderen Angehörigen der Herkunftsfamilie auch Lehrer, Freunde, Ehepartner usw. zählen. Im CBASP wird also nicht davon ausgegangen, dass diese Lernprägungen zwingend in einer bestimmten Lebensphase erfolgen müssen. Vielmehr geht es um die Prägungen über die Lebensspanne. Eine typische Zusammensetzung an prägenden Bezugsperson könnte sein: Mutter, Vater, Schwester, Ehefrau. Dabei kann es im Verlauf des Lebens unterschiedliche Konstellationen geben: Einige Patienten sehen alle neuen Beziehungen durch die Brille der schmerzhaften frühen Beziehungserfahrungen. Oder sie haben besonders tiefgreifende Verletzungen in vielen verschiedenen Situationen über eine besonders lange Zeit mit vielen verschiedenen prägenden Bezugspersonen gemacht. Bei diesen Patienten ist die Wahrnehmungsentkoppelung besonders stark ausgeprägt. Andere wiederum haben möglicherweise das beginnende Bewusstsein dafür, dass sie im Verlauf des Lebens unterschiedliche Erfahrungen gemacht haben, zum Beispiel nach schmerzhaften Erfahrungen im Elternhaus eine neue Chance in einer stützenden Partnerschaft bekommen haben.

In der darauffolgenden Sitzung ist es hilfreich, die gerade genannten Erläuterungen zu den prägenden Bezugspersonen noch einmal zu wiederholen. Dann fragt man: „Bitte nennen Sie jetzt diese Menschen". Die Namen der prägenden Bezugspersonen sollten auf einer Flipchart notiert werden. Die prägenden Bezugspersonen werden dann in der Reihenfolge, in der sie vom Patienten genannt werden, besprochen.

Für *jede Person* fragt der Therapeut zunächst:

- „Wie war es, bei ___ [Person, z.B. Ihrer Mutter] aufzuwachsen bzw. mit ihm/ihr zusammen zu sein?" oder
- „Welche prägenden Erfahrungen haben Sie mit ___ [Person, z.B. Ihrem Ehepartner] gemacht?"

In diesem ersten Schritt verschafft man sich einen ersten Eindruck von der jeweiligen prägenden Bezugsperson. Idealerweise berichten die Patienten dabei von konkreten Erfahrungen, die sie mit der jeweiligen Person gemacht haben (z.B. „Meine Mutter hat von mir immer erwartet, dass ich adrett gekleidet bin, ich durfte nie auf Bäume klettern wie mein Bruder, weil ich sonst meine weiße Strumpfhose dreckig gemacht hätte.").

An dieser Stelle kann man fragen:

„Was hat es für Sie bedeutet, dass ___ [diese Person] sich so verhalten hat?"

Auf diese Art und Weise bekommet man bereits eine Vorstellung davon, welche emotionale Bedeutung diese Erfahrung für den Patienten gehabt hat (z.B. „Ich bin nicht in Ordnung wie ich bin"). Und man kann erste Hinweise darauf erhalten, wie konkret die Prägung durch diese Person aussah (z.B. „Ich muss mich anpassen"). Abschließend sollte man bei jeder prägenden Bezugsperson noch fragen:

„Gab es noch eine entscheidende positive oder negative Erfahrung?"

Im nächsten Schritt sollte der Therapeut die Erfahrungen zusammenfassen, die der Patient mit der jeweiligen Person berichtet hat. Dann beginnt mit folgender Frage die Erhebung der Prägung:

„Wer sind Sie heute aufgrund dessen, was Sie mit ___ [dieser Person] erlebt haben?"

Für jede der prägenden Bezugspersonen wird auf diese Weise ein *Stempel* oder eine *Prägung* erhoben (z.B. „Mit meiner Mutter aufzuwachsen zeigte mir, dass meine Wünsche nicht zählen" oder „Wegen der Erlebnisse mit meinem Vater fällt es mir heute noch schwer, meine eigenen Vorstellungen zu vertreten"). Eine andere Art diesen Punkt zu erfragen ist:

„Welchen Stempel hat ___ [diese Person] bei Ihnen hinterlassen?"

Der Stempel wird für jede Person einzeln erhoben und auf der Flipchart notiert. Die im vorangegangenen Abschnitt genannten Schritte werden dann für jede der weiteren vom Patienten genannten prägenden Bezugspersonen durchgegangen:

- Wie war es mit dieser Person aufzuwachsen?
- Gab es weitere positive oder negative Erfahrungen?

- Zusammenfassen des Berichtes des Patienten.
- Welche Prägung hat diese Person beim Patienten hinterlassen?

Insgesamt sollte man sich bis zu zwei Stunden Zeit für diese Übung nehmen. Es geht dabei nicht darum, ein vollständiges Wissen über alles zu erlangen, was im Leben des Patienten mit den prägenden Bezugspersonen passiert ist. Vielmehr ist es das Ziel dieser Übung, einen ersten Eindruck davon zu bekommen, was der Patient gelernt hat, in schwierigen Situationen von anderen Menschen zu erwarten. Die auf dieser Grundlage gebildete Übertragungshypothese ist eben nur eine *Hypothese*. Sie kann im Verlauf der Therapie auch verändert werden. In vielen Fällen wird sie jedoch bestätigt und mit dem Fortschreiten der Behandlung immer weiter konkretisiert.

2.3.3 Formulierung der Übertragungshypothese

Die Übertragungshypothese wird auf Grundlage der im Rahmen der vorangegangenen Übung erhobenen Prägungen erstellt. Dabei sollte der Therapeut zunächst ohne den Patienten überlegen, was die Übertragungshypothese sein könnte. Dies kann allein oder im Rahmen einer Supervision bzw. Intervision geschehen. Bei der Formulierung der Übertragungshypothese überlegt man sich zunächst:

- Was ist der Stolperstein (Übertragungsbereich)?
- Welches Verhalten wird dem Patienten vor dem Hintergrund der von ihm berichteten Erfahrungen besonders schwerfallen?

Im nächsten Schritt überlegt sich der Therapeut:

- Welche Konsequenz befürchtet der Patient, wenn er mir gegenüber in der Therapie ein Verhalten zeigt, das in den Übertragungsbereich fällt?

Ein Beispiel: Was befürchtet der Patient, wie ich reagieren könnte, wenn er mir gegenüber einen Fehler macht (wenn der Übertragungsbereich „Fehler machen" ist). Die Übertragungshypothese wird also auch immer in einem *„Wenn-dann"-Satz* zusammengefasst: „Wenn ich meinem Therapeuten gegenüber Fehler mache, dann wird er laut und wütend werden".

Selbstverständlich werden Sie als Therapeut nicht „laut und wütend" werden. Bei der Übertragungshypothese geht es darum, in den Blick zu bekommen, mit welchen Befürchtungen der Patient in die zwischenmenschliche Beziehung mit Ihnen geht. Sie fassen sozusagen das zusammen, was Sie von Ihrem Patienten im Zuge der Erhebung der Liste prägender Bezugspersonen über seine Beziehungserwartung gelernt haben.

Bei der Erstellung der Übertragungshypothese dienen folgende vier emotionale Brennpunkte als Orientierungshilfe:

- Nähe zulassen,
- Bedürfnisse äußern,
- Fehler machen,
- negative Gefühle äußern.

Die Formulierung einer Übertragungshypothese kann beispielsweise mit „Wenn ich meinem Therapeuten gegenüber Bedürfnisse äußere, ..." beginnen. Es kann jedoch auch hilfreich sein, ausgehend von diesen Orientierungspunkten eine präzisere Formulierung zu finden, die besser auf den Patienten passt (z. B. „Wenn ich die Erwartungen meines Therapeuten nicht erfülle, ..." statt „Wenn ich meinem Therapeuten gegenüber Fehler mache ..."). Dabei sind die Übertragungsbereiche ohnehin nicht vollständig trennscharf. Bedürfnisse zu äußern, hat zum Beispiel manchmal auch etwas mit Selbstöffnung (Nähe) oder Fehler machen zu tun.

Bei den meisten Patienten wird die Übertragungshypothese gemeinsam besprochen. Die gemeinsame Besprechung der Übertragungshypothese hat zum einen das Ziel, den Patienten im Sinne des Transparenzprinzips darüber in Kenntnis zu setzen, dass sein Therapeut sich darüber Gedanken macht, dass auch in der Therapie Stolpersteine auftreten können. Zum anderen bekommt man bei der Besprechung der Übertragungshypothese eine konkretere Vorstellung davon, was genau die zwischenmenschliche Befürchtung des Patienten ist. Man sollte also nicht rigide an der im Voraus aufgestellten Übertragungshypothese festhalten, sondern vielmehr die Übertragungshypothese ggf. im Lichte dessen, was der Patient sagt, anpassen.

Bei der Besprechung der Übertragungshypothese geht man im Wesentlichen genauso vor wie bei der eben beschriebenen Formulierung der Übertragungshypothese. Das Vorgehen beginnt also wieder mit einer kurzen Einführung:

> „Nach meiner Erfahrung gibt es in Beziehungen vor dem Hintergrund von prägenden Beziehungserfahrungen bestimmte Stolpersteine, an denen Beziehungen immer wieder schwierig werden. Ich würde gerne mit Ihnen gemeinsam schauen, welche Stolpersteine sich für Sie in der Arbeit mit mir ergeben könnten vor dem Hintergrund Ihrer Erfahrungen mit Ihren prägenden Bezugspersonen."

Nach dieser Erläuterung schauen Patient und Therapeut sich gemeinsam noch einmal die Stempel auf der Flipchart an. Der Therapeut fragt dann:

„Was glauben Sie, könnte vor dem Hintergrund Ihrer bisherigen Beziehungserfahrungen in unserer gemeinsamen Arbeit ein Stolperstein sein?“

Dabei müssen nicht unbedingt die vier Übertragungsbereiche mit den Patienten ausführlich besprochen werden (es kann jedoch hilfreich sein, siehe auch Modifikationen unten). Oft nennen die Patienten an dieser Stelle spontan ein Verhalten, welches ihnen vor dem Hintergrund ihrer prägenden Beziehungserfahrungen besonders schwerfällt (z. B. „Wenn ich etwas von Ihnen brauche, werde ich es nicht ansprechen, weil ich denke, dass das sowieso nichts ändert“).

Wenn der Übertragungsbereich feststeht, fragt der Therapeut:

„Was befürchten Sie, was ich mache, wenn Sie ___ [dieses Verhalten zeigen]?“

Auch hier wird die konkrete Formulierung natürlich nicht so technisch ausfallen. Statt „dieses Verhalten zeigen“ werden Sie die Formulierung Ihres Patienten aufgreifen (z. B. „Was befürchten Sie, was ich mache, wenn Sie mir gegenüber sagen, was Sie brauchen?“).

Nicht mit jedem Patienten wird die Übertragungshypothese gemeinsam erstellt. Besonders schwer emotional traumatisierte Patienten könnten durch die gemeinsame Erstellung der Übertragungshypothese überfordert sein. Jedoch sollte im Sinne des Transparenzprinzips (Hohagen et al., 2015) auch für diese Patienten die Übertragungshypothese explizit gemacht werden. Das passiert dann in der Regel im Rahmen der Interpersonellen Diskriminationsübung (vgl. Kapitel 2.5.2).

Eine ausführliche Beschreibung der Erhebung der Liste prägender Bezugspersonen mit einem weiteren Fallbeispiel findet sich auch im Behandlungsmanual von McCullough (McCullough, 2000, S. 91ff.; McCullough, 2006a).

Die Übertragungshypothese ist das Fundament für die Behandlungsplanung. Sie trägt dazu bei, Situationen für Situationsanalysen auszuwählen. So könnte eine Patientin mit der Übertragungshypothese „Wenn ich sage, was ich will, dann wird man darüber hinweggehen“ gebeten werden, gezielt zwischenmenschliche Situationen aus ihrem Alltag mitzubringen, in denen sie das Gefühl hatte, übergangen zu werden. Die Übertragungshypothese hilft auch dabei, die eigene therapeutische Haltung in der persönlichen Gestaltung der therapeutischen Beziehung zu bestimmen. Aus diesem Grund sollte der Therapeut sich vor Beginn jeder Sitzung (und zu jeder Supervisionsstunde) die Übertragungshypothese mit dem Patienten in Erinnerung rufen. Und er sollte bei problematischem Interaktionsverhalten des Patienten versuchen, diese auch vor dem Hintergrund der Übertragungshypothese einzuordnen, zum Beispiel indem er sich fragt, welche Lernprägungen möglicherweise zu diesem problematischen Verhalten beigetragen haben können.

Merke

Die Übertragungshypothese hat eine zentrale Bedeutung im Rahmen der CBASP-Behandlung. Daher sollte man sie sich vor jeder Sitzung in Erinnerung rufen.

Beispiel: Übertragungshypothese

Wenn ein Patient in die Therapiestunde kommt und sagt „Ich habe keine Lust mehr auf Ihre Situationsanalysen, die bringen mir sowieso nichts“ dann ist eine natürliche Reaktion des Therapeuten vermutlich „Wenn Sie sich auf meine Therapie nicht einlassen, dann kann ich Ihnen leider nicht helfen“. Diese Reaktion verändert sich aber möglicherweise, wenn der Übertragungsbereich des Patienten „sich öffnen“ oder „Bedürfnisse äußern“ lautet. Diesem Patienten fällt es möglicherweise außerordentlich schwer, zu sagen, was er wirklich über die Therapie denkt (Übertragungshypothese: „Wenn ich mich öffne, werde ich zurückgewiesen.“). Dann ist die persönliche Reaktion des Therapeuten möglicherweise eher: „Endlich sagen Sie mir, was Sie wirklich denken, ich glaube wir müssen uns um Ihre Bedenken kümmern“. Oder der Patient hat die Erfahrung gemacht, er muss besonders deutlich sagen, was er will, weil er sonst nicht gehört wird (Übertragungshypothese: „Wenn ich sage, was ich brauche, werde ich ohnehin nicht verstanden.“). Dann ist die persönliche Reaktion des Therapeuten vielleicht: „Ich habe Sie deutlich verstanden, Sie haben mich mit Ihrer Ausdrucksweise allerdings etwas vor den Kopf gestoßen“. Diese Form der vorsichtigen Selbstöffnung bezeichnet man im CBASP als *Kontingent persönliche Reaktion*: Was das genau ist, wird im nächsten Kapitel zur persönlichen Gestaltung der therapeutischen Beziehung erläutert.

Fallbeispiel: Herr Müller (Fortsetzung von Seite 19)

Herr Müller hat als prägende Bezugspersonen seinen Vater, seine Mutter, seinen Bruder und seine Ehefrau benannt. Folgende prägende Erfahrungen verbindet er mit diesen Personen:

Bezugsperson	*Prägung*	*Übertragungsbereich*
Vater	„Fehler machen ist gefährlich."	Fehler machen
Mutter	„Anerkennung bekomme ich nur, wenn ich alles richtig mache."	Fehler machen
Bruder	„Nur nicht auffallen, sonst werde ich ausgelacht."	Fehler machen
Ehefrau	„Ich kann auch sein, wie ich bin."	Nähe

Als *Übertragungshypothese* ergibt sich daraus: „Wenn ich meinem Therapeuten gegenüber Fehler mache, wird er mich abwerten, schlimmstenfalls die Therapie beenden."

2.3.4 Vertiefungswissen

Die folgenden Punkte können für das Verständnis der Fallkonzeptualisierung im CBASP hilfreich sein, gehen aber über Grundkenntnisse in der Erhebung der prägenden Bezugspersonen und der Erstellung der Übertragungshypothese hinaus.

2.3.4.1 Modifikationen bei der Erhebung der prägenden Bezugspersonen

Einige Patienten sind bei der Erhebung der prägenden Bezugspersonen sehr einsilbig oder sie berichten spontan nur von positiven Erfahrungen. In diesem Fall kann es hilfreich sein, einige oder alle der oben genannten *Übertragungsbereiche* (Intimität/Nähe, Bedürfnisse äußern, Fehler machen, negative Gefühle äußern) konkret anzusprechen. So könnte man beispielsweise für den Bereich „Fehler machen" fragen:

„Wie hat ___ [diese Person] reagiert, wenn Sie Fehler gemacht haben?"

Eventuell können noch Vertiefungsfragen hilfreich sein, wie zum Beispiel:

- „Was ist passiert, wenn Sie eine schlechte Schulnote nach Hause gebracht haben?"
- „Und welche Reaktion haben Sie erlebt, wenn Sie einmal etwas kaputt gemacht haben?"

Bei bestimmten Übertragungsbereichen (z. B. Bedürfnisse äußern) antworten einige Patienten: „Das hätte ich mich nie getraut!". An diesem Punkt ist es wichtig, zu erheben, ob es einen Grund dafür gibt:

„Was glauben Sie, wäre passiert, wenn Sie Ihre Bedürfnisse geäußert hätten?"

Auch bei der gemeinsamen Formulierung der Übertragungshypothese kann man diese Übertragungsbereiche mit einbauen, zum Beispiel mit folgender Einführung:

„Nach meiner Erfahrung gibt es in Beziehungen vor dem Hintergrund von prägenden Beziehungserfahrungen bestimmte Stolpersteine, an denen Beziehungen immer wieder schwierig werden. *(Diese Übertragungsbereiche werden auch noch einmal kurz erklärt, wenn dies nicht bereits geschehen ist):*
- *Intimität/Nähe:* Wenn Sie z. B. etwas sehr Persönliches von sich erzählen ...
- *Fehler machen:* Wenn z. B. mal etwas nicht so läuft, wie wir es vereinbart haben ...
- *Negative Gefühle äußern:* Wenn Sie sich z. B. über mich ärgern und das zum Ausdruck bringen ...
- *Bedürfnisse äußern:* Wenn Sie mir z. B. sagen, dass Sie was von mir brauchen ..."

Es ist jedoch nicht notwendig (und möglicherweise auch nicht hilfreich) bei *allen* Patienten *immer* die vier Übertragungsbereiche „abzufragen" (Intimität/Nähe, Bedürfnisse äußern, Fehler machen, negative Gefühle äußern). Die Gefahr dabei ist, dass die Erhebung der prägenden Bezugspersonen (Mutter, Vater, etc.) einen sehr technischen Charakter bekommt, weil man als Therapeut gedanklich die ganze Zeit damit beschäftigt ist, eine Art Matrix zu vervollständigen.

2.3.4.2 Was wollen Sie dem Leben des Patienten hinzufügen?

Die Übertragungshypothese ist eine Art Kompass für die gesamte weitere Behandlung (vgl. auch das Fallbeispiel). Für die Fallkonzeptualisierung werden jedoch auch weitere Informationen herangezogen.

Dazu gehört das Impact Message Inventory, kurz auch IMI genannt (Caspar, Berger, Fingerle & Werner, 2016; Kiesler & Schmidt, 1993). Das IMI ist ein von Donald Kiesler entwickeltes Fremdbeurteilungsverfahren zur Erfassung der interpersonalen Persönlichkeit. Persönlichkeit wird danach als ein relativ gleichbleibendes Muster von sich wiederholenden interpersonellen Botschaften verstanden. Sie enthalten neben der Selbstdarstellung auch Aufforderungen an den Empfänger, sich komplementär zu verhalten. Die Ergebnisse des IMI können im sogenannten Kiesler Kreis grafisch dargestellt werden. Dazu werden die interpersonellen Auswirkungen, die eine Person auf eine andere hat, auf den beiden Achsen Kontrolle (dominant versus submissiv) und Zugehörigkeit (freundlich versus feindselig) visualisiert (vgl. Abbildung 5 im Kapitel 1).

Darüber hinaus nennt James McCullough einige Fragen, die er sich im Rahmen der Fallkonzeptualisierung bei jedem Patienten stellt:

- Hat der Patient je einem Menschen vertraut?
- Hat der Patient sich je geliebt gefühlt? Und wenn das so ist: Von wem? Und was war das Ergebnis?
- Hat der Patient je einen Menschen geliebt? Und wenn das so ist: Wen? Und was war das Ergebnis?
- Wie sagt der Patient „Nein“ zu andern?
- Hat der Patient je Erfolgserlebnisse gehabt?
- Ist der Patient je mit einem anderen Menschen ein zwischenmenschliches Risiko eingegangen? Und wenn ja: Mit wem? Was war das Ergebnis?
- Wie nimmt der Patient mit mir hauptsächlich Beziehung auf? Submissiv? Dominant? Freundlich? Feindselig?

Fallbeispiel: Was wollen Sie dem Leben des Patienten hinzufügen?

Eine besonders dominante Patientin hatte im Rahmen ihres Lebens bereits früh erfahren, dass sie mit ihren emotionalen Bedürfnissen allein ist. So hatte sie gelernt, dass sie sich durchsetzen muss, alles fordern muss, um nicht leer auszugehen. Damit stieß sie als Erwachsene immer wieder auf Widerstand. Sie selbst hatte den Eindruck, bei anderen wie gegen eine Mauer zu laufen. Dabei merkte sie nicht, dass sie von anderen gelegentlich Unmögliches forderte und so eine Vergeblichkeitserfahrung immer wieder vorprogrammiert war. Sie merkte nur: Ich bekomme nicht, was ich will. Sie schloss daraus, dass man ihr nicht helfen wolle und zog sich enttäuscht zurück (Stimuluscharakter im Kiesler Kreis: dominant [Forderungen], feindselig-unterwürfig [Rückzug]).

Ihre *Stempel* waren die folgenden:

- *Vater:* Halt den Mund, du hast nichts zu sagen.
- *Mutter:* Du musst weiter machen, auch wenn du dich überfordert fühlst.
- *Großmutter:* Über Gefühle spricht man nicht.

Gemeinsam mit ihrem Therapeuten leitete sie folgende *Übertragungshypothese* ab: „Wenn ich meinem Therapeuten sage, was ich brauche, wird er darüber hinweggehen, es wird sich nichts ändern und ich werde mich alleine fühlen“. Auf dieser Grundlage (und einer im Rahmen der Psychoedukation vorgenommenen Zielklärung) leitete sie zusammen mit ihrem Therapeuten das Ziel der Behandlung ab. Ihr Therapeut teilte ihr nach der Besprechung der Übertragungshypothese mit, dass er alles in seiner Macht stehende tun wird, um ihr zu helfen. Dazu könnte es aber auch nötig sein, die eigenen Erwartungen zu hinterfragen. Für sich selber notierte der Therapeut folgendes Therapieziel: Die Patientin sollte lernen, dass sie selber zu der Vergeblichkeitserfahrung in der Art und Weise beitrug, wie sie ihre Ziele in zwischenmenschlichen Begegnungen setzte und verfolgte.

Auf der Grundlage dieser Informationen beantwortet der Therapeut im Rahmen der Fallkonzeptualisierung die Frage: Was möchte ich zum Leben des Patienten hinzufügen? Was soll der Patient durch unsere Beziehung für eine Erfahrung machen, die er zu Beginn unserer Beziehung noch nicht oder nicht häufig genug gemacht hatte? Dieses so formulierte Therapieziel verfolgt man im CBASP sowohl im Training interpersoneller Fertigkeiten mit der Situationsanalyse als auch im Rahmen der persönlichen Gestaltung der therapeutischen Beziehung. Während der gesamten Behandlung wird auf der Grundlage der Übertragungshypothese immer wieder eine als *Interpersonelle Diskriminationsübung* bezeichnete Technik eingesetzt. Diese soll dem Patienten die Augen dafür öffnen, dass er in der Beziehung mit dem Therapeuten etwas anderes erlebt als mit den prägenden Bezugspersonen. Im Rahmen dieser Übung erhält der Therapeut auch im Laufe der Therapie weiter wertvolle Information über die Lernprägungen des Patienten. Auf diese Weise kann die Übertragungshypothese im Laufe der Behandlung auch kontinuierlich konkretisiert werden.

2.3.4.3 Die CBASP-Matrix: Orientierung der Therapieziele an der Übertragungshypothese

Das CBASP bietet gute Möglichkeiten dafür, das therapeutische Verhalten an den spezifischen Bedürfnissen auszurichten, welche die Patienten vor dem Hintergrund ihrer Lernprägung haben. Dabei können folgende Fragen hilfreich sein:

1. Beschreiben Sie ein für den Patienten charakteristisches Problemverhalten.
2. Versuchen Sie, das Problemverhalten vor dem Hintergrund der Übertragungshypothese zu verstehen.
3. Formulieren Sie ein zwischenmenschliches Ziel für diesen Patienten.

Diese Fragen kann man sich zum einen zu Beginn der Behandlung stellen als auch im Verlauf der Behandlung, wenn ein Problemverhalten auftritt. In Tabelle 6 sind mögliche Antworten auf diese Fragen für verschiedene emotionale Brennpunkte zusammengefasst. Die Darstellung als CBASP-Matrix macht deutlich, dass vor dem Hintergrund der Übertragungshypothese spezifische Behandlungsschwerpunkte gefunden werden können. Die Matrix kann sowohl in der Einzeltherapie, der Supervision als auch im Team hilfreich eingesetzt werden.

2.4 Veränderungsstrategien: Situationsanalyse

Die Situationsanalysen beziehen sich auf interpersonelle Situationen im Alltag (Arbeit, Familie, Freunde). Es können sowohl problematische als auch erfolgreich verlaufende Situationen gewählt werden. Mithilfe der Situationsanalyse lernen die Patienten drei wichtige Dinge:

1. die Konsequenzen ihres gegenwärtigen Verhaltens in *interpersonellen Situationen* einzuschätzen,
2. sich für diese Situationen *gewünschte Ergebnisse* zu setzen, zu deren Erreichung sie durch ihr eigenes Verhalten beitragen können,
3. ihre *Interpretation* der Situation und ihr *Verhalten* in der Situation auf die Erreichung dieses gewünschten Ergebnisses hin auszurichten.

CBASP-Patienten werden aufgefordert, regelmäßig (vor allem nach schwierigen zwischenmenschlichen Ereignissen) Situationsanalysen zu schreiben und diese in jede Therapiestunde mitzubringen. Das dazu verwendete Arbeitsblatt nennt McCullough *Coping Survey Questionnaire (CSQ)*. Therapeut und Patient gehen die mitgebrachten Situationsanalysen gemeinsam durch. Dabei lässt sich eine Erhebungsphase von einer Lösungsphase unterscheiden. Bei der gemeinsamen Bearbeitung der Situationsanalyse sollte *immer* mit einem Blatt Papier, am besten einer Flipchart, gearbeitet werden.

Im Anhang finden sich sowohl die Patientenversion der Situationsanalyse (vgl. Arbeitsmaterial 12 auf Seite 143) als auch eine Therapeutenversion der Situationsanalyse (vgl. Arbeitsmaterial 13 auf Seite 145 sowie Online-Materialien). Von der *Patientenversion* sollte jeder Patient bereits zu Beginn der Behandlung mehrere Kopien bekommen, damit er zu den Therapiestunden vorbereitete Situationsanalysen mitbringen kann. Die *Therapeutenversion* ist besonders beim Erlernen der Technik der Situationsanalyse wichtig. Therapeuten sollten sich nicht scheuen, zu Beginn diese „Spickzettel" immer bereitzuhalten.

Tabelle 6: Die CBASP-Matrix: Orientierung der Therapieziele an der Übertragungshypothese

Übertragungsbereich	Beispiele für ...		Darauf angepasste Therapieziele
	Übertragungshypothesen	Problematisches Patientenverhalten	
Nähe zulassen	Wenn ich Nähe zulasse, werde ich verletzt.	Schweigen/Sarkasmus	Unsicherheit offen ansprechen
Bedürfnisse äußern	Wenn ich Bedürfnisse äußere, dann werden die abgetan.	Vehementes Einfordern von Bedürfnissen	Bedürfnisse werden gesehen, auch wenn sie nicht immer erfüllt werden.
Negative Gefühle äußern	Wenn ich Ärger äußere, wird es meinen Therapeuten überfordern.	Immer lächeln und zustimmen, auch wenn offensichtlich etwas nicht stimmt	Beziehung geht weiter, auch wenn es mal Reibungen gibt.
Fehler machen	Wenn ich Fehler mache, werde ich heftig abgewertet.	Monologe darüber, warum etwas nicht funktioniert	Um Hilfe bitten

Hintergrund: Situationsanalyse

Eine *Aufgabe des Therapeuten* bei der Durchführung der Situationsanalyse ist es, den Patienten dabei zu helfen, ihre Beobachterrolle aufzugeben und eine Teilnehmerrolle einzunehmen. Chronisch depressive Patienten verleiten dazu, *darüber* zu sprechen, warum ihre Lage so schwierig und aussichtslos ist *(Beobachterrolle)*. Statt *über* ihre Probleme zu sprechen, sollen sie erkennen, wie sie ihr Verhalten gezielt einsetzen können, um ihre Probleme zu lösen *(Teilnehmerrolle)*. Als Teilnehmer wird ihre Aufmerksamkeit anhand der Situationsanalyse auf die Konsequenzen ihres Verhaltens gelenkt und sie erhalten die Möglichkeit, adaptive Verhaltensweisen zu lernen.

Die Situationsanalyse nimmt beim CBASP einen Großteil der Zeit ein (etwa 75 %). Die Situationsanalysen dienen nicht in erster Linie der Fallkonzeption (Hohagen et al., 2015). Ihre Durchführung ist eine Fertigkeit, die der Patient lernt, um herauszufinden, wie er für ihn schwierige Situationen erfolgreich meistern kann. Es gibt also eine gewisse Ähnlichkeit mit dem Einsatz von Verhaltensanalysen im DBT-Konzept (Bohus et al., 2004). Borderline-Patienten lernen im DBT-Konzept beispielsweise, dass sie jedes Mal eine Verhaltensanalyse anfertigen, wenn sie sich selbst verletzen oder einen Suizidversuch machen.

Die Fokussierung auf einzelne (Alltags-)Situationen fällt dem Patienten anfangs oft schwer. Sie wenden beispielsweise ein: „Was nützt es, wenn ich ein Problem lösen kann, ich habe doch noch so viele andere." Mit der Situationsanalyse lernen sie, dass eine Verhaltensänderung nur *Schritt für Schritt* erfolgen kann und nur im Hier und Jetzt möglich ist. Die interpersonellen Defizite des Patienten manifestieren sich in Alltagssituationen (und auch im Wunsch, dass in einer erfolgreichen Therapie alle Probleme auf einmal gelöst werden müssen) und sind oft prototypisch für viele andere interpersonelle Situationen des Patienten. Die schrittweise Verbesserung der Fertigkeiten in diesen Alltagssituationen führt letztendlich zu einer Aufhebung des interpersonellen Defizits.

Wir beschreiben im Folgenden Schritt für Schritt den Ablauf der Situationsanalyse. Eine ausführliche Beschreibung der Situationsanalyse mit zahlreichen Fallbeispielen findet sich auch im Behandlungsmanual von McCullough (McCullough, 2000; McCullough, 2006a).

2.4.1 Erhebungsphase

Zur Erhebungsphase zählen die *Beschreibung der Situation*, die Erhebung der *Interpretation*, die Fokussierung auf das *Verhalten* des Patienten in der Situation und die Festlegung auf ein *tatsächliches Ergebnis* der Situation. In der Erhebungsphase lernt der Patient, zwischen beobachtbarem Verhalten (Situationsbeschreibung, Verhaltensbeschreibung, tatsächliches Ergebnis) und inneren Prozessen (Interpretationen) zu unterscheiden. Eine Korrektur von nicht hilfreichen Interpretationen erfolgt erst in der Lösungsphase. Am Ende der Lösungsphase benennt der Patient (ggf. mithilfe des Therapeuten) ein realistisches und erreichbares gewünschtes Ergebnis für die berichtete Situation.

Schritt 1: Situationsbeschreibung

Im ersten Schritt der Erhebungsphase (Situationsbeschreibung) wird der Patient dazu angeleitet, sich auf eine einzelne Situation zu konzentrieren. So lernt der Patient zu erkennen, dass sein Leben als *Ganzes* zwar nicht bewältigbar erscheint, *einzelne* Situationen jedoch bewältigbare Probleme darstellen können. Eine hilfreiche Instruktion kann sein:

> „Nennen Sie mir bitte eine zwischenmenschliche Situation, die Sie heute gerne besprechen möchten. Wann hat sich diese Situation ereignet? Wer war an dieser Situation beteiligt?"

Wenn der Patient eine konkrete Situation ausgewählt hat, dann wird er als Nächstes Folgendes gefragt:

> „Beschreiben Sie mir bitte die Situation von Anfang bis Ende. Achten Sie dabei darauf, die Situation aus der Beobachterperspektive zu schildern. Verzichten Sie dazu zunächst auf die ausführliche Beschreibung Ihrer Bewertung der Situation, diese werden wir gleich in Ruhe besprechen."

Die *Hauptaufgabe des Therapeuten* bei der Situationsbeschreibung ist es, darauf zu achten, dass die Situationsanalyse drei Kriterien erfüllt:

1. Es muss sich um eine interpersonelle Situation handeln,
2. diese sollte aus der Beobachterperspektive geschildert werden und
3. einen klar definierten Anfang und ein Ende haben.

Das klingt leichter als es ist. Besonders schwer depressive Patienten geben zu Beginn der Therapie an, sie hätten keine sozialen Kontakte und könnten daher keine *interpersonellen Situationen* berichten. Dazu mehr im Kapitel 4 zu schwierigen Therapiesituationen.

Aus der *Beobachterperspektive* zu berichten fällt auch Menschen ohne Depression schwer. Gewöhnlich wechseln wir in unseren Erzählungen zwischen der Beobachterperspektive (z.B. „Ich habe Hanna begrüßt ...") und unseren Interpretationen (z.B. „... und dann dachte ich, die will gar nicht mit mir reden."). In diesem Fall sollten die Patienten vor allem zu Beginn der Therapie sanft darauf hingewiesen werden, dass sich da gerade eine Interpretation eingeschlichen hat und dass diese Interpretationen zwar wichtig sind, aber erst im nächsten Schritt besprochen werden.

Einen Anfang und ein Ende zu finden, fällt vielen chronisch depressiven Patienten sehr schwer. Gerade die Festlegung eines Endpunktes bereitet ihnen große Schwierigkeiten (z.B. „Ich muss Ihnen aber noch erzählen, was am Tag darauf passiert ist, erst dann werden Sie verstehen, wie gemein mein Mann zu mir immer ist."). Auf dieses Problem gehen wir noch ausführlich in Kapitel 4 ein.

Schritt 2: Interpretation

Im diesem Schritt wird erhoben, was dem Patienten im Verlauf der Situation durch den Kopf ging:

> „Was hat Ihnen die Situation bedeutet?" oder „Wie haben Sie beurteilt, was in der Situation passiert ist?"

Dieser Schritt gibt häufig wertvolle Informationen über Fehlurteile, Erwartungen und Verletzungen des Patienten in der Situation. Manchmal berichten die Patienten recht ausführlich von ihren Interpretationen. Dann ist es wichtig, sie sanft zu bremsen und dabei anzuleiten, sich zu fokussieren. Das ist manchmal einfacher als es klingt, vor allem wenn die Patienten zu Beginn der Behandlung bei der Nennung der Interpretationen lange Erklärungen präsentieren. Die Kunst ist es, diese langen Erklärungen im Gespräch mit dem Patienten auf einfache Sätze zu reduzieren. Dazu hat sich folgende Frage als hilfreich erwiesen:

> „Fassen Sie noch einmal in *einem* Satz zusammen, was Sie gerade gesagt haben. Wie soll ich diese Interpretation aufschreiben?" (z.B. „Ich habe mich geschämt.")

Bedenken Sie dabei: „Interpretation" ist im CBASP ein Begriff für alles, was nicht beobachtbares Verhalten ist. Eine strenge Trennung zwischen Gedanken und Gefühlen wie im SORKC-Modell wird dabei nicht vorgenommen (Kanfer et al., 2000).

Die *Hauptaufgabe des Therapeuten* bei der Erhebung der Interpretation ist es, das vom Patienten Gesagte in den Worten des Patienten zu wiederholen und zu maximal drei einfachen, klaren Sätzen zusammenzufassen. Dabei ist es wichtig, dass der Therapeut genau versteht, was der Patient mit der jeweiligen Interpretation meint.

Vertiefung: Relevante und zutreffende Interpretationen in der Erhebungsphase

Bei der Erhebung der Interpretationen kann es hilfreich sein, schon einmal im Hinterkopf zu überlegen, ob die Interpretationen in der Situation verankert sind. In der Situation verankerte Interpretationen sind relevant (sich auf die Situation beziehend) und zutreffend (beschreiben, was in der Situation passiert). Keinesfalls sollten die Interpretationen jedoch bereits in der Erhebungsphase revidiert werden. Eine Revision der Interpretation kann erst erfolgen, wenn das gewünschte Ergebnis am Übergang von der Erhebungsphase zur Lösungsphase feststeht. Denn die Revision der Interpretationen fragt nicht nach abstrakter Richtigkeit der Interpretation, sondern hat das konkrete Ziel, dem Patienten bei der Erreichung seines gewünschten Ergebnisses zu helfen. Diesen Schritt kann man sinnvollerweise erst machen, wenn das gewünschte Ergebnis feststeht.

Exkurs: Gefühlsinterpretation in der Erhebungsphase

Insbesondere auf die Frage „Was hat Ihnen die Situation bedeutet?" berichten viele Patienten auch von heftigen emotionalen Reaktionen auf die Situation (z.B. „Ich war stocksauer."). Das ist sehr verständlich und sollte erst einmal aufgenommen werden. Dann sollte diese Emotion als Ausgangspunkt zur weiteren Exploration der Interpretationen genutzt werden (z.B. „Was hat Sie in der Situation so sauer gemacht?"). Auf diese Weise bekommen Sie einen guten Zugang zu den Interpretationen, die hinter der emotionalen Reaktion stehen (z.B. „Weil er nie darauf achtet, was mir wichtig ist."). Diese können Sie dann als Interpretation aufschreiben (z.B. „Ich war stocksauer, weil er nie drauf achtet, was mir wichtig ist.").

Beispiel: Genau verstehen, was mit jeder Interpretation gemeint ist

Ein Anfang 50-jähriger Patient (Übertragungshypothese: Wenn ich Fehler mache, werde ich fertig gemacht und verlassen) berichtet in der Situationsanalyse über einen Streit mit seiner Frau in der Küche. Die Situation endet damit, dass die Frau sagt: „Wenn das noch einmal passiert, dann verlasse ich dich!" und der Patient daraufhin wortlos die Küche verlässt. Als eine Interpretation nennt der Patient: „Ich will einfach nur weg!". Aus der Gesprächssituation wird deutlich, dass er sehr belastet ist. Daher fragte der Therapeut nach, was dem Patienten konkret in der Situation durch den Kopf gegangen ist.

Th.: Was meinen Sie mit damit „Ich will einfach nur weg"?
Pat.: Am liebsten hätte ich meine Koffer gepackt und wäre gegangen ...
Th.: Ich habe den Eindruck, da war noch was anderes. Sie sind heute so einsilbig.
Pat.: Ehrlich gesagt kam mir da noch ein anderer Gedanke, der mir große Angst gemacht hat ...
Th.: [schaut den Patienten geduldig an und sagt nach einer kurzen Pause]: Das merkt man auch jetzt, wo sie darüber reden. Was war denn dieser Gedanke?
Pat.: Zum ersten Mal seit ganz langem kam mir der Gedanke, dass ich mich am liebsten umbringen würde. Ich wäre am liebsten aus dem Fenster gesprungen.
Th.: Jetzt verstehe ich besser, was Sie meinen mit „Ich will einfach nur weg". Sie waren so verletzt, dass Sie am liebsten Ihre Koffer gepackt hätten und für einen Augenblick war da sogar der Gedanke, aus dem Fenster zu springen.
Pat.: Ja, so war es.
Th.: Dann sollten wir das so aufschreiben.

Durch das gezielte Nachfragen beim Erheben der Interpretationen wurde dem Therapeuten deutlich, dass für den Patienten in der Situation eine Menge auf dem Spiel steht. Er hatte sich im Zuge der Behandlung bereits stabilisiert und war durch die Auseinandersetzung mit seiner Frau empfindlich aus der Bahn geworfen worden. Das Beispiel macht auch deutlich, dass nicht jedes Mal bis ins letzte Detail nachgefragt werden muss. Auslöser für die Nachfrage war das spürbare Unbehagen des Patienten und das Ziel der Nachfrage war, diese Belastung besser zu verstehen.

Schritt 3: Verhalten

Die zentrale Frage in diesem Schritt lautet:

„Wenn ich neben Ihnen gestanden hätte, was wäre mir an Ihrem Verhalten aufgefallen?"

Hilfreiche Fragen zur vertiefenden Exploration können sein:

- „Wie war Ihre Körperhaltung?"
- „Haben Sie Blickkontakt aufgenommen?"
- „Wie war der Klang Ihrer Stimme?"

Manchmal sind darüber hinaus noch folgende Fragen hilfreich:

- „Wie war Ihre Gestik?"
- „Und Ihre Mimik?"

Manchmal ist es am einfachsten, wenn man den Patienten um eine kurze *Verhaltensinszenierung* bittet (z. B. „Stellen Sie sich noch einmal so hin, wie Sie da mit Ihrer Frau in der Küche standen. Wie war Ihre Körperhaltung? Haben Sie Ihre Frau angesehen?" etc.).

Die *Hauptaufgabe des Therapeuten* bei der Erhebung der Verhaltensbeschreibung besteht also darin, darauf zu achten, dass nur von außen sichtbares Verhalten beschrieben wird.

Keine Angst vor Redundanz: Die Unterschiede zwischen Situations- und Verhaltensbeschreibung

Die Beschreibung des Verhaltens (und des tatsächlichen Ergebnisses im nächsten Schritt) erscheint den Patienten (und manchen Therapeuten) zunächst redundant: Warum soll ich noch einmal aus der Beobachterperspektive beschreiben, was ich gemacht habe, wenn das doch in der Situationsbeschreibung bereits erhoben wurde? Das Ziel dieses Schrittes der Erhebungsphase ist es, die Aufmerksamkeit auf von außen sichtbare Verhaltensweisen des Patienten zu richten, die entscheidend zum Ausgang der Situation beigetragen haben. In der Situationsbeschreibung reicht es in der Regel, festzuhalten, wer was gesagt hat (Grobbeschreibung des Verhaltens mit Fokus auf das verbale Verhalten). Beim Schritt Verhaltensbeschreibung geht es um die Feinbeschreibung des verbalen und des nonverbalen Verhaltens des Patienten.

Schritt 4: Tatsächliches Ergebnis

Auch das tatsächliche Ergebnis soll aus der Beobachterperspektive beschrieben werden. Hier ist es hilfreich, es dem Patienten leicht zu machen:

„Schauen Sie noch einmal auf das Ende der Situationsbeschreibung: Wie ist die Situation ausgegangen? Was ist das Letzte was passierte, bevor der Vorhang fiel?“

Auch wenn dieser Schritt zunächst redundant erscheint: Manchmal ergeben sich in diesem Schritt wichtige Details für den Ausgang der Situation (vgl. Fallbeispiel). Das Ziel an diesem Punkt ist, dass der Patient erkennt, zu welchem tatsächlichen Ergebnis sein Verhalten in der Situation geführt hat. Auf diese Weise wird der Patient langsam an die Einübung der Verhaltens-Konsequenzen-Kontingenzen gewöhnt und lernt so formal operatorisches Denken („Weil ich dies gemacht habe, ist das am Ende passiert.“).

Beispiel: Frau S. – Bedeutung der Erhebung des tatsächlichen Ergebnisses

Frau S., 36 Jahre, Übertragungshypothese: „Wenn ich sage, was ich will, gibt es heftigen Streit“.

Situationsbeschreibung: Es war letzten Sonntag. Mein Freund fragte mich, was ich unternehmen will. Ich schlug vor, dass wir nach Scharbeutz fahren, um am Strand spazieren zu gehen. Er stimmte zu. Wir fuhren los. Irgendwann merkte ich, dass er nicht nach Scharbeutz, sondern nach Timmendorf fuhr. Wir waren auf dem Weg zu seinem Freund in Timmendorf, nicht zum Strand.

Interpretation: (1) Nie macht er, was ich sage. (2) Wenn ich jetzt was sage, gibt es sowieso nur Streit. (3) Jetzt ist der Sonntag im Eimer.

Verhalten: Ich saß im Auto, sah aus dem Fenster, knetete angespannt mit den Fingern und sagte nichts (distanziert-verschlossen).

Tatsächliches Ergebnis: Er fragte mich: „Was ist los? Stimmt was nicht?“. Ich sagte nur „Nichts!“ und schaute aus dem Fenster.

Ohne die Erhebung des tatsächlichen Ergebnisses wäre unklar geblieben, ob der Freund den Wunsch von Frau S. einfach übergeht und macht, was er will, unabhängig davon, was sie denkt. Bei der Erhebung des Ausgangs der Situation wurde dann jedoch deutlich, dass er offenbar erkannte, dass etwas nicht stimmt und Frau S. darauf ansprach. Diese nutzte aber diese Chance nicht, ihm zu sagen, was sie stört. Dieses Verhaltensdefizit ist vor dem Hintergrund ihrer Übertragungshypothese gut nachvollziehbar. Sie hatte mit ihren prägenden Bezugspersonen (Mutter, Vater) häufig die Erfahrung gemacht, dass sie abgewertet und beschimpft wird, wenn sie ihre Wünsche äußert. In dieser Situation hat sie aber möglicherweise die Chance, ohne Streit zu bekräftigen, dass sie an den Strand fahren will. Immerhin hat ihr Freund noch am Morgen nach ihren Wünschen gefragt und auch im Verlauf der Situation bemerkt, dass etwas nicht stimmt. Das könnte eine Möglichkeit sein, ihm zu sagen, dass er sich offenbar nicht an die Vereinbarung, zum Strand zu fahren, erinnert bzw. sich nicht an die Vereinbarung hält, und diesen Wunsch noch einmal anzusprechen. Diese Möglichkeit könnte die Patientin im nächsten Schritt der Erhebungsphase *(gewünschtes Ergebnis)* erarbeiten.

Exkurs: Vergleich mit dem ABC- und dem SORK-Schema

Patienten nennen häufig emotionale Ergebnisse (z. B. „Ich habe mich über meinen Mann geärgert.“). Hier unterscheidet sich die Situationsanalyse nach dem CBASP-Konzept deutlich vom ABC-Schema (auslösende Situation, bewertender Gedanke, *emotionale* Konsequenz), denn im CBASP geht es nur um *beobachtbare* Konsequenzen des eigenen Verhaltens. Im Gegensatz zum SORK-Schema werden im CBASP-Modell nur *unmittelbare* Konsequenzen (nicht die langfristigen) betrachtet („In dieser Situation habe ich mich so verhalten und das hatte bestimmte von außen sichtbare Auswirkungen in diesem einen Moment – dem Ende der Situation.“). Im CBASP werden also emotionale Konsequenzen und langfristige Konsequenzen nicht bei den tatsächlichen Ergebnissen der Situationsanalyse erfasst.

Schritt 5: Gewünschtes Ergebnis

In diesem Schritt wird zunächst ganz direkt gefragt:

„Was wäre Ihr gewünschtes Ergebnis für diese Situation?“

Der Therapeut sollte sich jedoch davor hüten, immer direkt das aufzuschreiben, was der Patient als erstes sagt. Denn das gewünschte Ergebnis muss bestimmte Anforderungen erfüllen, bevor die Situationsanalyse fortgesetzt wird. Es muss realistisch und erreichbar sein. Die Termini *realistisch* und *erreichbar* sind dabei im CBASP genau definiert: Gewünschte Ergebnisse müssen immer im Einflussbereich des Patienten liegen (*realistisch* sein). Außerdem sollten sie nach allgemeiner Erfahrung des Patienten in seiner gegenwärtigen Umwelt *erreichbar* sein.

Die *Hauptaufgabe des Therapeuten* bei der Formulierung des gewünschten Ergebnisses ist es also, sicherzustellen, dass das gewünschte Ergebnis drei Kriterien erfüllt: es muss (1) in verhaltensbezogener Sprache formuliert und, wie bereits gesagt, (2) realistisch und (3) erreichbar sein.

Im Grunde versucht der Therapeut bei der Erhebung des gewünschten Ergebnisses also Folgendes herauszufinden: Was hätte sein Patient angesichts des Verlaufs der Situation gerne gesagt oder getan? Dabei ist der Punkt „angesichts des tatsächlichen Verlaufes" erfahrungsgemäß sehr wichtig. Häufig wünschen sich die Patienten, dass die Situation gar nicht stattgefunden hätte oder anders verlaufen wäre. Das Lernziel beim gewünschten Ergebnis ist es, sich für tatsächlich abgelaufene Situationen gewünschte Ergebnisse zu setzen.

Dabei sollte der Therapeut immer daran denken, dass das Ergebnis *vom Patienten gewünscht* sein muss. Mit Vorschlägen für gewünschte Ergebnisse sollte der Therapeut sich eher zurückhalten, insbesondere bei submissiven Patienten. Vielmehr sollte der Therapeut immer wieder fragen:

> „Was hätten Sie in dieser wirklich schwierigen Situation sagen können?"

Häufig nennen die Patienten dann zunächst emotionale gewünschte Ergebnisse (z. B. „Ich will mich nicht so schuldig fühlen"). Das ist angesichts der schwierigen Situation gut nachzuvollziehen. Nur sind emotionale gewünschte Ergebnisse nicht direkt erreichbar. Daher lautet die Frage des Therapeuten in dieser Situation:

> „Was könnten Sie machen, damit Sie sich nicht so schuldig fühlen?" oder „Was würden Sie machen, wenn Ihnen das Schuldgefühl nicht so im Weg stehen würde?"

Das *Lernziel* für den Patienten an diesem Punkt ist: Es kommt darauf an, was ich mache (what you do matters!).

Das gewünschte Ergebnis leitet gewissermaßen den Übergang von der Erhebungsphase zur Lösungsphase ein. McCullough ordnet das gewünschte Ergebnis der Erhebungsphase zu (McCullough, 2000). Da der Therapeut den Patienten bei der Formulierung des gewünschten Ergebnisses deutlich mehr anleitet, könnte man das gewünschte Ergebnis auch der Lösungsphase zuordnen. Auf diese Weise würde deutlich, dass der Therapeut in der Erhebungsphase eine eher explorierende Rolle hat. In der Lösungsphase greift der Therapeut insgesamt stärker in den Prozess ein. Das kann unter Umständen dauern. Es gibt Therapiestunden, in denen der Patient über die Formulierung eines gewünschten Ergebnisses nicht hinauskommt.

Beispiel: Frau S. (Forts.) – Gewünschtes Ergebnis

Meist wird das gewünschte Ergebnis in wörtlicher Rede notiert. Im Fall von Frau S. könnte es folgendermaßen lauten:

Gewünschtes Ergebnis: Ich antworte: „Ich bin verwundert, dass wir nicht zum Strand fahren. Das war doch abgemacht."

Dieses gewünschte Ergebnis erfüllt die drei Anforderungen an ein gewünschtes Ergebnis:
- Es ist verhaltensbezogen („Ich wünsche mir, dass ich nicht so viel Angst habe vor seiner Reaktion" wäre z. B. nicht verhaltensbezogen).
- Es ist realistisch („Ich wünsche mir, dass er merkt, dass wir etwas anderes vereinbart haben" ist zwar ein nachvollziehbarer Wunsch, liegt aber im Einflussbereich des Freundes und nicht der Patientin).
- Es ist erreichbar („Ich sage zu ihm: „Ich wünsche, dass du nie wieder zu deinen Freunden fährst" ist zwar verhaltensbezogen und realistisch, aber wahrscheinlich nicht erreichbar, weil es den Partner viel zu stark einschränken würde).

Beispiel: Frau M. – Herausarbeiten eines gewünschten Ergebnisses

Frau M., 31 Jahre, chronische Depression. Übertragungshypothese: „Wenn ich meiner Therapeutin nahekomme, wird sie mich dominieren, mir sagen, was ich machen soll".

Situationsbeschreibung: Vater und ich sind im Bus auf dem Rückweg von einem Konzert. Vater fragt: Wie war das Vorstellungsgespräch diese Woche? Ich frage ihn, woher er das wisse und sage dann: Der Architekt war nett. Jedoch bauen die schwerpunktmäßig Einfamilienhäuser, das interessiert mich nicht so und dass ich dort wahrscheinlich absagen werde. Er sagt: Das ist doch egal, was man baut. Ich: Ich muss es mir noch überlegen und steige bei der nächsten Haltestelle aus, ohne mich groß zu verabschieden.

Interpretation: (1) Ich habe nur meiner Schwester vom Vorstellungsgespräch erzählt – in dieser Familie wird alles weitererzählt (2) Was soll das? Vater ist gegen diese Zersiedelung durch Einfamilienhäuser. Wieso sagt er, das sei gleich? (3) Vater sagt diese Lüge nur, damit ich endlich arbeite, er setzt mich unter Druck.

Verhalten: Habe Augenkontakt vermieden, war kurz angebunden und distanziert (habe Vater zum Abschied nicht umarmt).

Tatsächliches Ergebnis: Ich verlasse an der nächsten Haltestelle den Bus, ohne mich wie gewohnt zu verabschieden.

Als die Therapeutin nach dem gewünschten Ergebnis fragt, kommt folgender Dialog zustande:

Pat.: Ich weiß es nicht. Eigentlich will ich ja, dass mein Vater sich interessiert. Andererseits will ich, dass ich nicht dauernd gefragt werde, ob ich jetzt endlich wieder arbeiten gehe. Wieso hat meine Schwester ihm das überhaupt erzählt. Ich weiß ja, dass es alle nur gut mit mir meinen und ich sollte dann auch nicht so abweisend sein.

Th.: Hmm, das klingt nach einer ziemlichen Zwickmühle.

Pat.: Ja, so ist das ständig. Ich bin ja schon froh, dass meine Familie sich so um mich kümmert. Aber ich möchte ja mal ohne die ständige Einmischung entscheiden können, was ich wann mache. Zu allem, was ich mache oder nicht mache, gibt es Fragen und Kommentare aus der Familie. Ich komme mir manchmal regelrecht überwacht vor.

Th.: Ist es das, was Sie Ihrem Vater gern mitgeteilt hätten?

Pat.: Eigentlich schon irgendwie. Aber das gehört sich nicht, dass ich so mit meinem Vater spreche.

Th.: Verstehe ich Sie richtig, dass Sie sagen, es ist ja gut zu wissen, dass es meiner Familie wichtig ist, wie es mir geht. Aber die Dosis ist mir definitv zu groß. Da es sich aber nicht gehört, das der Familie direkt zu sagen, drück ich das eben indirekt aus, reagiere distanziert und bin kurz angebunden. Oberflächlich gesehen schaffen Sie es so ja erst mal, sich abzugrenzen ...

Pat.: Aber damit geht es mir gar nicht gut. Danach habe ich ein schlechtes Gewissen.

Th.: Das ist ja ein echtes Dilemma. Beides scheint Ihnen ja wichtig zu sein: Sich in der Situation direkt dem Vater gegenüber abzugrenzen und dabei gleichzeitig freundlich zu bleiben. Wäre das denn das gewünschte Ergebnis?

Pat.: Ja, genau. Aber ich weiß noch gar nicht, wie das gehen kann.

Th.: Sollen wir daran arbeiten?

Pat.: Ja, wenn ich da einen Weg hätte, wäre ich wirklich froh.

Drei Dinge werden an diesem Beispiel deutlich. (1) Zunächst einmal kann die Übertragungshypothese im Rahmen der Situationsanalyse sozusagen als „Kompass" bei der Findung des gewünschten Ergebnisses dienen. Der emotionale Brennpunkt dieser Patientin (Nähe/Selbstöffnung) war in dieser Situation aktiviert: Die Patientin befürchtete, von ihrem Vater dominiert zu werden. Bei der Findung des gewünschten Ergebnisses hilft die Therapeutin ihrer Patientin, eine Verhaltensalternative zu finden für diese immer wiederkehrende Situation. (2) Dabei verhält die Therapeutin sich im Kiesler Kreis freundlich-unterwürfig. Sie widersteht dem Impuls, der Patientin zu sagen, was sie am besten hätte tun und sagen können. Diese Zurückhaltung ist von zentraler Bedeutung. Nur so kann die Therapeutin sicherstellen, dass ihre Patientin eine andere zwischenmenschliche Erfahrung macht als in ihrer Übertragungshypothese befürchtet (z. B. „Wenn ich meiner Therapeutin nahekomme, wird sie mich dominieren, mir sagen was ich machen soll."). Das ist wiederum eine wichtige Voraussetzung dafür, dass die Patientin lernt, sich selber freundlich-dominant zu verhalten (freundlich-unterwürfiges Verhalten des Therapeuten ruft im Sinne des Kiesler Kreises freundlich-dominantes Verhalten beim Patienten hervor). (3) Bei der Festlegung des gewünschten Ergebnisses kann eine zunächst vage Formulierung (z. B. „Ich möchte mich meinem Vater gegenüber freundlich abgrenzen.") gewählt werden. In diesem Fall sollte das Verhalten dann in der Lösungsphase konkretisiert werden. In der Regel sollte man jedoch versuchen, das Verhalten bereits bei der Festlegung des gewünschten Ergebnisses zu konkretisieren. Die Leitfrage des Therapeuten zur Konkretisierung des Verhaltens wäre dann: Was könnten Sie machen, um sich freundlich von Ihrem Vater abzugrenzen? Idealerweise finden Sie an dieser Stelle schon einen konkreten Satz, den die Patientin zu ihrem Vater sagen könnte (z. B. „Lass mich noch mal in Ruhe überlegen, ob ich das wirklich mache. Lass uns jetzt erst mal über etwas anderes reden."). Dieser wird dann als gewünschtes Ergebnis festgehalten.

Schritt 6: Vergleich gewünschtes Ergebnis und tatsächliches Ergebnis

Wenn das gewünschte Ergebnis feststeht und Patient und Therapeut damit einverstanden sind, wird es aufgeschrieben. In *Schritt 6* der *Erhebungsphase* wird dann untersucht, ob das gewünschte Ergebnis erreicht wurde:

> „Wenn Sie jetzt das tatsächliche und das gewünschte Ergebnis vergleichen: Haben Sie in der Situation das getan, was Sie sich gerade vorgenommen haben?“

Nach dem Vergleich des tatsächlichen mit dem gewünschten Ergebnis wird der Patient gefragt:

> „Wie kommt es, dass Sie Ihr gewünschtes Ergebnis nicht erreicht haben?“

Hier wird der Patient dazu aufgefordert, selbst Hypothesen zu bilden, was dazu geführt hat, dass er sein gewünschtes Ergebnis nicht erreicht hat. Meist sagt der Patient in diesem Schritt etwas, was in den Bereich einer der bereits erhobenen Interpretationen fällt (z. B. „Wenn ich etwas sage, dann gibt es Streit.“). In diesem Fall kann man direkt zur Lösungsphase übergehen und mit der Revision dieser Interpretation beginnen. Das kann man mit folgendem Satz einleiten:

> „Es klingt so, dass diese Interpretation ein wichtiges Hindernis war, welches Ihnen bei der Erreichung Ihres gewünschten Ergebnisses im Wege stand. Lassen Sie uns jetzt einmal sehen, wie Sie mit diesem Hindernis umgehen können, um Ihr gewünschtes Ergebnis zu erreichen.“

Andernfalls kann man den Übergang zur Lösungsphase auch so einleiten:

> „Lassen Sie uns im Folgenden gemeinsam schauen, wie Ihre Interpretationen und Ihr Verhalten dazu beitragen können, Ihr gewünschtes Ergebnis zu erreichen.“

Hintergrund: Bedeutung dieses Schrittes

Die Frage „Haben Sie Ihr gewünschtes Ergebnis erreicht?“ erscheint zunächst überflüssig. Es ist ja offensichtlich, dass nicht erreicht wurde, was der Patient sich gewünscht hat. Viele Therapeuten fragen sich, warum sie die Patienten noch einmal mit der Nase darauf stoßen sollen, dass sie nicht erfolgreich waren. Dann fühlen sie sich doch nur noch schlechter, ist ein häufig genannter Einwand. Gerade deshalb hat es sich als hilfreich erwiesen, diese Frage zu stellen. McCullough schreibt dazu, dass chronisch depressive Patienten wenig Motivation haben, sich zu verändern, wenn sie emotional distanziert und ohne Unbehagen auf die Situation schauen (McCullough, 2000, S. 143). Er geht davon aus, dass im Zuge der Lösungsphase die Prinzipien der negativen Verstärkung greifen. Zu diesem Zweck ist es sinnvoll, zu Beginn der Lösungsphase das Unbehagen zu fokussieren. In der Lösungsphase lässt dieses Unbehagen im Zuge der Vermittlung adäquater Verhaltensweisen nach. Dieses Nachlassen des Unbehagens erhöhe im Sinne eines operanten Lernprozesses die Wahrscheinlichkeit, dass der Patient zu Verhaltensänderungen motiviert wird. In diesem Zusammenhang wird auch von einem „Erleichterungsmoment“ gesprochen. Indem der Patient lernt, durch adaptive Verhaltensweisen das gewünschte Ergebnis zu erreichen, bekommt er die Möglichkeit, das Unbehagen selber zu reduzieren (McCullough et al., 2010).

2.4.2 Lösungsphase

In der Lösungsphase lernen die Patienten, ihre Interpretationen und ihr Verhalten an dem gerade festgelegten gewünschten Ergebnis auszurichten. Dabei nimmt der Therapeut, wie gesagt, eine stärker strukturierende Haltung ein als zu Beginn der Erhebungsphase.

Schritt 1: Revision der Interpretationen

Im *ersten Schritt der Lösungsphase* werden die Interpretationen des Patienten daraufhin hinterfragt, ob sie in der Situation verankert sind bzw. ob sie sich auf die beschriebene Situation beziehen (relevant und zutreffend sind) und zur Zielerreichung beitragen (zielführend sind). Eine Eingangsfrage bei der Revision der Interpretation kann lauten:

> „Ist diese Interpretation in der Situation verankert oder bezieht die sich auf etwas, was außerhalb der Situation liegt?“

Wenn der Patient erkannt hat, dass es sich um eine nicht in der Situation verankerte Interpretation handelt, dann kann es hilfreich sein, den gemachten Denkfehler kurz zu benennen und dann zur folgenden Interpretation weiterzugehen. Oder man kann den Patienten fragen, ob möglicherweise eine der im Rahmen der Liste prägender Bezugspersonen erhobenen Lernprägungen in der Situation aktiv geworden ist (vgl. auch den Kasten „Interpretationen in Beziehung zu den Prägungen setzen“ auf Seite 53).

Beispiele für charakteristische Denkfehler beschreibt McCullough ausführlich in seinem Behandlungsmanual (McCullough, 2000, S. 115 ff.). Im Folgenden sind die aus unserer Erfahrung wichtigsten Denkfehler zusammengefasst:

- Verallgemeinerung („Das ist immer so.“, „Niemand interessiert sich für mich.“).
- Gedankenlesen („Mein Freund will bestimmt nicht ...“).
- Selbstabwertungen („Das kann ich sowieso nicht.“).
- Wunschdenken („Ich wünschte, das wäre nicht passiert.“).
- Wahrsagen („Er wird sowieso Streit geben.“).

Im Gegensatz zur kognitiven Therapie geht es bei der Revision der Interpretationen also nicht um eine abstrakte Überprüfung des Realitätsgehaltes (z. B. „Wie können Sie das überprüfen?“ oder „Woher wissen Sie das?“) oder eine abstrakte Reattribution (z. B. „Würden Sie jemand anderes auch so hart bewerten?“). Vielmehr werden die Interpretationen anhand der *konkreten* Situation daraufhin überprüft, ob sie *relevant, zutreffend* und *zielführend* sind.

Zusammengefasst ist die *Hauptaufgabe des Therapeuten* bei der Revision der Interpretationen, den Patienten dabei zu helfen, zu sehen, dass die Interpretation ein Hindernis auf dem Weg zu ihrem gewünschten Ergebnis darstellt. Und dieses Hindernis kann ausgeräumt werden, wenn die Patienten erkennen, ob die Interpretation zutreffend und relevant ist und wenn sie bemerken, wenn typische Denkfehler auftreten oder Stempel aus der Vergangenheit aktiviert wurden.

Die Revision der Interpretationen wird durch die Formulierung einer Handlungsinterpretation (Selbstinstruktion) abgeschlossen:

> „Welchen Satz könnten Sie sich sagen, um zu Ihrem gewünschten Ergebnis zu kommen?“

Die *Hauptaufgabe des Therapeuten* ist es dabei, dem Patienten zu helfen, einen kurzen und knappen Satz zu finden. Dieser sollte möglichst einfach sein, damit er für den Patienten einprägsam und jederzeit abrufbar ist.

Gegebenenfalls kann dabei das Bild eines Fußballspieles verwendet werden. Das gewünschte Ergebnis ist in diesem Bild das Tor. Die Selbstinstruktion ist der Satz, den die Zuschauer auf den Rängen dem Spieler zurufen, der gerade auf dem Weg zum Tor ist. Ein solch einfacher Satz kann sein: „Sag, was du denkst!“ „Mach es!“ oder „Nur Mut, du schaffst es!“ Je schwieriger die Situation ist, desto einfacher sollte der Satz sein. Ein anderes hilfreiches Bild ist das eines Kasperletheaters, wo die zuschauenden Kinder dem Kasper zurufen, was er machen muss, um ans Ziel zu kommen (z. B. „Dreh’ dich um!“).

Vertiefung: Interpretationen darauf überprüfen, ob sie relevant und zutreffend sind

Die Begriffe *relevant* und *zutreffend* sind im CBASP folgendermaßen definiert: Eine Interpretation ist *relevant*, wenn sie sich auf die Situation bezieht, sie ist *zutreffend*, wenn sie beschreibt, was in der Situation passiert. „Nie macht mein Freund, was ich will“ ist nicht relevant. Wie sich bereits an dem Wort „nie“ erkennen lässt, bezieht sich diese Interpretation nicht auf die aktuelle Situation. Es handelt sich um eine *Verallgemeinerung*. Eine *zutreffende* Interpretation wäre: „Jetzt gerade macht mein Freund nicht das, was wir verabredet haben“.

Dieses Beispiel zeigt, dass man sich bei der Revision der Interpretation an den Prinzipien einer achtsamen Haltung orientieren kann: Die Aufmerksamkeit sollte beschreibend und nicht bewertend auf den gegenwärtigen Moment gerichtet werden. Dies erleichtert ein flexibles und situativ angepasstes Verhalten. Bei der Vermittlung der Termini „relevant“ und „zutreffend“ hat sich auch folgendes Bild als hilfreich erwiesen: Interpretationen sollen uns dabei helfen, mit beiden Beinen auf dem Boden der Realität zu stehen. Sie sollen uns helfen, zu verstehen, was in der Situation genau passiert. Nur so können wir realistisch einschätzen, welche Möglichkeiten wir in der Situation haben.

Dabei sollte man jedoch nicht sklavisch für jede Interpretation die Kriterien relevant und zutreffend überprüfen. Vielmehr geht es darum, dem Patienten zu helfen, mit seinen Interpretationen möglichst nahe an die Situation heranzukommen. Mit „nahe dran“ ist Folgendes gemeint: Eine irrelevante Interpretation (z. B. „Nie macht mein Freund, was ich will.“) ist maximal distal von der Situation. Die Interpretation „Mein Freund will gar nicht an den Strand fahren“ ist schon proximaler, also näher dran. Immerhin beschäftigt sich diese Interpretation schon eher mit dem, was gerade passiert. Am proximalsten ist natürlich eine relevante und zutreffende Interpretation (z. B. „Mein Freund fährt nicht, wie vereinbart, zum Strand"). Selbst bei relevanten und zutreffenden Interpretationen gibt es noch distalere und proximalere. Das Idealziel wird aber nicht immer erreicht werden.

Vertiefung: Interpretationen in Beziehung zu den Prägungen setzen

Manche Interpretationen beziehen sich weniger auf die aktuelle Situation, sondern vielmehr auf Dinge, die in der Vergangenheit gewesen sind. Hier kann es sinnvoll sein, bei der Revision der Interpretationen einen Bezug zu den Stempeln herzustellen. Eine Patientin dachte beispielsweise immer wieder „Ich werde nicht ernst genommen". Diese Erfahrung hatte sie in der Kindheit immer wieder gemacht (Stempel der Mutter: „Was ich will, ist nicht wichtig"). Vor dem Hintergrund der Wahrnehmungsentkoppelung war es ihr zu Beginn der Behandlung unmöglich, zu erkennen, wenn sich jemand Mühe gab, auf ihre Bedürfnisse einzugehen. Wenn etwas nicht so lief, wie sie es sich wünschte, war ihre Bewertung der Situation immer wieder: „Ich werde nicht ernst genommen". Tatsächlich hatte sie dann auch häufig Misserfolgserlebnisse, weil sie mit dieser Interpretation nicht in der Lage war, einen Kompromiss einzugehen. Im Verlauf der Therapie fragte die Therapeutin sie immer wieder: „Bezieht der Gedanke sich auf die aktuelle Situation oder auf etwas, was früher gewesen ist?". Mit der Zeit lernte sie, die Situation etwas zutreffender zu interpretieren (z. B. „Ich bekomme gerade nicht, was ich will") und ihr Verhalten den Gegebenheiten besser anzupassen.

Schritt 2: Revision des Verhalten

Nachdem die hilfreiche Interpretation gefunden wurde, hat der Patient die Situation „repariert" (McCullough, 2000, S. 157). Jetzt sollte die Situationsanalyse zielstrebig und zügig zum Ende geführt werden. Zum zweiten Schritt der Lösungsphase *(Revision des Verhaltens)* kann man nahezu nahtlos übergehen, indem man fragt:

„Wenn Sie sich das gesagt hätten, wie hätte sich Ihr Verhalten verändert?"

Die *Hauptaufgabe des Therapeuten* in diesem Schritt ist, dem Patienten zu vermitteln, dass eine gute Handlungsinterpretation dabei hilft, sich auch in schwierigen Situationen zielführend zu verhalten. Darüber hinaus sollte der Patient eine klare Vorstellung davon bekommen, welche Verhaltensweisen notwendig sind, um das gewünschte Ergebnis zu erreichen.

Auch hier sollte man es sich nicht zu schwer machen. Der Patient legt ja bereits bei der Formulierung des gewünschten Ergebnisses ein realistisches und erreichbares Verhalten fest. Auf dieses kann man bei der Revision des Verhaltens zurückgreifen. Manchmal kommt es dann vor, dass der Patient dieses Verhalten in diesem Schritt der Lösungsphase noch einmal konkretisiert oder optimiert.

Exkurs: Integration einer Verhaltensinszenierung in die Lösungsphase

In die Revision des Verhaltens kann auch die Durchführung einer kurzen Inszenierung des gewünschten revidierten Verhaltens integriert werden. Dabei kann der Patient sich selber mit seiner Handlungsinterpretation „anfeuern". Zur Instruktion der Verhaltensinszenierung kann beispielsweise folgender Ablauf gewählt werden:

- „Stellen (bzw. setzen) Sie sich noch einmal so hin, wie es in der Situation war!"
- „Wie würden Sie jetzt Ihr gewünschtes Ergebnis umsetzen?" [Gehen Sie in diesem Schritt auf Blickkontakt Körperhaltung und Klang der Stimme ein, ggf. auch auf Gestik und Mimik]
- „Zeigen Sie einmal, wie Sie das machen würden!" [Lassen Sie das Verhalten kurz inszenieren]
- „Wie war das?" [Fragen Sie in diesem Schritt ggf. wieder nach Blickkontakt, Körperhaltung und Klang der Stimme, evtl. auch nach Gestik und Mimik]
- „Wollen Sie noch einen zweiten Durchgang machen oder sollen wir es so lassen?"

Die Idee der Verhaltensinszenierung ist, dass diese kürzer ausfällt als ein Rollenspiel. Für die Verhaltensinszenierung reicht es, wenn der Patient einmal kurz den Satz sagt, den er sich als gewünschtes Ergebnis vorgenommen hat und das dazugehörige nonverbale Verhalten übt.

Schritt 3 und 4: Zusammenfassung und Generalisierung

Die Lösungsphase wird abgeschlossen mit der Zusammenfassung *(Schritt 3)* und der Generalisierung *(Schritt 4)*. Hilfreiche Fragen zur Exploration sind dabei

- „Wenn Sie sich so verhalten hätten, wie Sie es gerade gezeigt haben, hätten Sie dann das gewünschte Ergebnis erreicht?"
- „Was lernen Sie daraus?" und
- „Wo können Sie das Gelernte noch anwenden?"

Bei der *Zusammenfassung* empfiehlt McCullough, dass der Therapeut sich zurückhält und zunächst den Patienten berichten lässt, was aus seiner Sicht „die Moral von der Geschichte" ist. Nur wenn der Patient etwas Wichtiges nicht erwähnt, sollte es ergänzt werden. Bei der *Verallgemeinerung* wiederum übernimmt der Therapeut wieder eine stärker strukturierende Rolle, um möglichst konkrete Beispiele genannt zu bekommen, in denen der Patient das Gelernte noch anwenden kann.

Beispiel: Frau M. (Forts.) – Generalisierung auf andere konkrete Situationen

Frau M. aus dem vorangegangenen Beispiel hat im Rahmen der Lösungsphase an dem *gewünschten Ergebnis* „Ich möchte mich meinem Vater gegenüber freundlich abgrenzen" gearbeitet, indem sie geübt hat, ihm zu sagen: „Lass mich noch mal in Ruhe überlegen, ob ich das wirklich mache. Ich möchte jetzt erst mal über was anderes reden." Dabei hat ihr geholfen, dass sie bei der *Revision der Interpretation* „Er lügt, um mich unter Druck zu setzen" erkannt hat, dass dies ein altes Gefühl ist, welches sie aus vielen Kontakten mit ihrem Vater kennt. Gleichzeitig hat sie gemerkt, dass es nicht hilfreich ist, sich zu sehr von diesem Gedanken leiten zu lassen. Vielmehr hat sie sich folgende Handlungsinterpretation gesetzt: „Bleib im Hier und Jetzt und sage was du willst."

Nachdem Frau M. mit ihrer Therapeutin das revidierte Verhalten in einer kurzen Inszenierung mit zwei Durchgängen geübt hat, ist sie sichtlich selbstbewusster. Auf die Frage nach dem, was sie aus der Situationsanalyse als *Zusammenfassung* mitnimmt, antwortet sie: „Ich sollte im Hier und Jetzt bleiben und sagen, was ich will, statt mich von meinen früheren Verletzungen davon tragen zu lassen." Als Nächstes fragt ihre Therapeutin sie, in welchen anderen Situationen sie das gelernte noch anwenden kann *(Generalisierung)*. Darauf antwortet sie zunächst: „Das sollte ich wirklich öfter machen, da haben Sie recht."

Im weiteren Gespräch findet sie dann zusammen mit ihrer Therapeutin eine konkrete Situation, in der sie das noch hätte machen können: „Mit meiner Schwester. Da habe ich immer das Gefühl, sie macht eh, was sie will und es bringt nichts, wenn ich was sage. Aber vielleicht sollte ich ihr einfach klar sagen, wenn ich nicht möchte, dass etwas weitererzählt wird. Und sie freundlich bitten, diesen Wunsch zu respektieren." Gemeinsam mit ihrer Therapeutin überlegt Frau M. dann noch, was sie konkret sagen kann, um das zu erreichen: „Bitte erzähle das nicht weiter, was ich dir gerade gesagt habe. Das ist mir wirklich wichtig."

Fallbeispiel: Herr Müller (Fortsetzung von Seite 42)

Erhebungsphase

Schritt 1: Situationsbeschreibung:

Th.: Berichten Sie mir, was in der Situation passiert ist. Berichten Sie dabei nur Dinge, die man auch von außen sehen kann. Berichten Sie auch, wie die Situation ausgegangen ist.

Pat.: Ich habe mich mit meiner Frau über das kommende Woche unterhalten. Sie fragte mich, was wir am Wochenende essen wollen. Ich antwortete: „Ich weiß auch nicht ...". Sie fragte noch zweimal, dann stand sie wütend auf und verließ das Zimmer. Ich stand da und habe nichts mehr gesagt.

Schritt 2: Interpretation der Situation

Th.: Was hat die Situation für Sie bedeutet?

Pat.: Ich mache immer alles falsch.

Th.: Welche Gedanken und Gefühle haben Ihr Verhalten in der Situation beeinflusst?

Pat.: Egal was ich mache, ich werde Ärger bekommen.

Schritt 3: Verhalten in der Situation

Th.: Wenn wir Ihr Verhalten betrachten, was war besonders wichtig? Wie war Ihre Körperhaltung? Ihre Stimme? Ihre Gestik? Ihre Mimik? Hielten Sie Blickkontakt?

Pat.: Meine Körperhaltung war eher zusammengesunken und meine Schultern waren nach vorne gebeugt, meine Stimme war eher leise und zögerlich, ich zeigte wenig Gestik und meine Mundwinkel waren heruntergezogen (Mimik). Ich hielt nur kurz Blickkontakt und habe dann wieder weggeschaut.

Schritt 4: Tatsächliches Ergebnis

Th.: Was war das Ergebnis der Situation? Was ist das letzte, was in der Situation passiert ist? Was ist passiert, bevor der Vorhang fiel?
Pat.: Ich antwortete gar nicht mehr.

Schritt 5: Erwünschtes Ergebnis

Th.: Wie hätten Sie die Situation gerne beendet?
Pat.: Ich möchte ihr sagen: „Lass uns doch auf dem Markt gehen und schauen, was uns anspricht."

Schritt 6: Vergleich gewünschtes und tatsächliches Ergebnis

Th.: Haben Sie das gemacht (Verweis auf tatsächliches Ergebnis), was Sie sich jetzt vorgenommen haben (gewünschtes Ergebnis)?
Pat.: Nein.
Th.: Wie kommt es, dass Sie es (nicht) getan haben?
Pat.: Ich habe befürchtet, dass sie den Vorschlag ablehnen würde.

Lösungsphase

Schritt 1: Revision der Interpretation

Th.: Hilft Ihnen die Interpretation, Ihr erwünschtes Ergebnis zu erreichen?
Pat.: Nein.
Th.: Ist Ihre Interpretation auf das bezogen, was in der Situation tatsächlich passiert? Oder bezieht die Interpretation sich auf was anderes, evtl. allgemeineres?
Pat.: Es ist eher eine Verallgemeinerung. Früher war das so, dass ich immer für alles kritisiert und bestraft wurde. Mit meiner Frau ist das nicht immer so.
Th.: Was könnten Sie zu sich sagen, um Ihr erwünschtes Ergebnis zu erreichen? [Selbstinstruktion]
Pat.: Nur Mut, sag was du denkst!

Schritt 2: Revision des Verhaltens

Th.: Wenn Sie sich Ihre Selbstinstruktion gesagt hätten, was hätten Sie getan?
Pat.: Ich würde mich aufrichten, sie anschauen und ihr mit deutlicher Stimme sagen: „Lass uns doch gemeinsam auf den Markt gehen und schauen, was uns anspricht!"
Th.: Wenn Sie das getan hätten, hätten Sie Ihr erwünschtes Ergebnis erreicht?
Pat.: Ja.

Schritt 3: Zusammenfassung

Th.: Was lernen Sie aus der Situation?
Pat.: Ich muss mich nicht immer verhalten wie früher, ich kann sagen, was ich denke.

Schritt 4: Generalisierung

Th.: Wo können Sie das noch anwenden?
Pat.: Bei der Arbeit: ich lade mir immer alles auf, was andere von mir fordern und breche dann zusammen. Vielleicht könnte ich einfach einmal sagen: Das schaffe ich erst bis dann und dann.

2.4.3 Anleitung des Patienten

Zu Beginn der Therapie leitet der Therapeut den Patienten bei der Durchführung der Situationsanalyse Schritt für Schritt an. Gerade die erste Situationsanalyse hat dabei auch psychoedukativen Charakter (vgl. auch Material „Psychoedukation" auf Seite 127 und Online-Materialien).

Im weiteren Verlauf soll der Patient jedoch mehr und mehr Verantwortung bei der Durchführung der Situationsanalyse übernehmen, unter anderem auch dadurch, dass der Therapeut den Patienten bittet, das Aufschreiben der Situationsanalyse an der Flipchart in der Stunde zu übernehmen. Das Ziel ist, dass der Patient gegen Ende der Behandlung Situationsanalysen auch selbstständig, das heißt ohne Hilfe des Therapeuten, durchführt. Zu diesem Zweck kann es im Verlauf der Therapie hilfreich sein, den Patienten zu fragen:

„Sie wissen ja, mein Ziel ist es, dass Sie irgendwann selbstständig Situationsanalysen durchführen können. Deswegen frage ich Sie jetzt: Womit beginnen wir die Situationsanalyse noch mal?"

Nach der Situationsbeschreibung (und dann auch vor jedem weiteren Schritt) fragt der Therapeut den Patienten in dieser fortgeschritteneren Therapiephase:

„Und was ist jetzt der nächste Schritt?"

Dabei ist es wichtig, die Sitzung durch diese Fragen nicht in eine Prüfungssituation zu verwandeln. Vielmehr haben die Fragen das Ziel, den Patienten zum

Denken anzuregen. Wenn er nicht selbstständig weiterkommt, sollte ihm sanft geholfen werden. Das ist besonders bei Patienten wichtig, deren Übertragungshypothese im Bereich des „Fehlermachens" liegt.

Für dieses Vorgehen spricht auch der folgende wissenschaftliche Befund: Chronisch depressive Menschen, die gute Fertigkeiten in der Anwendung der Situationsanalyse erwerben, zeigen eine bessere Prognose (Manber et al., 2003). McCullough bezeichnet das CBASP daher auch als ein *Lernerwerbsmodell* der Psychotherapie (acquisition learning model of psychotherapy) (McCullough et al., 2010; Hom et al., 2017). In mehreren Fallbeispielen zeigte er, dass die im Rahmen der Therapie erlernten Fertigkeiten in Zusammenhang mit dem Therapieerfolg standen.

2.4.4 Bezug zum Alltag der Patienten

Viele angehende CBASP-Therapeuten fragen sich, ob ihre Patienten es wirklich schaffen können, das in der Situationsanalyse Gelernte im Alltag umzusetzen. Auch die Patienten zweifeln zum Beginn der Behandlung oft daran. Sie befürchten, dass sich in ihrem Alltag nichts ändern wird, egal was sie tun (beispielsweise, weil sie der festen Überzeugung sind, dass ihr Partner sich nie ändern und sie immer verletzen wird). Dennoch ist es im CBASP nicht üblich, den Patienten als Hausaufgabe aufzugeben, das neue Verhalten aus der Situationsanalyse gleich in der kommenden Woche umzusetzen. Die wichtigste Hausaufgabe ist vielmehr, dass die Patienten kontinuierlich neue Situationsanalysen anfertigen. Diese sollen sie in die Sitzung mitbringen. Denn im Mittelpunkt der Behandlung steht, wie gesagt, die Überwindung der Wahrnehmungsentkoppelung.

Die Patienten erkennen durch die wiederholte Anwendung der Situationsanalyse im Verlauf der Behandlung, dass sie einen Einfluss auf den Ausgang von interpersonellen Situationen in ihrem Alltag haben und dass es wichtig ist, sich gewünschte Ergebnisse zu setzen, zu deren Erreichung sie durch ihr eigenes Verhalten beitragen können. Ferner lernen sie auch, gedanklich Abstand von Interpretationen zu nehmen, die der Erreichung ihres gewünschten Ergebnisses im Wege stehen. Zudem erlernen sie Verhaltensfertigkeiten, die ihnen bei der Erreichung des gewünschten Ergebnisses helfen. Im CBASP wird dem Patienten oft die Entscheidung dafür überlassen, wann er dieses Verhalten im Alltag umsetzt.

Erfahrungsgemäß gelingt es den meisten Patienten im Laufe der Zeit, dieses Verhalten in ihren Alltag zu integrieren: Manchen gelingt dies früher, manchen später. Einige haben es dabei leichter, andere schwerer. Einige müssen beispielsweise noch die Feinjustierung des neuen Verhaltens lernen. Das wird häufig deutlich, wenn man sich mit dem Patienten im Verlauf der Behandlung wiederholt Situationsanalysen aus ein und demselben Lebensbereich anschaut (z. B. Partnerschaft). Dabei fällt auf, dass einigen Patienten es auf Anhieb gelingt, den richtigen Ton bei der Umsetzung des gewünschten Ergebnisses zu treffen. Andere brauchen ein wenig länger, um das zu üben.

Beispielsweise kommt es immer wieder vor, dass Menschen, die ihr Leben lang vermieden haben, Bedürfnisse zu äußern, am Beginn eines Veränderungsprozesses „über das Ziel hinausschießen" und besonders rigide die Erfüllung ihrer Bedürfnisse einfordern. Sie müssen erst durch wiederholte Situationsanalysen lernen, ihre Bedürfnisse angemessen zu äußern. Beispielsweise indem sie bei der Revision der Interpretationen erkennen, dass eine Nichterfüllung ihrer Wünsche („Ich habe nicht bekommen, was ich wollte.") nicht gleichbedeutend ist mit einer Missachtung ihrer Wünsche („Andere interessiert es nicht, was ich will.").

Eine weitere Hürde im Veränderungsprozess kann sein, dass es für Angehörige zunächst auch ungewohnt ist, wenn Patienten ihr Verhalten ändern.

Beispiel: Bedürfnisse äußern im Bereich der Partnerschaft

Für einen Partner kann es zunächst ungewohnt sein, wenn jemand, der bislang kaum gesagt hat, was er möchte, plötzlich damit beginnt, dies zu tun. Möglicherweise braucht es ein bisschen Zeit, bis beide Partner miteinander ausgehandelt haben, welche Bedürfnisse in der Partnerschaft realistischerweise erfüllt werden können (und welche auch bei gutem Willen nicht erfüllt werden). Meist ist der Partner aber auch dankbar, dass das Rätselraten um die Bedürfnisse des anderen ein Ende hat und diese offen ausgesprochen werden.

In Bezug auf die Umsetzung der Erkenntnisse, die durch die Situationsanalysen gewonnen wurden, in den Alltag, wird häufig einer der folgenden Verläufe beobachtet:

1. Unkomplizierte und schnelle Integration des Gelernten in den Alltag.
2. Unkomplizierte, jedoch verzögerte Integration des Gelernten in den Alltag.
3. Feinjustierung des Gelernten bei der Integration in den Alltag.

4. Überwindbare Anpassungsschwierigkeiten des Umfelds im Alltag.

Nur in den seltensten Fällen tritt die anfängliche Befürchtung des Patienten ein, dass wichtige Bezugspersonen in ihrem Alltag (der Partner bzw. ein Elternteil, die Führungskraft oder auch ein langjähriger Freund) sich tatsächlich nicht ändern und die Interaktionssituationen mit diesen Personen trotz der besten Bemühungen des Patienten immer wieder enttäuschend oder gar verletzend verlaufen. In einem solchen Fall empfiehlt es sich, gemeinsam mit dem Patienten zu überlegen, ob der Kontakt zu dieser Person nicht reduziert oder ganz aufgegeben werden sollte.

2.4.5 Modifikationen

2.4.5.1 Zukunftsanalysen

Das Format der Situationsanalyse kann auch für die Vorbereitung auf schwierige Situationen in der Zukunft verwendet werden. Es gibt mehrere Versionen der Zukunftsanalyse (vgl. McCullough, 2000; McCullough & McCullough, 2008). Wir empfehlen (analog zu McCullough & McCullough, 2008) der Einfachheit halber ein dreischrittiges Vorgehen. Dabei zäumt man das Pferd sozusagen von hinten auf (vgl. auch Arbeitsmaterial 15: „Zukunftsanalyse" auf Seite 151 und Online-Materialien).

Im *ersten Schritt* sollte man mit dem gewünschten Ergebnis beginnen:

„Was ist in dieser für Sie wichtigen Situation das gewünschte Ergebnis?"

Dabei gelten dieselben „Regeln" wie bei der oben beschriebenen Erhebung von gewünschten Ergebnissen in der herkömmlichen Situationsanalyse: Die gewünschten Ergebnisse müssen *realistisch* (im Einflussbereich des Patienten liegen) und nach allgemeiner Erfahrung des Patienten *erreichbar* sein. Häufig erleben die Patienten diese Klärung des gewünschten Ergebnisses schon als sehr hilfreich.

Im *zweiten Schritt* beschreibt der Patient noch einmal genau das Verhalten, was er braucht, um sein gewünschtes Ergebnis zu erreichen. Im Sinne der Erhebung einer Situationsbeschreibung wird dabei auch kurz erhoben, welche Hindernisse es auf dem Weg zum gewünschten Ergebnis geben könnte:

„Was erwarten Sie, was in dieser Situation passieren wird?"

Der Patient überlegt sich dann zusammen mit dem Therapeuten, was er angesichts der Hindernisse tun könnte, um zu seinem gewünschten Ergebnis zu kommen.

Im *dritten Schritt* sucht der Patient zusammen mit dem Therapeuten eine Handlungsinterpretation, die ihm hilft, auch bei Auftreten eines Hindernisses das Ziel zu erreichen. Dabei gelten die oben beschriebenen „Regeln" der Festlegung von Handlungsinterpretationen. Insbesondere sollte die Handlungsinterpretation kurz und knapp sein. Im Sinne des Bildes von den Zuschauerrufen beim Fußballspiel kann man zur Bearbeitung der einzelnen erwarteten Hindernisse fragen:

- „Was sollen die Zuschauer Ihnen zurufen, wenn Sie sich gegen den ersten Abwehrspieler durchsetzen müssen?"
- „Und was sollen sie dann rufen, wenn der nächste Abwehrspieler kommt?"

Abschließend empfiehlt es sich, ein Rollenspiel zu machen.

2.4.5.2 Einbeziehung des Kiesler Kreises

Bei der Situationsanalyse kann es in bestimmten Situationen hilfreich sein, den *Kiesler Kreis* mit einzubeziehen. Das setzt voraus, dass dieser bereits eingeführt wurde, zum Beispiel bei der Vermittlung des Störungsmodells. Der Kiesler Kreis muss aber keinesfalls bei jeder Situationsanalyse eingesetzt werden. Vielmehr sollte man einen guten Grund haben, den Kiesler Kreis einzusetzen, weil auf diese Weise die Situationsanalyse auch umständlich und langandauernd werden kann. James McCullough rät sogar dringend davon ab, den Kiesler Kreis mit Patienten zu verwenden, weil auf diese Weise die Situationsanalyse unnötig kompliziert wird.

Eine Möglichkeit ist, den Patienten bereits bei der *Erhebung des Verhaltens* (Schritt 3 der Erhebungsphase) zu fragen, wo im Kiesler Kreis er sein Verhalten in der Situation verortet:

- „Waren Sie eher offen (= dominant) oder verschlossen (= submissiv)?"
- „War Ihr Verhalten eher darauf ausgerichtet, Nähe herzustellen (= freundlich) oder andere auf Distanz zu halten (= feindselig)?"

Häufig stellt sich dabei heraus, dass das Verhalten in der Situation zunächst im erwünschten Oktanten (z. B. offen – Nähe) war, der Patient sich dann angesichts einer fast unlösbar scheinenden Situation zurückzog und infolgedessen eher verschlossen-distanziert reagierte.

Eine Möglichkeit ist dabei, mit der Bestimmung der Position im Kiesler Kreis zu beginnen und den Patienten dann zu fragen:

- „Woran kann man erkennen, dass Sie verschlossen-distanziert waren?"
- „An welchem Verhalten wäre das einem Beobachter aufgefallen?"

Diese Einbeziehung des Kiesler Kreises stellt eine Modifikation des ursprünglich von McCullough (2000) beschriebenen Vorgehens dar. Dies ist nur eines von vielen Beispielen, die zeigen, dass CBASP kein starres Konzept ist, sondern ständig weiterentwickelt wird (McCullough, 2013). Bei den Materialien haben wir uns dazu entschieden, sowohl eine Version der Situationsanalyse mit Kiesler Kreis (vgl. Arbeitsmaterial 14: „Situationsanalyse mit Kiesler Kreis" auf Seite 138 und Online-Materialien) als auch eine Version der Situationsanalyse ohne Kiesler Kreis (vgl. Arbeitsmaterial 12: „Situationsanalyse" auf Seite 143 und Online-Materialien) anzubieten. Auf diese Weise soll deutlich werden, dass der Kiesler Kreis nicht zur ursprünglichen Version des Situationsanalyse-Formulars gehört.

In den Materialien findet sich darüber hinaus ein weiteres Arbeitsblatt, auf dem nur der Kiesler Kreis abgebildet ist. Dieses Arbeitsblatt kann bei der Vermittlung des Krankheitsmodells und bei der Arbeit mit Situationsanalysen verwendet werden (vgl. Arbeitsmaterial 8: „Kiesler Kreis" auf Seite 138 und Online-Materialien). Viele Patienten schätzen dieses Arbeitsblatt besonders, weil es für sie auf einfache Art und Weise ihr Verhaltensziel veranschaulicht. So kommt es beispielsweise vor, dass Patienten sich in Krisen nach einem Blick auf den Kiesler Kreis wieder daran erinnern, dass sie doch weiter oben (offener/dominanter) im Kiesler Kreis sein wollten.

2.4.5.3 Kurzversion der Situationsanalyse

Es liegt auch eine *Kurzversion der Situationsanalyse* vor (Klein et al., 2018). Diese kann zum Beispiel in der Gruppentherapie eingesetzt werden, wenn die Patienten aufgrund von Konzentrationsproblemen nicht in der Lage sind, sich für die Dauer einer regulären Situationsanalyse auf die Situation eines anderen Patienten einzustellen (vgl. Kapitel 3.2.1).

In dieser Kurzversion sind folgende Schritte vorgesehen:

1. Situationsbeschreibung,
2. Gewünschtes Ergebnis,
3. Handlungsinterpretation,
4. Verhaltensänderung:

a) „Wie war Ihr Verhalten in der oben beschriebenen Situation?" [Fokus v. a. auf nonverbales Verhalten wie Körperhaltung, Blickkontakt, Klang der Stimme, etc.]
b) „Welches Verhalten wäre hilfreich, um Ihr gewünschtes Ergebnis zu erreichen?" [Erneuter Fokus auf nonverbales Verhalten]

2.4.5.4 Adaptierte Version der Florida State University

Thomas Joiner von der Florida State University beschäftigt sich seit vielen Jahren intensiv mit dem CBASP-Konzept. Besonders interessiert er sich für die Situationsanalyse, für die er leichte Veränderungen vorgeschlagen hat (Driscoll et al., 2004). Die Erhebung von *gewünschtem* und *tatsächlichem Ergebnis* erfolgt in dieser Version in veränderter Reihenfolge. Es wird also zuerst gefragt, was das gewünschte Ergebnis wäre und dann was das tatsächliche Ergebnis war. Diese Änderung der Reihenfolge ist beispielsweise von Vorteil, wenn sich herausstellt, dass die mögliche Verhaltensänderung gar nicht am Ende der erhobenen Situationsbeschreibung, sondern zu einem früheren Zeitpunkt in der beschriebenen Situation hilfreich gewesen wäre.

2.4.5.5 Situationsanalyse als isolierte Technik

Bislang haben wir das CBASP-Konzept als ein zusammengehörendes Konzept vorgestellt, bei dem alle genannten Techniken kombiniert zum Einsatz kommen. Die Situationsanalyse ist die Technik der CBASP-Behandlung, die am ehesten auch unabhängig von den anderen Techniken des CBASP eingesetzt werden kann. Eine Übertragungshypothese ist für die Bearbeitung von Situationsanalysen zwar hilfreich, aber nicht unerlässlich. Die Techniken der persönlichen Gestaltung der therapeutischen Beziehung hingegen (DPI-Techniken: „Interpersonelle Diskrimination" und „Kontingent persönliche Reaktion") sollten nicht ohne die vorherige Ableitung einer Übertragungshypothese aus der Liste prägender Bezugspersonen zum Einsatz kommen. Die Situationsanalyse kann also als isolierte Technik bei verschiedenen psychischen Störungen zum Einsatz kommen, da fast alle psychischen Störungen auch mit interpersonellen Konflikten einhergehen.

McCullough empfiehlt dringend, das CBASP-Konzept immer als ein Gesamtkonzept zu sehen. Bislang gibt es einen Wirksamkeitsnachweis auch nur für den gemeinsamen Einsatz von DPI-Techniken und Situationsanalyse.

2.5 Veränderungsstrategien: Therapeutische Beziehung

Der *persönlichen Gestaltung der therapeutischen Beziehung* (disciplined personal involvement - DPI, McCullough, 2006b; McCullough, 2012) dienen zwei Techniken: die *Interpersonelle Diskriminationsübung* (IDÜ) und die *Kontingent persönliche Reaktion* des Therapeuten (contingent personal responsivity, CPR). Die Grundlage der persönlichen Gestaltung der therapeutischen Beziehung ist - wie im vorangegangenen Kapitel beschrieben - die Kenntnis der Beziehungserwartung des Patienten, die in der Übertragungshypothese zusammengefasst wird (vgl. Arbeitsmaterial 10: „Kontingent persönliche Reaktion" im Anhang auf Seite 141 und Arbeitsmaterial 11: „Interpersonelle Diskriminationsübung" im Anhang auf Seite 142 sowie Online-Materialien). Eine ausführliche Beschreibung der Strategien der persönlichen Gestaltung der therapeutischen Beziehung mit zahlreichen Fallbeispielen findet sich auch in einem lesenswerten Buch, dass McCullough zu diesem Thema geschrieben hat (McCullough, 2006b; deutsche Übersetzung: McCullough, 2012).

IDÜ und CPR: Zusammen oder getrennt einsetzen?

Die beiden DPI-Techniken *Kontingent persönliche Reaktion* und *Interpersonelle Diskriminationsübung* werden häufig gemeinsam eingesetzt. Dabei hat die *Kontingent persönliche Reaktion* zum Ziel, dem Patienten deutlich zu machen, welche emotionalen Konsequenzen sein Verhalten für den Therapeuten hat. Diese Konsequenzen können positive und negative sein. Besonders die Eröffnung problematischer Konsequenzen weckt häufig Ängste bei den Patienten. Immerhin haben sie die Erfahrung gemacht, dass die Eröffnung negativer Konsequenzen mit Streit und Abwertung verbunden war (z. B. „Du bist sowieso eine Niete, *nichts* machst du richtig ...").

Eine *Interpersonelle Diskriminationsübung* kann dem Patienten in diesem Fall die Augen dafür öffnen, dass er *jetzt* in der Beziehung mit dem Therapeuten nicht wieder verletzt wird. Zu diesem Zweck wird die Aufmerksamkeit des Patienten darauf gerichtet, wie der Therapeut in dieser Situation reagiert hat und wie sich diese Reaktion von der von prägenden Bezugspersonen unterscheidet. Der Therapeut hat den Patienten nämlich nicht global abgewertet, so wie er es in Kindheit und Jugend möglicherweise häufig erfahren hat. Vielmehr hat er im Sinne der *Kontingent persönlichen Reaktion* ein bestimmtes Verhalten (z. B. „Sie sagen immer, dass Sie das alles nicht schaffen.") mit einer emotionalen Konsequenz verknüpft (z. B. „So habe ich das Gefühl, dass ich die ganze Last tragen muss.") und Auswege aufgezeigt (z. B. „Lassen Sie uns im Rahmen der nächsten Situationsanalyse darauf achten, dass Sie sich ein realistisches Ziel setzen."). Dieses Verhalten unterscheidet sich grundlegend von einer globalen Abwertung.

Es kann also sinnvoll sein, den Einsatz der *Kontingent persönlichen Reaktion* unmittelbar mit dem Einsatz der *Interpersonellen Diskriminationsübung* zu verknüpfen. Beide Techniken können aber auch isoliert und unabhängig voneinander zum Einsatz kommen.

2.5.1 Kontingent persönliche Reaktion

Die *Kontingent persönliche Reaktion* kommt zum Einsatz, wenn der Patient im Laufe der Behandlung Verhaltensweisen zeigt, die den Therapiefortschritt behindern oder befördern. Auf den Einsatz dieser Technik sollte der Patient bereits in der Psychoedukation hingewiesen werden. Ziel dieser Technik ist es, dem Patienten die Konsequenzen seines Verhaltens offen zu legen und adaptivere Verhaltensweisen zu lernen (vgl. Arbeitsmaterial 10: „Kontingent persönliche Reaktion" im Anhang auf Seite 141 und Online-Materialien). Vor dem Hintergrund der Wahrnehmungsentkoppelung fällt es dem Patienten nämlich sehr schwer, diese Konsequenzen zu erkennen. Konflikte bewerten chronisch depressive Patienten häufig so: „Kein Wunder, dass es hier schiefläuft, bei mir geht sowieso alles schief." Die Tatsache, dass ein bestimmtes Verhalten des Patienten zu einer schwierigen Situation in der therapeutischen Beziehung geführt hat, übersieht der Patient. Und damit übersieht er auch die Macht, die sein Verhalten auf andere hat und sein Potenzial, dieses Verhalten zu ändern.

Eine wichtige *Voraussetzung* für den Einsatz dieser Technik ist, dass der Therapeut sich erlaubt, in der Therapie er selber zu sein und persönliche Reaktionen preiszugeben. Selbstverständlich werden diese persönlichen Reaktionen auf eine disziplinierte, das heißt vorsichtige Art und Weise vermittelt (deswegen auch der englische Begriff *disciplined* personal involvement). Diese Balance aus Offenheit und Vorsicht gut hinzubekommen ist eines der häufigsten Themen in der Supervision von Therapeuten, die sich mit dem CBASP-Konzept beschäftigen. Auch erfahrene CBASP-Therapeuten brauchen hier supervisorische Unterstützung.

Die Kontingent persönliche Reaktion ist damit eine Form der *Selbstöffnung*, also einer Aussage des Therapeuten, die etwas Persönliches offenbart. Das Besondere an dieser Form der Selbstöffnung ist, dass sie immer im Zusammenhang mit dem Ziel der Behandlung steht. Es geht also nicht darum, „mal etwas von sich zu erzählen", sondern ausgehend von der Übertragungshypothese die Selbstöffnung sehr gezielt einzusetzen, um maladaptive zwischenmenschliche Verhaltensweisen zu ändern und die Wahrnehmungsentkoppelung zu überwinden (McCullough, 2006b; McCullough, 2012, S. 8).

Merke

Die *Kontingent persönliche Reaktion* ist niemals ein Freibrief, Gefühle „rauszulassen", um sich besser zu fühlen. Deswegen wird die *persönliche Gestaltung der therapeutischen Beziehung* von McCullough auch als „diszipliniert" bezeichnet.

Kontingent persönliche Reaktionen können *positive* und *negative* sein. Negative persönliche Reaktionen gibt der Therapeut preis, wenn sie im Zusammenhang mit Verhaltensweisen des Patienten auftreten, die den Therapiefortschritt behindern (therapieschädigendes Verhalten). Als Beispiele für *Verhalten, das den Therapiefortschritt behindert* nennt McCullough das Zuspätkommen, Termine vergessen, das Vermeiden schwieriger Themen oder abwertende Äußerungen über den Therapeuten wie „Ich bin Ihnen doch egal" und „Sie halten mich bestimmt für verrückt" (McCullough, 2006b; McCullough, 2012, S. 156ff.). Im Sinne des Kiesler Kreises können diese Verhaltensweisen auch als *feindselige bzw. feindselig-submissive Verhaltensweisen* aufgefasst werden. Diese Verhaltensweisen sind ein häufiger Grund für den Einsatz *Kontingent persönlicher Reaktionen*. Ein weiterer Grund kann sein, wenn der Patient davon berichtet, dass er sich das Leben nehmen will *(Suizidalität)*. Auch in diesem Fall kann es hilfreich, manchmal sogar lebensrettend sein, wenn der Therapeut seine darauf kontingent erfolgende negative Reaktion (z. B. „Ich mache mir Sorgen um Sie" oder „Es wäre ärgerlich, wenn Sie jetzt hinschmeißen, nach allem was wir zusammen geschafft haben") vorsichtig, aber unmissverständlich zum Ausdruck bringt (vgl. auch Kapitel 4.3.5).

Positive persönliche Reaktionen werden im Rahmen der Therapie preisgegeben, wenn der Patient ein Verhalten zeigt, das den Therapiefortschritt befördert. Als Beispiele für *Verhalten, das den Therapiefortschritt fördert*, nennen Brakemeier, Guhn und Normann (2021) durch den Patienten erreichten Lerngewinn (z. B. „Ich freue mich, dass Sie es zum ersten Mal geschafft haben, nein zu sagen."), erreichte Offenheit (z. B. „Ich merke, wie es mich gerade berührt, was Sie erzählen.") und erreichte Nähe (z. B. „Durch Ihre Tränen spüre ich erstmals wirkliche Nähe zu Ihnen.").

Kontingent persönliche Reaktionen zu zeigen bedeutet, wie gesagt, die oben genannten Gefühle (Sorge, Ärger, Freude, Nähe, etc.) vorsichtig, aber unmissverständlich auszudrücken. Dazu wird im CBASP ein systematisches Vorgehen vorgeschlagen, welches im Folgenden vorgestellt werden soll. Bei dem Vorgehen ist es hilfreich, sich vor Augen zu führen, dass der Patient in gewissem Sinne *„Lesen lernen"* muss. Der Patient muss lernen, aus dem Verhalten seines Therapeuten zu lesen, welche Reaktion das eigene Verhalten (also das des Patienten) gerade hervorgerufen hat.

Vor dem Einsatz der Kontingent persönlichen Reaktion muss der Therapeut die Indikation für den Einsatz stellen. Gleichzeitig muss er sich bewusst werden, welches Gefühl der Patient gerade bei ihm ausgelöst hat. Das klingt einfach, erfordert aber tatsächlich Übung. Und manchmal braucht es auch die Sicherheit einer Supervisionssitzung, sich dieser Gefühle bewusst zu werden und ihnen einen Namen zu geben. In diesen Situationen versucht McCullough seinen Supervisanden zu vermitteln, dass die in der Therapie auftretenden Gefühle, auch die negativen, völlig normal und sogar therapeutisch sinnvoll sind. Ärger beim Therapeuten sei häufig ein Warnsignal, dass der Patient gerade nicht merkt, welche Auswirkungen er auf andere Menschen hat. In dieser Situation sei es wichtig, nicht feindselig zu reagieren, sich aber auch nicht zurückzuziehen. Vielmehr sollte der Therapeut zielorientiert vorgehen, damit der Patient erkennt: „Wenn ich so mit meinem Therapeuten umgehe, dann hat das bestimmte Konsequenzen für ihn" (McCullough, 2000, S. 179–183).

Dabei sollte sich der Therapeut immer überlegen, ob der Einsatz der *Kontingent persönlichen Reaktion* jetzt notwendig ist, um das Ziel der Therapie zu erreichen. Bei dieser Entscheidung sollte immer die Übertragungshypothese berücksichtigt werden (vgl. das Fallbeispiel von Frau F. auf Seite 61). Das folgende Beispiel soll beleuchten, wie die Übertragungshypothese hilft, über den Einsatz der Kontingent persönlichen

Reaktion zu entscheiden. Im CBASP wird nicht davon ausgegangen, dass der Therapeut *immer* kontingent persönlich reagieren muss, wenn der Patient sich therapieschädigend verhält. Diese Strategie ist also dosiert einzusetzen, für den Fortschritt einer schwierigen Therapie aber unumgänglich.

Fallbeispiel: Frau F. – Indikation für den Einsatz einer Kontingent persönlichen Reaktion

Frau F., eine chronisch depressive Patientin mit frühem Beginn (Übertragungshypothese: „Wenn ich meinem Therapeuten sage, was ich will, wird er einfach darüber hinweggehen oder, schlimmer noch, mich runterputzen.") bearbeitete mit ihrem Therapeuten erfolgreich eine Situationsanalyse. Nach dem Ende der Situationsanalyse wechselte der Therapeut das Thema und Frau F., die ausgeprägte dependente und ängstlich-vermeidende Persönlichkeitszüge hatte, wagte es zum ersten Mal, ihren Therapeuten zu unterbrechen. Sie fragte ihn: „Darf ich die Flipchart mitnehmen?". Der Therapeut hätte einfach kurz sagen können, „Ja, gerne. Nehmen Sie es am Ende der Stunde mit." Dabei wäre aber möglicherweise verloren gegangen, dass ein wichtiger Wendepunkt in der Therapie erreicht war. Frau F. hing sonst immer an den Lippen des Therapeuten, um nur nichts falsch zu machen. Zum ersten Mal hatte sie es in der Therapie gewagt, ein *eigenes Bedürfnis* einzubringen, ohne dass sie ausdrücklich dazu aufgefordert werden musste. Damit war der Übertragungsbrennpunkt „Bedürfnisse äußern" erreicht, und der Therapeut eröffnete ihr mithilfe der Kontingent persönlichen Reaktion vorsichtig, aber unmissverständlich, dass er sich sehr darüber freut, dass es der Patientin gelungen ist, so klar und deutlich zu sagen, was sie will.

Hinsichtlich des *Vorgehens* bei der Kontingent Persönlichen Reaktion kann folgender Systematik gefolgt werden, es sind jedoch auch andere Wege des Vorgehens denkbar. Das Entscheidende ist, dass der Patient erkennt, dass ein konkretes Verhalten von ihm zu einer konkreten emotionalen Reaktion bei seinem Therapeuten geführt hat und er auf diese Art und Weise die Chance bekommt, dieses Verhalten so zu verändern, dass es besser zu seinen Therapiezielen passt.

Schritt 1: Verhalten benennen

Wenn man sich für den Einsatz der Kontingent Persönlichen Reaktion entscheidet, sollte man zunächst das Tempo der Sitzung verlangsamen und das *Verhalten des Patienten klar benennen* (Schritt 1). Diesem Zweck dient beispielsweise die Zusammenfassung des Gesagten:

„Habe ich Sie richtig verstanden, dass ...?"

Bevor man zum nächsten Schritt der Selbstöffnung weitergeht, sollte Einigkeit darüber herrschen, um welches Verhalten es dem Therapeuten gerade geht. Denn manchmal streitet der Patient das Verhalten bereits in diesem Schritt ab. Dieses Abstreiten ist leicht nachvollziehbar, wenn man bedenkt, wie schwer es ist, den interpersonellen Folgen des eigenen Verhaltens ins Gesicht zu sehen.

Fallbeispiel: Herr U. – Das Verhalten benennen

Herr U. (*Übertragungshypothese:* „Wenn ich sage, was ich wirklich brauche, wird mein Therapeut darüber hinweggehen und sagen, ich übertreibe nur.") berichtete in einer Therapiestunde beiläufig, dass das Leben keinen Sinn mehr habe und er nicht sicher sei, ob er in der nächsten Woche zur Therapie komme. Sein Therapeut reagierte darauf mit Sorge und auch mit Ärger, weil zu Beginn der Therapie vereinbart wurde, dass der Patient sich bei akuten Suizidgedanken Hilfe holt. Bevor sein Therapeut zur *Kontingent persönlichen Reaktion* übergehen konnte, musste er sicher sein, dass er seinen Patienten richtig verstanden hatte.

Th.: Was haben Sie da gerade gesagt?
Pat.: Ach, es war nicht so wichtig.
Th.: Für mich war es sehr wichtig, können Sie es noch mal wiederholen?
Pat.: Das war doch nur ein Spruch!
Th.: Da bin ich mir nicht so sicher.
Pat.: Doch, glauben Sie mir.
Th.: Habe ich Sie richtig verstanden, dass Sie im Leben im Moment keinen Sinn sehen und nicht sicher sind, ob Sie nächste Woche zu mir kommen?
Pat.: Das habe ich gesagt, aber ich habe es nicht so gemeint.
Th.: Was haben Sie denn gemeint, als Sie sagten: „Ich bin mir nicht sicher, ob ich nächste Woche zu Ihnen komme".
Pat.: Das ist jetzt nicht so wichtig.
Th.: Mir ist es schon wichtig. Darf ich Ihnen sagen, was ich verstanden habe?
Pat.: Na gut, sagen Sie es.
Th.: Ich habe verstanden, dass Sie darüber nachdenken, sich in der kommenden Woche das Leben zu nehmen. Stimmt das?
Pat.: Ehrlich gesagt habe ich daran gedacht, ja.

Erst an diesem Punkt ist das Verhalten klar benannt. Wenn der Therapeut schon vorher seine Sorge und seinen Ärger zum Ausdruck gebracht hätte, dann wäre diese Selbstöffnung möglicherweise vom Tisch gewischt worden mit dem Satz: „Das war doch nur ein Spruch." In gewissem Sinne musste dieses „Abwehrfeuer" des Patienten erst lahmgelegt werden, damit der Therapeut mit der Selbstöffnung beginnen konnte.

Schritt 2: Selbstöffnung

Erst dann erfolgt die eigentliche *Selbstöffnung* (Schritt 2). Dabei hat es sich als hilfreich erwiesen, den Patienten zunächst zu fragen:

- „Können Sie sich vorstellen, was Ihr Verhalten gerade in mir auslöst?" oder
- „Darf ich Ihnen sagen, was Ihr Verhalten gerade in mir auslöst?"

Insbesondere das Einholen der Erlaubnis vor der Selbstöffnung ist in der Praxis von großer Bedeutung. Dabei sollte man keine Angst vor einem „Nein" haben. Sollte der Patient die Selbstöffnung tatsächlich ablehnen, kann man ihn noch einmal darauf hinweisen, welche Bedeutung die Selbstöffnung für den Fortgang der Therapie hat:

- „Ich denke, es ist für unsere weitere gemeinsame Arbeit wichtig, dass Sie wissen, wie ich mich fühle, wenn Sie so etwas zu mir sagen."

Bei der Selbstöffnung selbst ist es wichtig, keine globalen Aussagen zu treffen (z. B. „Ich denke seit längerem schon, dass unsere Therapie nicht vorankommt.") oder sich gar feindselig dominant zu verhalten (z. B. „Wenn Sie nur jammern wollen, können wir die Stunde auch beenden."). Vielmehr sollte die konkrete persönliche Konsequenz benannt werden, welche auf das Verhalten des Patienten folgt. In diesem Schritt kann der Patient regelrecht „Lesen lernen", woran er die emotionale Reaktion des Therapeuten erkennen kann:

- „Schauen Sie mich an. Woran können Sie sehen, dass ich in Sorge bin?" oder
- „Sehe ich aus wie jemand, der wütend ist?"

Achtung

Manchmal machen Anfänger aus dieser Technik eine Art „Ratespiel". Darum geht es nicht. Wenn der Patient nicht weiterweiß, ist es wichtig, sich bewusst zu machen, dass die Fragen in erster Linie den Zweck haben, den Patienten zum Beobachten anzuregen. Wenn der Patient (wie am Anfang häufig) keine gute Hypothese hat, wie sein Therapeut sich fühlt und woran er das erkennen kann, dann ist es wichtig, ihm das nach wenigen Fragen auch vorsichtig mitzuteilen.

Fallbeispiel: Herr U. (Forts.) – Selbstöffnung, die persönliche Reaktion benennen

Nachdem sich Herr U. und sein Therapeut im ersten Schritt auf einen Namen für das Verhalten geeinigt hatten, das Herr U. gezeigt hatte, ging der Therapeut zur Selbstöffnung über:

Th.: Ich habe Sie also richtig verstanden: Sie haben mir beiläufig gesagt, dass Sie in der kommenden Woche eventuell nicht mehr leben. Haben Sie eine Vorstellung, wie es mir dabei geht?

Pat.: Das ist Ihnen vermutlich egal. Ich bin sicher nicht der erste Patient von Ihnen, der sich umbringt.

Th.: Wie können Sie sagen, es wäre mir egal?

Pat.: So sind Therapeuten eben. [globales Denken!]

Th.: Dann kennen Sie mich nicht besonders gut, oder?

Pat.: Sie sind doch auch ein Therapeut.

Th.: Ja, das stimmt. Aber glauben Sie mir, es wäre mir nicht egal.

Pat.: Hm ...

Th.: Sehe ich denn aus wie jemand, dem das alles egal ist?

Pat.: [schaut den Therapeuten zum ersten Mal in dieser Stunde direkt an] Nein, ehrlich gesagt wirken Sie ziemlich ernst.

Th.: Stimmt, mir ist das hier gerade wirklich wichtig. Darf ich Ihnen sagen, wie ich mich fühle, wenn Sie sagen, nächste Woche bin ich vielleicht nicht mehr da?

Pat.: Ich weiß nicht, was das bringen soll, aber ja, sagen Sie es ...

Th.: Ich mache mir große Sorgen. Und da ist noch was.

Pat.: Und zwar?

Th.: Ich bin auch etwas ärgerlich, weil Sie das so nebenbei gesagt haben und mich nicht, wie vereinbart, um Hilfe gebeten haben.

Pat.: Das kann ich verstehen.

Th.: Das war ganz schön gefährlich. Denn wenn ich nicht aufmerksam gewesen wäre, hätte ich das fast überhört.
Pat.: Langsam verstehe ich, warum Sie mit mir darüber sprechen wollen.
Th.: Hätten Sie gedacht, dass Sie so etwas bei mir auslösen, wenn Sie beiläufig sagen, vielleicht komme ich nächste Woche nicht wieder?
Pat.: Ehrlich gesagt nicht. Aber ich beginne zu begreifen, dass ich Ihnen nicht egal bin.
Th.: Ja genau! Ich glaube Ihnen, dass das schwer zu begreifen ist. Deswegen habe ich auch nicht lockergelassen. Ich würde jetzt gerne noch mit Ihnen darüber sprechen, was Sie machen, wenn Sie nächste Woche tatsächlich konkrete Suizidgedanken bekommen.

Schritt 3: Verhaltenskonsequenzen Kontingenz

Nach der eigentlichen Selbstöffnung ist es wichtig, dass der Therapeut dem Patienten noch einmal vor Augen führt, dass es sein Verhalten war, welches die Reaktion des Therapeuten hervorgerufen hat. Das Ziel ist es also, dass dieser Ursache-Wirkungs-Zusammenhang deutlich wird. Zu diesem Zweck kann man noch einmal fragen:

„War Ihnen bewusst, dass Sie einen derartigen Einfluss auf mich haben?“

Oder noch konkreter:

„War Ihnen bewusst, dass Ihr Verhalten eben gerade einen Einfluss darauf hat, wie ich mich jetzt fühle?“

Darüber hinaus hat es sich als hilfreich erwiesen, zu fragen:

„Wollten Sie das in mir auslösen?“

Schritt 4: Adaptive Verhaltensweisen

Beim Einsatz dieser Technik stellt sich häufig heraus, dass der Patient sich aus einer emotionalen Notsituation heraus therapieschädigend verhalten hat. In diesem Fall sollte man den Patienten für die Offenbarung dieser emotionalen Not verstärken. Dann üben Therapeut und Patient gemeinsam angemessenere Verhaltensweisen zum Umgang mit dieser Notsituation. In jedem Fall ist die *Planung von adaptiven Verhaltensweisen* ein sinnvoller letzter Schritt (Schritt 4) in der Durchführung der Kontingent persönlichen Reaktion. Im obigen Beispiel vertiefte der Therapeut zusammen mit seinem Patienten Strategien zum Umgang mit akuter Suizidaliät. Eine andere Möglichkeit, adaptive Verhaltensweisen zu explorieren, ist folgender Frage nachzugehen (dieses Vorgehen ist der in der Situationsanalyse vermittelten Haltung sehr ähnlich):

„Was brauchen Sie eigentlich in dieser Situation von mir, Ihrem Therapeuten? Und was könnten Sie machen, um das zu bekommen?“

Benennen Sie auch die Wirkung, die dieses veränderte Verhalten auf Sie als Therapeuten hat.

Die wichtigsten Schritte der Kontingent persönlichen Reaktion sind also:
1. Verhalten des Patienten benennen.
2. Die eigene emotionale Reaktion auf das Verhalten des Patienten benennen.
3. Ursache-Wirkungs-Zusammenhang herstellen.
4. Gegebenenfalls adaptive Verhaltensweisen vermitteln.

Im Anhang bei den Materialien finden Sie einen schematischen Ablauf der Kontingent persönlichen Reaktion (vgl. Arbeitsmaterial 10: „Kontingent persönliche Reaktion“ auf Seite 141 und Online-Materialien). Beachten Sie bei der Verwendung des Schemas, dass McCullough selbst ein derartiges Schema nicht in sein Buch zur persönlichen Gestaltung der therapeutischen Beziehung (McCullough, 2006b; McCullough, 2012) aufgenommen hat. Das liegt möglicherweise daran, dass eine komplexe zwischenmenschliche Interaktion wie die Kontingent persönliche Reaktion eigentlich nicht schematisierbar ist. Dennoch glauben wir, dass es hilfreich sein kann, sich in dieser auch für den Therapeuten schwierigen interpersonellen Situation an einem groben Ablauf zu orientieren. Einen vergleichbaren Ablauf hat McCullough im „Workbook“ für seine Intensivkurse (McCullough & McCullough, 2008, S. 67) veröffentlicht.

Fallbeispiel: Herr Müller (Fortsetzung von Seite 54) – Kontingent persönliche Reaktion

1. Der Therapeut registriert, was das Verhalten des Patienten gerade bei ihm auslöst.
   Beispiel: Herr Müller reagierte auf einen sorgsamen, gemeinsam erarbeiteten Vorschlag zur Verhaltensveränderung („Meiner Frau einen Vorschlag zur Planung des Wochenendes machen.“) brüsk mit den Worten: „Das hat sowieso keinen Zweck, das habe ich alles schon versucht“. Der Therapeut fühlte sich dadurch „wie vor den Kopf gestoßen“.

2. Der Therapeut überlegt sich, wie ein adaptiveres Verhalten des Patienten in dieser Situation aussehen könnte.
   Beispiel: Der Therapeut überlegte sich, dass Herr Müller ihm freundlich sagen könnte, was ihn an der geplanten Verhaltensveränderung schwerfällt und was bei zurückliegenden Versuchen der Verhaltensveränderung schiefgegangen ist.
3. Der Therapeut entscheidet, wie er die empfundene zwischenmenschliche Konsequenz zum Ausdruck bringen will und beginnt dann mit der Selbstöffnung.
   Beispiel: Der Therapeut bat Herrn Müller um Erlaubnis, zu sagen, wie es ihm geht, wenn die so sorgfältig gemeinsam erarbeitete Verhaltensänderung so brüsk abgelehnt wird. Er machte dann folgende Selbstöffnung: „Ich fühle mich wie vor den Kopf gestoßen." Im Verlauf des Gespräches fragte er Herrn Müller: „Wie kommt es, dass Sie mich vor den Kopf stoßen?"
4. Der Therapeut beobachtet die Reaktion des Patienten und wiederholt ggf. die Selbstöffnung, bis der Patient ihn verstanden hat.
5. Der Therapeut achtet darauf, wenn der Patient adaptiveres Verhalten zeigt, und benennt die zwischenmenschliche Konsequenz dieses adaptiven Verhaltens.
   Beispiel: Der Patient berichtete davon, dass er Angst hat, dass die Verhaltensveränderung schiefgehen könnte, weil sie in der Vergangenheit auch nicht immer gut gegangen war. Der Therapeut sagte daraufhin: „Danke, dass Sie mir von dieser Angst berichtet haben. Jetzt verstehe ich Sie viel besser und fühle mich nicht mehr vor den Kopf gestoßen."

2.5.2 Interpersonelle Diskriminationsübung

Die *Interpersonelle Diskriminationsübung* (IDÜ) kommt zum Einsatz, wenn der Patient in der Beziehung mit seinem Therapeuten an eine interpersonell schwierige Situation, an einen emotionalen Brennpunkt, kommt. Diese emotionalen Brennpunkte (oder „Stolpersteine") sind dem Therapeuten aus der Formulierung der Übertragungshypothese gut bekannt (vgl. „Interpersonelle Diskriminationsübung" im Anhang auf Seite 142 und Online-Materialien). Emotionale Brennpunkte fallen häufig in einen der vier genannten Übertragungsbereiche:

- Nähe zulassen,
- Bedürfnisse äußern,
- Fehler machen,
- Negative Gefühle äußern.

Ein emotionaler Brennpunkt ist eine interpersonelle Situation, in welcher der Patient seinem Therapeuten gegenüber ein Verhalten zeigt, das in den Bereich der Übertragungshypothese fällt. Vor dem Hintergrund der in der Übertragungshypothese zusammengefassten Beziehungserwartung des Patienten erwartet der Patient, dass sein Therapeut sich in diesen Brennpunktsituationen ähnlich verletzend verhält, wie er es bei prägenden Bezugspersonen erlebt hat. Aufgrund der Wahrnehmungsentkoppelung ist es für den Patienten schwer zu erkennen, dass er in der therapeutischen Beziehung in Sicherheit ist und nicht erneut verletzt wird. Die *Interpersonelle Diskriminationsübung* hat zum Ziel, den Patienten im Sinne eines geleiteten Entdeckens darauf aufmerksam zu machen, dass sein Therapeut sich anders verhält als die verletzenden prägenden Bezugspersonen.

Einsatz negativer Verstärkung im CBASP

Bei der Interpersonellen Diskriminationsübung bedient sich der Therapeut aus lerntheoretischer Sicht des Prinzips der *negativen Verstärkung*. Das bedeutet, die Aufmerksamkeit des Patienten wird bei der Durchführung der *Interpersonellen Diskriminationsübung* zunächst einmal auf die Reaktion von problematischen prägenden Bezugspersonen in einer solchen emotionalen Brennpunktsituation fokussiert. Dies führt nachvollziehbarerweise zu einer Zunahme der aversiven Emotionen beim Patienten. Dies ist in bestimmten Grenzen durchaus gewollt, da so im folgenden Schritt ein „Erleichterungserlebnis" ermöglicht wird, wenn der Patient seine Aufmerksamkeit dann darauf richtet, wie sich der Therapeut in einer ähnlichen Brennpunktsituation verhalten hat. Der Patient lernt so durch negative Verstärkung, dass ein Verhalten, das früher gefährlich für ihn war, in der Beziehung zum Therapeuten weniger problematisch ist. Auf diese Weise wird der Therapeut zum Sicherheitssignal für den Patienten, zu einem Partner, mit dem der Patient neues adaptives Verhalten lernen kann.

Von negativer Verstärkung spricht man, wenn ein unangenehmer (aversiver) Reiz in Folge eines bestimmten Verhaltens entfernt wird. Die negative Verstärkung führt wie die positive Verstärkung (Belohnung) zu einer Zunahme der Auftretenswahrscheinlichkeit eines bestimmten Verhaltens (Hautzinger, 2007, S. 176). In vielen Fällen ist die negative Verstärkung sogar noch wirkungsvoller als die positive Verstärkung. Dies erklärt möglicherweise auch den Beitrag der negativen Verstärkung zur Entstehung und Aufrechterhaltung zahlreicher Störungen. Als Beispiel sei nur die Aufrechterhaltung von agoraphobischem Verhalten genannt. Das Verlassen einer Situation, in der starke Angst erlebt wird (z.B. Warten in der Kassenschlange), führt zu einem Nachlassen der Angst (Fluchtkonditionierung, d.h. das Nachlassen der Angst durch die Beendigung der unangenehmen Situation). Dieses Verhalten wird so durch Vermeidungskonditionierung (d.h. Verhinderung der Angst durch Umgehung der unangenehmen Situation) negativ verstärkt.

McCullough geht davon aus, dass der Einsatz der negativen Verstärkung bei chronisch depressiven Patienten therapeutisch genutzt werden sollte (McCullough, 2000, S. 72ff.; McCullough, 2006a). Aversive emotionale Zustände bei chronisch depressiven Patienten beruhen vor allem auf den gemachten Missbrauchserfahrungen. Diese Erfahrungen sind verhaltensbestimmend. Die tatsächlich vorliegende Situation ist für die emotionale Reaktion und das Verhalten häufig weniger ausschlaggebend (Wahrnehmungsentkoppelung, vgl. auch Kapitel 1). Wenn es dem Patienten nicht gelingt, in konkreten interpersonellen Situationen diese aversiven emotionalen Zustände zu durchbrechen, wird er sein Vermeidungsverhalten nicht überwinden. Eine alleinige positive Verstärkung (beispielsweise durch entgegenkommende Reaktionen des Therapeuten in einer Situation) ist für eine Verhaltensveränderung nicht ausreichend. Diese positive Verstärkung aus der Umwelt hat weniger Einfluss auf das Verhalten des Patienten, weil sie die Mauer der Wahrnehmungsentkoppelung nicht so leicht durchbricht.

Im CBASP wird daher die starke verhaltensbeeinflussende Wirkung der negativen Verstärkung therapeutisch genutzt. Dazu fokussiert der Therapeut die Aufmerksamkeit des Patienten zunächst auf das in konkreten interpersonellen Situationen vom Patienten erlebte Unbehagen. Dieses Unbehagen kann eine wichtige Voraussetzung für eine Verhaltensveränderung sein, wenn der Patient lernt, durch welches Verhalten er das Unbehagen überwinden kann. Dem Patienten gegenüber wird in diesem Zusammenhang auch von *„Erleichterungsmomenten“* (McCullough, 2000, S. 75; McCullough, 2006a) gesprochen. Ein solcher Erleichterungsmoment tritt beispielsweise in der Situationsanalyse auf, wenn der Patient merkt, dass er durch neue adaptive Verhaltensweisen die Macht hat, sehr stark aversiv empfundene emotionale Zustände zu beenden. An einem bestimmten Punkt in der Situationsanalyse, zu Beginn der Lösungsphase, wird dieses Unbehagen gezielt fokussiert, um spätere Verhaltensveränderungen wahrscheinlicher zu machen (McCullough, 2000, S. 143; McCullough, 2006a). Im weiteren Verlauf der Situationsanalyse ist es wichtig, dass der Therapeut die Aufmerksamkeit des Patienten darauf fokussiert, mit welchem Verhalten er die aversiv empfundene Emotion durchbrechen kann.

Ein weiteres Beispiel ist der Erleichterungsmoment in der *Interpersonellen Diskriminationsübung*, wenn der Patient die Erfahrung macht, dass er in der Beziehung zum Therapeuten nicht, wie befürchtet, verletzt wird, wenn er ein in den emotionalen Brennpunkt fallendes Verhalten zeigt, zum Beispiel einen Fehler macht (vgl. auch das folgende Fallbeispiel von Herrn O.). Hier wird die aversive Emotion durch eine Aufmerksamkeitslenkung auf die entlastende persönliche Reaktion des Therapeuten gemildert (McCullough, 2006b; McCullough, 2012, S. 129).

Fallbeispiel: Herr O. – Einsatz negativer Verstärkung im CBASP

Herr O. beginnt nach einem dreimonatigen stationären Aufenthalt wegen akuter Depressionen eine ambulante Therapie. Zum Zeitpunkt des Eintritts in die Klinik litt er unter einer massiven Agitiertheit, Schlaflosigkeit und Getriebenheit. Seit seiner Jugend kenne er immer wiederkehrende depressive Phasen. So richtig gut sei es ihm nur während eines einjährigen Schüleraustauschs in den USA gegangen. Aktuell arbeitet er als Manager in einem großen internationalen Konzern. Dort ist er für sein enormes berufliches Engagement bekannt. Die Firma ist sehr daran interessiert, ihn nach seinem „Burnout“ weiter zu beschäftigen.

Herr O. ist als Kind ostpreußischer Flüchtlinge in einer deutschen Großstadt in sehr einfachen Verhältnissen aufgewachsen. Der Vater war immer darauf bedacht, keine Fehler zu machen. Er habe meistens geschwiegen und nie irgendwelche Emotionen gezeigt und sich bei Problemen und Konflikten in den Keller zurückgezogen. Die Mutter sei in dem Punkt das genaue Gegenteil gewesen. Sie habe eher zu viel geredet, er habe als Gegenüber und Gesprächspartner für die Mutter herhalten müssen. Auch sie habe keine Fehler geduldet, habe penibel auf Ordnung und Sauberkeit geachtet und auf alle herabgesehen, die diesen Standard nicht erfüllen.

Sein größter Wunsch sei es immer gewesen, die Anerkennung der Eltern zu bekommen, egal was er leiste, es sei aber nie genug gewesen. Als Stempel formuliert Herr O. bezogen auf seinen Vater, „Wenn ich einen Fehler mache, dann ist dies das Aus". Bezogen auf die Mutter: „Wenn ich einen Fehler mache, bin ich minderwertig".

Beziehungen zu Frauen seien bisher alle gescheitert. Er werde von den Frauen auf einen Sockel gestellt, von dem er nicht mehr herunterkäme. Er gelte als extrem zuverlässig, sei der Überlegene. Er hatte eine zwei Jahre dauernde Beziehung zu einer Frau, die seine große Liebe gewesen sei. Das Problem sei gewesen, dass sie sich bei Konflikten wie sein Vater zurückgezogen habe, sie habe sich dann insuffizient gefühlt und die Beziehung beendet.

Als *Übertragungshypothese* formulierte der Patient gemeinsam mit seiner Therapeutin: „Wenn ich bei meiner Therapeutin einen Fehler mache, bin ich unten durch und die Therapie ist gelaufen".

Als Herr O. nach drei Wochen Therapie nach Beginn der ambulanten Therapie deutlich verspätet und abgehetzt zur Stunde erscheint, kommt es zu folgendem Dialog:

Th.: Schön, dass Sie es noch geschafft haben. Ich habe mir schon Sorgen gemacht, ob wohl alles in Ordnung ist. Aber nehmen Sie doch erst mal Platz und kommen Sie in Ruhe hier an.

Pat.: Das ist wirklich blöd, dass ich mich verspätet habe. Ich hätte einfach früher losfahren müssen.

Th.: Was ist denn geschehen?

Pat.: Also, auf der Autobahn war ein Unfall und ich bin in einen Stau geraten. Aber ich hätte eben noch mehr Puffer einbauen müssen, damit ich auf jeden Fall rechtzeitig hier ankomme. Dann war ich auch noch in so einem blöden Funkloch, sodass ich Sie gar nicht anrufen konnte, um Bescheid zu sagen. Am Schluss hab ich's dann gar nicht mehr probiert, sondern bin einfach zugefahren, damit ich Sie noch antreffe.

Th.: Da ist ja wirklich eine ziemlich blöde Situation. Mich stresst so was auch immer sehr.

Patient sagt erst mal nichts und schaut die Therapeutin fragend an.

Th.: Wie geht es Ihnen jetzt?

Pat.: Ich bin nicht mehr so gestresst wie am Anfang und froh, dass Sie mir überhaupt noch die Tür aufgemacht haben. Ich habe nämlich gedacht, dass Sie bei so viel Verspätung die Therapiestunde einfach ausfallen lassen und ich vor verschlossenen Türen stehe.

Th.: Wie war es für Sie, dass ich da war, Ihnen die Tür aufgemacht hab und Sie erst mal aufgefordert habe, hier anzukommen?

Pat.: Ich war zuerst ziemlich perplex und habe dann gedacht, wieso ist sie denn so freundlich, da kommt doch bestimmt noch ein Hammer.

Th.: Wie hätten Ihre Eltern reagiert?

Pat.: Das kann ich Ihnen genau sagen. Ich hatte nämlich gerade letzte Woche eine ähnliche Situation. Ich bin am Wochenende nach Hause gefahren und in das Stauende nach einem Unfall auf der Autobahn geraten und mein Handy war leer, sodass ich nicht Bescheid sagen konnte. Ich bin dann bei der nächsten Tankstelle rausgefahren, um dort zu telefonieren und meinen Eltern Bescheid zu sagen. Meine Mutter war dann am Telefon und hat nur gesagt: „Du lügst". Dann hat sie aufgelegt und als ich dann bei ihnen angekommen bin, hat sie, zusammen mit meinem Vater, das ganze Wochenende lang nicht geredet, nur das Allernotwendigste. Ich habe dann die ganze Zeit versucht, wieder gut Wetter zu machen. Das war schrecklich. *[An diesem Punkt sind die ganzen verletzenden Erinnerungen wachgerufen, der Patient leidet sichtbar, als er sich an das Wochenende erinnert.]*

Th.: Wie habe ich reagiert, was habe ich gesagt, was habe ich gemacht?

Pat.: Ja, also, Sie haben völlig anders reagiert. So was kenne ich von meinen Eltern überhaupt nicht.

Th.: Welche Unterschiede haben Sie wahrgenommen?

Pat.: Also das Wichtigste ist ja, dass Sie mir geglaubt haben. Und Sie haben sich sogar Sorgen um mich gemacht.

Th.: Was bedeutet das für unsere Beziehung, dass ich anders reagiere als Ihre Eltern?

Pat.: Es ist in Ordnung, wenn ich mal einen Fehler mache. Wenn mal was schiefgeht bei mir, strafen Sie mich nicht gleich mit Verachtung. *[Hier entspannt sich der Patient sichtbar, dieser Punkt wird auch der „Erleichterungsmoment" genannt. Diese Erleichterung wird besonders deutlich, weil zuvor die problematischen Erinnerungen an die Reaktion der prägenden Bezugspersonen in vergleichbaren Situationen wachgerufen wurden.]*

Der *Ablauf* der *Interpersonellen Diskriminationsübung* ist vergleichsweise einfach. Dennoch ist es auch hier wichtig, zielorientiert und strukturiert vorzugehen (McCullough, 2000, S. 186f.; McCullough & McCullough, 2008, S. 70; McCullough, 2006a; McCullough, 2006b; McCullough, 2012, S. 128ff.).

Schritt 1: Erkennen des emotionalen Brennpunkts und angemessene Reaktion

Vor dem Beginn jeder Therapiestunde sollte der Therapeut sich, wie erwähnt, die Übertragungshypothese in Erinnerung rufen. Auf diese Weise ist er in der Lage, in der Therapiestunde auf das Auftreten von für den Patienten wichtigen emotionalen Brennpunkten zu achten. Dies ist eine wichtige Grundlage für den Einsatz der Interpersonellen Diskriminationsübung. Wenn der Therapeut in der Therapiestunde das Auftreten eines solchen emotionalen Brennpunktes erkannt hat, ist es noch *vor* dem Einsatz der eigentlichen Interpersonellen Diskriminationsübung wichtig, dass der Therapeut auf das Auftreten des emotionalen Brennpunkts in einer Art und Weise reagiert, die sich gut erkennbar von der Reaktion der prägenden Bezugspersonen unterscheidet. Diese Reaktion des Therapeuten schafft sozusagen die Grundlage für den eigentlichen Einsatz der Interpersonellen Diskriminationsübung.

Dann sollte man den Patienten darauf vorbereiten, dass jetzt das Thema gewechselt wird und einige möglicherweise ungewohnte Fragen kommen. Die Interpersonelle Diskriminationsübung im engeren Sinne beginnt damit, das Verhalten zu benennen (z. B. „Sie haben mir gesagt, dass Sie ganz geschafft sind."). Man kann auch ansprechen, warum man jetzt zur Interpersonellen Diskriminationsübung übergeht:

> „Ich habe gemerkt, dass es Ihnen gar nicht so leicht fiel, das anzusprechen. Und ich frage mich, ob das etwas damit zu tun haben könnte, was für Reaktionen Sie früher erlebt haben, wenn Sie einmal Schwäche gezeigt haben."

Beispiele: Schaffung einer Grundlage für die Interpersonelle Diskriminationsübung

- Die Patientin, Frau R. (Übertragungshypothese: „Wenn ich gegenüber meinem Therapeuten Bedürfnisse zeige, wird er sie nicht wahrnehmen und zur Tagesordnung übergehen."), kam 15 Minuten zu spät und außer Atem in die Therapie. Sie entschuldigte sich wortreich und die Verspätung war ihr sichtbar peinlich. Sie war mit ihrer Tochter beim Arzt und musste dort länger als geplant warten. Jetzt sei sie völlig geschafft, sagte sie. Die Therapeutin erkannte sofort den emotionalen Brennpunkt „Bedürfnisse äußern". Statt direkt mit der Routine der Therapiestunde („Was ist Ihr Anliegen heute?") zu beginnen, half sie Frau R. zunächst einmal zur Ruhe zu kommen, bot ihr ein Glas Wasser an (es war ein heißer Tag) und gab Frau R. viel Raum. Auf diese Weise hatte sie die Grundlage für den späteren Einsatz der Interpersonellen Diskriminationsübung geschaffen.
- Hier sei noch einmal an Frau F. (vgl. Kapitel 2.5.1) erinnert (Übertragungshypothese: „Wenn ich meinem Therapeuten sage, was ich will, wird er einfach darüber hinweggehen oder, noch schlimmer, mich runterputzen."). Als Frau F. danach fragte, ob sie die Flipchart mit nach Hause nehmen könne, war der emotionale Brennpunkt erreicht. Es genügt in dieser Situation also möglicherweise nicht, kurz zu sagen: „Ja, nehmen Sie die Flipchart gerne am Ende der Stunde mit". Dieses Verhalten könnte die Patientin übersehen oder schlimmstenfalls sogar als „abtun" einordnen (eine mögliche Interpretation der Patientin: „Der Therapeut hat nur gesagt, ich kann das mitnehmen, in Wahrheit hat er sich geärgert, dass ich seinen Redefluss unterbrochen habe"). Vielmehr sollte der Therapeut bei dieser erfreulichen Äußerung eines angemessenen Bedürfnisses (Flipchart-Papier mit nach Hause nehmen) das Tempo der Therapie verlangsamen, vielleicht sogar gleich aufstehen und die Flipchart mitgeben. Diese Art der Reaktion auf das Äußern eines Bedürfnisses könnte eine hervorragende Grundlage für die anschließende Interpersonelle Diskriminationsübung sein.

Schritt 2: Reaktion der prägenden Bezugspersonen

Anschließend wird die Aufmerksamkeit des Patienten darauf gelenkt, wie wichtige prägende Bezugspersonen sich in einer vergleichbaren Situation verhalten hätten.

Beispiel: Frau R. (Forts.) – Reaktion der prägenden Bezugsperson

So berichtete Frau R. auf die Frage „Wenn Sie zu Ihrer Mutter gesagt hätten, ‚Ich bin ganz geschafft', wie hätte die reagiert?" davon, dass ihre Mutter in solchen Situationen über ihre Sorgen hinweggegangen ist und zur Tagesordnung überging. Sie hätte gesagt „Stell dich nicht so an", und hätte sich wieder ihrer Arbeit zugewandt.

Gegebenenfalls kann dieser Schritt mit anderen prägenden Bezugspersonen (Vater, Ehepartner, etc.) wiederholt werden. Man muss dabei nicht alle prägenden Bezugspersonen durchgehen, sondern nur diejenigen, die für den gerade aufgetretenen emotionalen Brennpunkt wichtig sind.

Schritt 3: Auswirkung dieses Reaktionsmusters

Als Nächstes sollte man den Bericht des Patienten zusammenfassen und fragen, wie diese Reaktionsmuster der prägenden Bezugspersonen das Verhalten des Patienten geprägt haben.

Beispiel: Frau R. (Forts.) – Auswirkung dieses Reaktionsmusters

Th.: Welche Konsequenzen haben Sie aus dem Verhalten Ihrer Mutter gezogen?

Pat.: Ich habe mir rasch abgewöhnt, meiner Mutter von meinen Sorgen und Nöten zu berichten und es vielmehr mit mir alleine ausgemacht.

Schritt 4: Reaktion des Therapeuten

Im nächsten Schritt wird die Aufmerksamkeit des Patienten auf die Reaktion des Therapeuten in dieser konkreten Situation gerichtet.

Beispiel: Frau R. (Forts.) – Reaktion des Therapeuten

Th.: Wie habe ich reagiert, als Sie sagten „Ich bin ganz erschöpft"? [Die Patientin wird gebeten, die Reaktion ausführlich zu beschreiben.]

Pat.: Sie haben gesagt, ich sehe ganz geschafft aus und mir erst mal ein Glas Wasser angeboten. Dann haben wir über die Erkrankung meines Kindes gesprochen und Sie haben mir geholfen, ein wenig zur Ruhe zu kommen.

Sollte der Patient sich nicht spontan an diese Dinge erinnern (was angesichts der belastenden Situation gut vorstellbar ist), sollte der Therapeut nachhelfen.

Schritt 5: Vergleich der beiden Reaktionen

Die gesammelten Beobachtungen des Patienten werden jetzt schließlich noch einmal mit dem Verhalten der prägenden Bezugspersonen verglichen, z. B.:

„Welche Gemeinsamkeiten, welche Unterschiede sehen Sie zwischen meiner Reaktion eben gerade und dem Reaktionsmuster, welches Sie von Ihren prägenden Bezugspersonen kennen?"

Dabei kann es hilfreich sein, bestimmte, vom Patienten in emotionalen Brennpunkten gefürchtete negative Konsequenzen konkret anzusprechen (z. B. „Habe ich gesagt: ‚Stellen Sie sich nicht so an'? Oder bin ich wütend geworden, weil Sie zu spät waren?").

Am Ende ist es wichtig, mit dem Patienten darüber zu sprechen, welche interpersonellen Möglichkeiten sich für ihn in der Beziehung mit dem Therapeuten eröffnen angesichts der Tatsache, dass der Therapeut ganz anders reagiert als der Patient es von seinen prägenden Bezugspersonen kennt.

Beispiel: Frau R. (Forts.) – Vergleich der beiden Reaktionen

Die Therapeutin von Frau R. erkundigte sich bei Frau R.: „Was bedeutet es für unsere gemeinsame Arbeit, dass ich anders reagiere als Ihre Mutter?". Auf diese Weise entdeckte die Patientin, dass sie in der Beziehung mit ihrer Therapeutin zum ersten Mal in ihrem Leben die Erfahrung macht, dass ihre Bedürfnisse wahrgenommen und befriedigt werden.

Die Interpersonelle Diskriminationsübung läuft also zusammengefasst nach einem einfachen Modell ab:

Merke: Ablauf der Interpersonellen Diskriminationsübung (IDÜ)

- Emotionalen Brennpunkt erkennen und entsprechend reagieren; Überleitung zur Interpersonellen Diskriminationsübung.
- Den Patienten fragen, wie bestimmte prägende Bezugspersonen in dieser Situation reagiert hätten und welche Konsequenzen der Patient in seinem Leben daraus gezogen hat.
- Sich beim Patienten erkundigen, wie der Therapeut in dieser Situation reagiert hat und die Reaktionen der prägenden Bezugspersonen mit denen des Therapeuten vergleichen.
- Den Patienten fragen, welche Möglichkeiten sich aus diesen Unterschieden für die gemeinsame therapeutische Arbeit ergeben.

Oftmals wird auch am Ende der Interpersonellen Diskriminationsübung spürbar, dass der Patient sich noch nicht ganz in Sicherheit bei seinem Therapeuten fühlt. Man kann diese Unsicherheit dann offen ansprechen:

„Ich merke, dass Sie noch unsicher sind, ob es wirklich in Ordnung ist, hier auch Ihre Bedürfnisse zu äußern."

Beispiel: Frau R. (Forts.)

Wahrscheinlich wird es mehrere Durchgänge einer IDÜ brauchen, bis Frau R. wirklich unbeschwert auch ihre Bedürfnisse benennt. Auch das kann man proaktiv ansprechen: „Ich möchte Sie einladen, dass Sie zukünftig immer mal wieder etwas ansprechen, was Sie von mir brauchen. Auf diese Weise könnten Sie im Laufe der Zeit immer mehr Vertrauen gewinnen, dass das hier wirklich in Ordnung ist."

Auch für diese Technik finden Sie im Anhang ein Arbeitsblatt (vgl. Arbeitsmaterial 11: „Interpersonelle Diskriminationsübung" auf Seite 142 und Online-Materialien).

Fallbeispiel: Herr Müller (Fortsetzung von Seite 63) – Interpersonelle Diskriminationsübung

1. Der Therapeut erkennt zunächst, dass gerade ein Verhalten des Patienten aufgetreten ist, welches in den in der Übertragungshypothese genannten Übertragungsbereich fällt, und reagiert entsprechend besonders unterstützend.
   Beispiel: Herr Müller hat eine Situationsanalyse für die Therapiesitzung vorbereitet, diese jedoch zu Hause auf dem Küchentisch liegen lassen. Er ist sichtlich verzweifelt, dass ihm dieser Fehler unterlaufen ist. Der Therapeut betont, dass er sich freut, dass Herr Müller die Situationsanalyse überhaupt ausgefüllt hat und vermittelt Zuversicht, dass die Situationsanalyse auch ohne den mitgebrachten Bogen in der Sitzung bearbeitet werden kann.
2. Der Therapeut benennt die prägenden Bezugspersonen und fragt den Patienten, wie diese Personen normalerweise in der „Hot-spot"-Situation auf den Patienten reagieren würden.
   Beispiel: Reaktionen der prägenden Bezugspersonen von Herrn Müller:
   Vater: „Hätte mich als „Versager" beschimpft und mir Schläge angedroht für den Fall, dass so etwas wieder vorkommt."
   Mutter: „Hätte sich enttäuscht abgewendet und wäre zum Alltag übergangen und hätte mich nicht länger beachtet."
   Bruder: „Hätte sich über mich lustig gemacht."
3. Der Therapeut fasst das Verhalten der prägenden Bezugspersonen gegenüber dem Patienten in der „Hot-spot"-Situation und die üblichen Reaktionen des Patienten darauf zusammen.
4. Daraufhin bittet der Therapeut den Patienten zu beschreiben, wie der Therapeut soeben in der „Hot-spot"-Situation reagiert hat und welche Gemeinsamkeiten und Unterschiede es im Vergleich zu den Reaktionen der prägenden Bezugspersonen gibt.
   Beispiel: „Sie haben mich nicht beschimpft und mir keine Konsequenzen angedroht. Vielmehr haben Sie mir aufgezeigt, dass es eine Lösungsmöglichkeit für das Problem gibt. Sie sind also auch nicht einfach nur zur Tagesordnung übergegangen."
5. Daraufhin bittet der Therapeut den Patienten zu beschreiben, was diese unterschiedliche Reaktion für die Beziehung zum Therapeuten bedeutet.
   Beispiel: „In der Beziehung mit Ihnen darf ich auch mal einen Fehler machen. Ich merke langsam, dass Sie mich dann nicht gleich verlassen. Das hilft mir, mich mit Ihnen zusammen auf das Wesentliche zu konzentrieren."

2.6 Abschlussphase der Therapie

McCullough hat wiederholt darauf hingewiesen, dass chronisch depressive Patienten auch nach erfolgreichem Abschluss der CBASP-Behandlung die im Rahmen der Therapie erlernten Fertigkeiten gezielt weiter einsetzen müssen. Er hat die chronische Depression in diesem Zusammenhang mit anderen chronischen Erkrankungen verglichen, die ebenfalls eine lebenslange Wachsamkeit erfordern. Beispielsweise müsse ein Diabetiker auch sein Leben lang auf seine Ernährung achten, selbst wenn der Zucker wieder normale Werte erreicht habe. In diesem Sinne müssten die in der Therapie erlernten Fertigkeiten täglich geübt werden. Andernfalls drohe ein Wiederauftreten der depressiven Erkrankung (Rückfall; McCullough, 2013).

Diese Gefahr sollte man mit dem Patienten in der Abschlussphase der Therapie besprechen. Dabei ist das Ziel, dass der Patient eine Routine erlernt, die er täglich übt, um sich vor erneuten depressiven Episoden zu schützen. Folgende Routine hat McCullough vorgeschlagen (McCullough, 2013):

- „Erinnern Sie sich daran, dass Ihre gegenwärtigen zwischenmenschlichen Beziehungen nicht dieselben sind, wie die in der Vergangenheit [‚Ich bin im Hier und Jetzt und nicht in der Vergangenheit.'].
- Denken Sie in zwischenmenschlichen Situationen immer an Ihr gewünschtes Ergebnis: Was können Sie in dieser Situation realistischerweise erreichen? Haben Sie es erreicht?
- Wenn Sie merken, dass es bergab geht, überlegen Sie, ob es einen Auslöser gibt. Wenn Sie einen Auslöser identifiziert haben, überlegen Sie, was ist mein gewünschtes Ergebnis für diese Situation? Was können Sie realistischerweise in dieser schwierigen Situation erreichen? Setzen Sie sich dann für das Erreichen dieses realistischen gewünschten Ergebnisses ein.
- Machen Sie regelmäßig einen Wochenrückblick und überlegen Sie: Haben Sie Ihre zwischenmenschlichen Situationen im Griff oder überlassen Sie anderen Menschen die Kontrolle?"

Eine andere Routine könnte so aussehen: Erstellen Sie mit dem Patienten gegen Ende der Behandlung eine Liste der wichtigsten Selbstinstruktionen aus der Therapie. Schreiben Sie mit dem Patienten Erinnerungskarten für diese Selbstinstruktionen (z. B. „Gestalte dein Leben, gehe den Schwierigkeiten nicht aus dem Weg"). Ermutigen Sie den Patienten, diese Erinnerungskarten regelmäßig anzusehen, insbesondere in Krisenzeiten. Vermitteln Sie dem Patienten, wie er die Erinnerungskarten zum Selbstmonitoring einsetzen kann. Dieses Selbstmonitoring soll hier anhand eines Beispiels gezeigt werden:

Beispiel

Zentrale Selbstinstruktion: „Gestalte dein Leben! Gehe den Schwierigkeiten nicht aus dem Weg!"

Ermutigen Sie den Patienten, sich regelmäßig folgende Fragen zu stellen:
- Habe ich mein Leben aktiv angepackt und gestaltet? (adaptives Verhalten)
- Oder bin ich den Schwierigkeiten aus dem Weg gegangen? (dysfunktionales Verhalten)
- Was war das Ergebnis? (Verhaltens-Konsequenzen-Kontingenz)

Erinnern Sie den Patienten auch an das Rückfallrisiko:

„Chronische Depression ist eine *lebenslange Erkrankung*, die Behandlung im engeren Sinne endet, die Notwendigkeit der Krankheitsbewältigung endet aber nicht. Man kann die chronische Depression vergleichen mit einem Diabetes. Wenn ein Diabetiker abgenommen hat, braucht er unter Umständen keine Medikamente mehr. Er muss aber weiter auf das Essen aufpassen, denn wenn er wieder zunimmt, werden die Zuckerwerte auch wieder schlechter."

Der Patient muss also verstehen, dass das in der Psychotherapie Gelernte (z. B. „Gestalte dein Leben, gehe den Schwierigkeiten nicht aus dem Weg.") wie ein *Deich* (adaptives Verhalten) ist, der eine *Flut* (Stress) aufhält. Wenn die Flut (d. h. der Stress) zu stark ist, kann es zum *Deichbruch* (dysfunktionales Verhalten) kommen. Deswegen ist es notwendig, Hilfe zu suchen, sobald man merkt, dass der Druck auf den Deich zu stark wird, und dieser beginnt, zu brechen (Frühwarnsymptome):

„Rufen Sie mich an, wenn der Deich beginnt, brüchig zu werden."

Kapitel 3
Modifikationen

Dem CBASP liegt kein statisches Konzept zugrunde. Vielmehr wurde CBASP im Verlauf der Zeit von James McCullough und anderen immer weiterentwickelt und optimiert. Dies gilt zum einen für die CBASP-Strategien selbst. Diese sind mittlerweile alle gut operationalisiert. Darüber hinaus gibt es Ausweitungen des Ansatzes sowohl auf andere Settings wie Gruppe, Paare, stationäres Setting als auch auf andere Störungsbilder (Belz et al., 2013). Wir fassen in diesem Kapitel einige dieser Modifikationen kurz zusammen. Sie betreffen vor allem drei Elemente:

1. Liste prägender Bezugspersonen,
2. Situationsanalyse,
3. Persönliche Gestaltung der therapeutischen Beziehung.

Auf diese drei Punkte wollen wir im Folgenden für bestimmte komorbide Störungen (Panikstörung, Posttraumatische Belastungsstörung, Persönlichkeitsstörung) und bestimmte Settings (Gruppe und stationär) eingehen. Für eine ausführliche Beschreibung dieser Modifikationen sei auch auf weitere Bücher zum Thema verwiesen (Belz et al., 2013; Brakemeier et al., 2021; Schramm et al., 2012). Darüber hinaus gibt es auch Anpassungen für bestimmte Lebensphasen, z. B. Jugendliche oder ältere Patienten (Brakemeier et al., 2021).

3.1 Modifikationen für die Behandlung von Patienten mit komorbiden Störungen

Eine Depression verläuft nur selten ohne komorbide psychische Erkrankungen. Insgesamt sind nur 20 % aller depressiven Störungen „reine Depressionen" (Melartin et al., 2002). Bei 57 % der depressiven Patienten liegen komorbide Angststörungen vor, bei 25 % Alkoholmissbrauch und -abhängigkeit und bei weiteren 44 % Persönlichkeitsstörungen (Melartin et al., 2002). Beim Zusammenzählen dieser Prozentangaben wird dem Leser schnell auffallen, dass die Summe deutlich mehr als 100 % ist. Das liegt daran, dass depressive Patienten häufig mehrere komorbide Störungen haben.

Diese Zahlen unterstreichen die Notwendigkeit, das therapeutische Vorgehen bei Vorliegen komorbider Störungen zu adaptieren. Komorbiditäten können auf unterschiedliche Art und Weise berücksichtigt werden:

1. Sequenzielle Durchführung verschiedener evidenzbasierter Therapiestrategien (z. B. erst Strategien zur Behandlung der Depression und dann Strategien zur Behandlung der komorbiden Agoraphobie).
2. Verschränktes Vorgehen, d. h. Integration von verschiedenen Therapiestrategien in einem Fallkonzept (z. B. Berücksichtigung der Übertragungshypothese des Patienten auch bei der Gestaltung der Expositionsübungen; vgl. auch Abbildung 9).
3. Einsatz einer transdiagnostischen Therapiestrategie (z. B. Reduktion von Emotionsvermeidung und Akzeptanz aversiver Emotionen) (Barlow et al., 2010).

Das CBASP-Konzept eröffnet die Möglichkeit, auch komorbide Störungen in die Fallkonzeptualisierung zu integrieren. Wie das funktionieren kann, wollen wir im Folgenden an vier Beispielen zeigen: komorbide Abhängigkeitserkrankung, komorbide Panikstörung, komorbide Posttraumatische Belastungsstörung und komorbide Persönlichkeitsstörung. Dabei werden wir auf alle Ebenen eingehen, auf denen Modifikationen nötig erscheinen (Liste prägender Bezugspersonen, Situationsanalyse und persönliche Gestaltung der therapeutischen Beziehung).

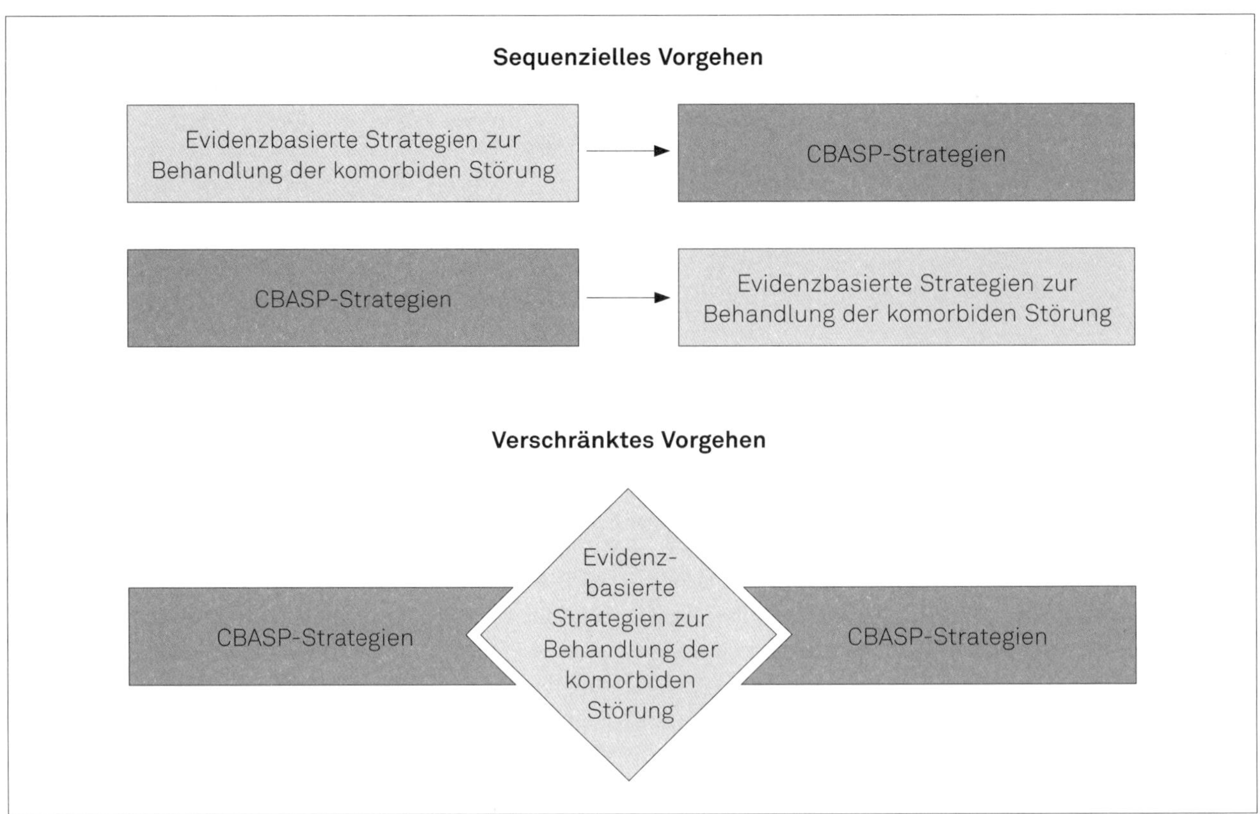

Abbildung 9: Verschränktes Vorgehen bei der Behandlung komorbider Störungen

Dem Einsatz der Situationsanalyse bei komorbiden Störungen liegt die Annahme zugrunde, dass nicht bewältigter interpersoneller Stress die Auftretenswahrscheinlichkeit von komorbiden Symptomen (z. B. Suchtdruck, Panikattacken) erhöht. Daher kann das Training der interpersonellen Fertigkeiten im Rahmen der Situationsanalyse auch einen Einfluss auf die komorbiden Symptome haben. Dieser Zusammenhang muss den Patienten jedoch erläutert werden, um sie zur Mitarbeit bei der Situationsanalyse zu motivieren.

Ein mögliches Vorgehen wird in Abbildung 10 veranschaulicht. Zunächst wird exploriert, ob das Auftreten der komorbiden Symptome mit einer interpersonellen Situation in Zusammenhang steht. Hilfreiche Fragen dabei können sein (hier am Beispiel einer Panikattacke):

- „Was ist denn vor dem Auftreten der Panikattacke passiert?"
- „Gab es einen Auslöser?"
- „Stand die Panikattacke möglicherweise auch im Zusammenhang mit einer schwierigen zwischenmenschlichen Situation?"

Im nächsten Schritt wird der Zusammenhang zwischen der schwierigen interpersonellen Situation und dem Auftritt der komorbiden Symptome erläutert:

- „Unbewältigte zwischenmenschliche Situationen werden häufig als große Belastung erlebt. Kennen Sie das?"
- „Je stärker man belastet ist, desto leichter entsteht auch eine Panikattacke. Deckt sich das mit Ihren Erfahrungen?"

Im letzten Schritt wird dann gemeinsam die Entscheidung getroffen, eine Situationsanalyse zu bearbeiten:

„Ich könnte mir vorstellen, dass auch Ihre Panikattacken seltener werden, wenn Sie derartige Situationen besser bewältigen können. Wären Sie einverstanden, wenn wir daher eine Situationsanalyse zu der Situation machen, die der Panikattacke voran ging?"

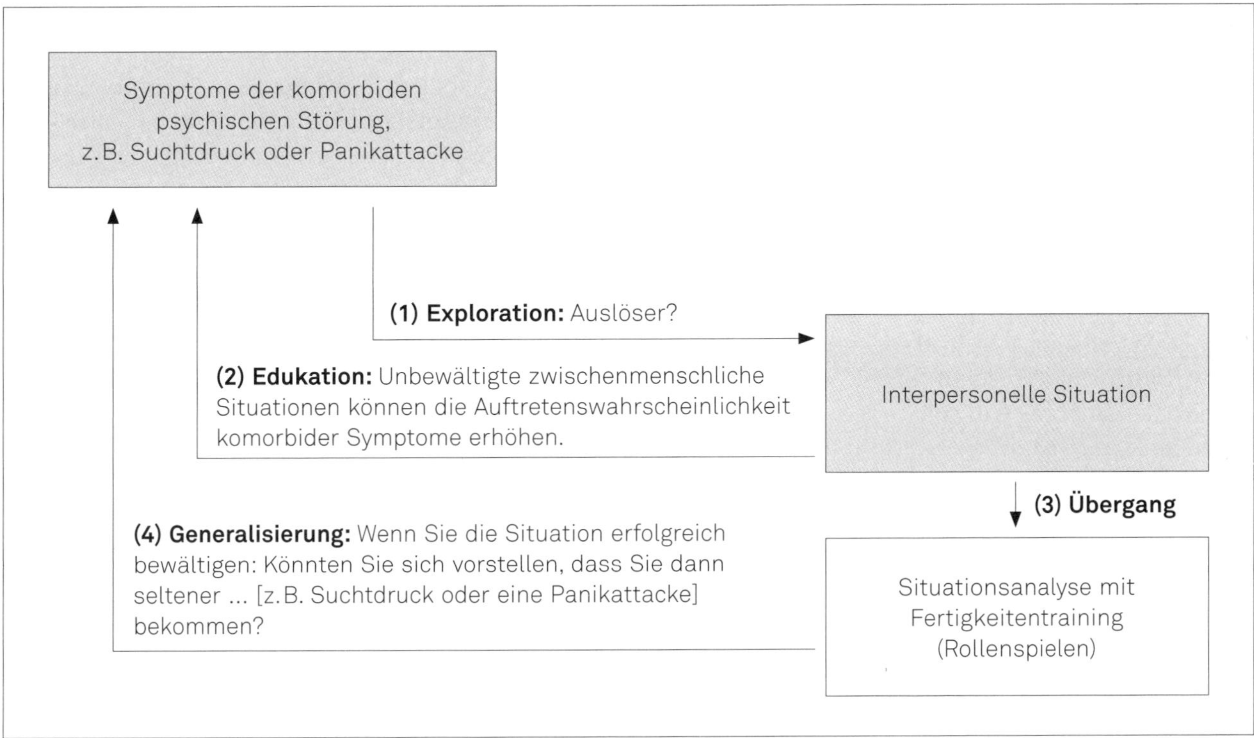

Abbildung 10: Einsatz der Situationsanalyse bei Auftreten komorbider Symptome

3.1.1 Alkoholabhängigkeit

Für chronisch depressive alkoholabhängige Patienten gilt als gleichwertiges Ziel neben der Besserung der depressiven Symptomatik das Setzen von Therapiezielen bezüglich des Alkoholkonsums. Abstinenz ist dabei weder Voraussetzung noch Therapieziel, sondern es wird eine Schadensbegrenzung bzw. -minimierung angestrebt (Penberthy et al., 2013; Penberthy, 2013). Die Art der Gesprächsführung entspricht dabei dem Vorgehen im Motivational Interviewing (Miller & Rollnick, 1999), das besonders geeignet ist, Ambivalenzen bezüglich Veränderung zu klären. Im Rahmen der *Vermittlung des Krankheitsmodells* sollte bereits auf den Zusammenhang zwischen schwierigen interpersonellen Situationen und dem Trinkverhalten vorbereitet werden. Das Trinkverhalten ist in diesem Zusammenhang eine maladaptive Bewältigungsstrategie bei nicht bewältigten zwischenmenschlichen Konflikten. Bei der Erhebung der *Liste prägender Bezugspersonen* kann miterhoben werden, welchen Einfluss prägende Bezugspersonen bei der Entstehung und Aufrechterhaltung der Abhängigkeitserkrankung gehabt haben. So sollte beispielsweise auch nach dem Umgang der prägenden Bezugspersonen mit Alkohol gefragt werden (Penberthy, 2011). Bei der Durchführung der *Situationsanalyse* kann es sich lohnen, am Anfang vor allem über interpersonelle Situationen zu sprechen, bei denen der Patient nach Abschluss der Situation Alkohol konsumierte oder starken Suchtdruck verspürte (Penberthy, 2011). Auch hier sollte diese leichte Modifikation nicht zu einer Verschiebung des Aufmerksamkeitsfokus führen: Das Ziel der Situationsanalyse bleibt es, dem Patienten bei der Lösung schwieriger interpersoneller Situationen zu helfen. Die Reduktion des Alkoholkonsums wäre dabei ein indirektes Behandlungsziel, das dadurch erreicht wird, dass der Patient zunehmend besser in der Lage ist, sein gewünschtes Ergebnis zu definieren und sich für dessen Realisierung einzusetzen. Der Alkoholkonsum, der häufig eingesetzt wird, um frustrierende interpersonelle Beziehungen „herunterzuspülen", wird dadurch durch sozial effizienteres Verhalten ersetzt.

3.1.2 Panikstörung

Liste prägender Bezugspersonen

Wenn bei Patienten mit komorbider Panikstörung die Liste prägender Bezugspersonen erhoben wird, sollte der Therapeut sich fragen, wie prägende Bezugspersonen mit Angst und angstauslösenden Situationen umgegangen sind. Es kann nämlich sein, dass der Umgang prägender Bezugspersonen mit Situationen, in denen der Patient Angst hatte, die Entstehung der Panikstörung begünstigte. In diesem Fall kann die Erhebung dieser Erfahrungen des Patienten wichtige Hinweise auf Stolpersteine im Umgang mit der Angst des Patienten liefern.

Kapfhammer (2008) verweist in diesem Zusammenhang auf die alterstypischen Ausprägungen der Angst wie die „Fremdenangst" und „Trennungsangst" (die in der normalen Entwicklung zwischen dem 8. und dem 24. Lebensmonat auftritt) oder die „Schulangst" (beim Eintritt ins Vorschul- bzw. Grundschulalter). Ein problematischer Umgang prägender Bezugspersonen mit diesen natürlicherweise auftretenden Ängsten könne zur Entstehung von Angsterkrankungen beitragen. So kann die Schulangst bei etwa 5% der 5- bis 10-Jährigen zur Schulverweigerung führen. Bowlby (1976) stellte die Hypothese auf, dass eine mangelhafte Sensibilität und inkonsistente Unterstützung der Eltern gegenüber Trennungsängsten ihres Kindes eine bedeutsame Vulnerabilität für eine spätere Panikstörung und Agoraphobie schaffen können.

Tatsächlich berichten mehrere Studien übereinstimmend über hohe Raten an Trennungsängsten und Schulphobien in der Kindheit agoraphobischer Patienten (Kapfhammer, 2008). Geringe emotionale Verfügbarkeit, verstärkte interpersonale Zurückweisung und strenge Bewertungsstandards finden sich wiederum gehäuft im kindlichen Erziehungsmilieu von Patienten mit sozialen Phobien. Straf- und Beschämungsangst bei kindlichen Fehlern angesichts hoher elterlicher Ansprüche sowie fehlende Belohnungen für Verhaltensinitiativen tragen schließlich zu sozialer Ängstlichkeit und Vermeidungshaltung bei (Kapfhammer, 2008).

Derartige Erfahrungen berichten auch chronisch depressive Patienten mit komorbider Panikstörung. Typische Stempel bei diesen Patienten sind: „Von meiner Mutter habe ich gelernt, dass ich auf mich alleine gestellt bin, wenn ich Angst habe" oder „Von meinem Vater habe ich gelernt, dass ich ja nichts falsch machen soll, sonst passiert was!". McCullough beschreibt beispielsweise bei einem Patienten mit chronischer Depression und komorbider Panikstörung die Übertragungshypothese: „Wenn ich mich auf eine Beziehung mit Dr. McCullough einlasse, dann muss ich von Anfang an alles richtig machen, er wird mir keine zweite Chance geben" (McCullough, 2011a).

Situationsanalyse

Bei chronisch depressiven Patienten mit komorbider Panikstörung stellt sich im Rahmen einer gründlichen Anamnese häufig heraus, dass bestimmte interpersonelle Situationen oder die Erinnerung daran Auslöser für Panikattacken sind. Diese interpersonellen Situationen sollten im Verlauf der Therapie mithilfe von Situationsanalysen bearbeitet werden. Dies kann wiederum im Sinne einer Veränderung zweiter Ordnung auch zu einer Besserung der Angstsymptome führen. Unter Umständen muss dem Patienten im Rahmen der Psychoedukation dieser Zusammenhang erläutert werden, weil besonders Patienten mit Angsterkrankungen sehr darauf drängen, dass *direkt* etwas gegen ihre Angst getan wird. Das Ziel der Psychoedukation ist es dann, zu vermitteln, dass eine bessere Bewältigung von zwischenmenschlichen Situationen *indirekt* auch zu einer Abnahme der Angstsymptomatik führen kann. Dabei kann man auf den Zusammenhang zwischen Stressoren und Panikanfällen verweisen: Die Schwelle für Panikanfälle wird eher erreicht, wenn das Niveau der allgemeinen Anspannung hoch ist. Dann können schon alltägliche Stressoren einen Panikanfall auslösen (Margraf & Schneider, 2008).

McCullough beispielsweise erhob zu Beginn der Behandlung bei dem bereits oben erwähnten Patienten mit chronischer Depression und komorbider Panikstörung folgende angstauslösende Situationen: unlösbar erscheinende Probleme bei der Arbeit und in der Familie. Dazu zählen insbesondere Konflikte mit dem Vorgesetzten, den beiden Söhnen und der Ehefrau. Im Zentrum dieser Konflikte stünde das Thema „Fehler machen" (McCullough, 2011a). Ein Blick auf die oben beschriebene Übertragungshypothese („Ich muss von Anfang an alles richtig machen, Dr. McCullough wird mir keine zweite Chance geben") demonstriert auf eindrucksvolle Weise, wie eng die Formulierung der Übertragungshypothese mit dem sich dann herausstellenden Fokus der Therapie (Fehler machen in der Beziehung mit dem Vorgesetzten, den Kindern und der Ehefrau) zusammenhängt. Im Verlauf der Therapie führte McCullough mit dem beschriebenen Patienten in jeder Sitzung eine Situationsanalyse durch und es kam zu einem Rückgang der depressiven Symptomatik *und* der Anzahl der Panikattacken.

Persönliche Gestaltung der Therapeutischen Beziehung (DPI)

Neben den Situationsanalysen empfiehlt es sich, in der Behandlung von chronisch depressiven Patienten mit komorbider Panikstörung Techniken zur Entspannung oder Techniken der Achtsamkeit zu vermitteln (Heidenreich & Michalak, 2008). Das Ziel dabei ist, dem Patienten Kontrolle über die unkontrollierbar erscheinenden Emotionen von Angst und Panik zu vermitteln und so Fertigkeiten zur Symptombewältigung bzw. Symptomtoleranz zu erwerben (Kapfhammer, 2008).

Bei der Vermittlung dieser Techniken ist darauf zu achten, dass die Lernsituationen die oben von McCullough beschriebene Übertragungshypothese aktivieren kann („Ich muss von Anfang an alles richtig machen, mein Therapeut wird mir keine zweite Chance geben"). Es ist leicht vorstellbar, dass die Aktivierung dieser Übertragungshypothese einen Erfolg von Entspannungsübungen unmöglich machen kann. In diesem Fall können die Techniken der persönlichen Gestaltung der therapeutischen Beziehung hilfreich sein, um dieses Hindernis zu überwinden.

Insbesondere durch die *Interpersonelle Diskriminationsübung* etabliert der Therapeut sich als Sicherheitssignal, was wiederum zu einem Nachlassen des allgemeinen Erregungsniveaus des Patienten beiträgt und so im Sinne einer Veränderung zweiter Ordnung zu einer Verbesserung der Angststörung beitragen kann. Bei der *Interpersonellen Diskriminationsübung* kann der Fokus beispielsweise auf einer Therapiesituation liegen, in welcher der Patient mit Angstsymptomen reagiert hat. Ziel wäre dann, dass der Patient erkennt, wie sich die Reaktion prägender Bezugspersonen auf die Äußerung von Angst von der Reaktion des Therapeuten unterscheidet und welche Konsequenz daraus für die Therapie folgt. So kann der Patient entdecken, dass der Therapeut im Gegensatz zu den prägenden Bezugspersonen die Angst des Patienten aushält und ihn beim Erlernen von Angstbewältigungsstrategien unterstützt, statt ihn als einen „Versager" und „Angsthasen" zu brandmarken. Diese Erkenntnis kann unter Umständen erst die Grundlage dafür schaffen, dass der Patient sich auf die Vermittlung von Techniken der Entspannung und der Achtsamkeit einlässt.

3.1.3 Posttraumatische Belastungsstörung

Liste prägender Bezugspersonen (Modifikation: Liste prägender Ereignisse)

Über eine besonders lange Erfahrung mit der Behandlung von chronisch depressiven Patienten mit komorbider Posttraumatischer Belastungsstörung verfügt Favorite (2011, 2013). Er behandelt vor allem Kriegsveteranen und beobachtete bei ihnen vor allem chronische Depression mit spätem Beginn. Bei dieser Patientenklientel offenbart sich bei der Erhebung der Liste prägender Bezugspersonen oftmals eine vergleichsweise wenig problematische frühe Lerngeschichte. Neben der Liste prägender Bezugspersonen erhebt Favorite bei seinen Patienten auch eine *Liste prägender Ereignisse*, um herauszufinden, welchen Einfluss die Traumatisierung auf den weiteren Verlauf des Lebens der Betroffenen hatte.

Bereits durch diese Erhebung der Liste prägender Ereignisse etabliert sich der Therapeut als Sicherheitsvariable, denn er vermittelt dem Patienten implizit: „Ich halte es aus, mir diese Erlebnisse anzuhören". Analog zu den emotionalen Brennpunkten bei der Liste prägender Bezugspersonen (Intimität/Nähe, Bedürfnisse äußern, Fehler machen, Ärger zeigen) beobachtete Favorite auch charakteristische emotionale Brennpunkte bei der Erhebung der Liste prägender Ereignisse:

- Sicherheit,
- Vertrauen,
- Macht/Kontrolle,
- Nähe,
- Selbstbewusstsein.

In diesen Lebensbereichen hinterlassen die traumatischen Erlebnisse besonders häufig ihre Spuren. Wiederum analog zum Vorgehen bei der Erhebung der Liste prägender Bezugspersonen formuliert Favorite mit seinen Patienten auch eine „Übertragungshypothese" für das traumatische Erlebnis. Dabei ist es das Ziel, herauszufinden, welchen Lebensbereich das Trauma besonders beeinflusst hat und was die traumatische Erfahrung für diesen Lebensbereich bedeutet. Die Patienten formulieren diese Erfahrung in einem Satz, der anfängt mit: „Das Trauma bedeutet für mich, dass ...". Das Vorgehen zur Erhebung der Liste prägender Ereignisse soll am folgenden Beispiel illustriert werden.

Fallbeispiel: Frau K. – Ich habe keine Kontrolle über mein Leben

Die 51-jährige Frau K. war durch einen übergriffigen Chef in einem Handwerksbetrieb traumatisiert, der brüllte und andere bedrohte. Er schreckte auch nicht davor zurück, anderen mit einer Waffe zu drohen, beispielsweise wenn sie seinen Anforderungen nicht gerecht wurden. Diese Wut- und Gewaltausbrüche erlebte Frau K. als unkontrollierbar. Ihre Liste prägender Bezugspersonen war im Vergleich dazu von einem sehr behütenden Elternhaus geprägt. Ihre „Übertragungshypothese" für das Trauma „Chef" lautete: „Das, was ich mit meinem Chef erlebt habe, bedeutet für mich, dass ich keine Kontrolle über mein Leben habe". Ihre Übertragungshypothese für die Arbeit mit dem Therapeuten lautete vor dem Hintergrund des (über)behütenden Elternhauses: „Wenn ich meinem Therapeuten etwas anvertraue, werde ich von meinen Emotionen überwältigt und er wird mir damit auch nicht helfen können“.

Situationsanalyse und persönliche Gestaltung der therapeutischen Beziehung

Favorite beobachtete bei seinen Patienten, dass sie in der Therapie, beispielsweise bei der Bearbeitung von Situationsanalysen, immer wieder Flashbacks erleben, welche die Fortsetzung der Situationsanalyse erheblich erschwerten. In diesen Situationen setzt er eine „Traumadiskriminationsübung“ ein. Dabei soll der Patient erkennen, wie sich die Traumasituation von der gegenwärtig auf der Hand liegenden Situation unterscheidet. Zu diesem Zweck empfiehlt Favorite entgegen dem sonst üblichen Vorgehen (*erst* die Situationsanalyse beenden und sich *dann* um alles andere kümmern, vgl. Kapitel 4.2.6) eine Unterbrechung der Situationsanalyse. Bei der Traumadiskriminationsübung orientiert sich Favorite eng an der Interpersonellen Diskriminationsübung und empfiehlt ein Vorgehen, dass im Folgenden anhand des bereits genannten Beispiels demonstriert werden soll.

Fallbeispiel: Frau K. (Forts.) – Traumadiskrimination im Rahmen der Situationsanalyse

Frau K. war bei der Formulierung und Einforderung von eigenen Bedürfnissen erheblich durch das Auftreten von Flashbacks beeinträchtigt. Diese traten beispielsweise bei der Bearbeitung der folgenden Situationsanalyse auf:

- *Situationsbeschreibung:* Ich stehe in der Küche, ich räume auf, ich rede mit meinem Mann, er bleibt sitzen.
- *Interpretation:* Ich muss immer alles alleine machen.
- *Verhalten:* Ich räume auf und antworte einsilbig auf das, was er sagt.
- *Tatsächliches Ergebnis:* Ich räume die Küche auf, er erzählt mir was.
- *Gewünschtes Ergebnis:* Ich würde ihm gerne sagen, „Hilf mir bitte“.

Bereits bei der Formulierung des gewünschten Ergebnisses erlebt Frau K. einen Flashback. Das durch die Formulierung des gewünschten Ergebnisses aufgeworfene Thema Selbstbehauptung fällt in den Bereich ihrer Übertragungshypothese für das Trauma (Kontrolle). Wann immer sie daran denkt, sich selbst zu behaupten, leidet sie unter quälenden Intrusionen von Situationen, in denen sie in traumatischen Situationen *keine* Kontrolle hatte. Das Ziel der im Folgenden wörtlich wiedergegebenen Traumadiskriminationsübung ist, der Patientin deutlich zu machen, dass die Situation mit dem Chef im Handwerksbetrieb zwar *unkontrollierbar* war, die Situation mit dem Ehemann in der Küche jedoch unter Umständen unter Kontrolle gebracht werden kann.

Th.: Ich merke, das ist gerade eine echt schwierige Situation für Sie.
Pat.: Ja ...
Th.: Fühlen Sie sich gerade wieder so, wie bei Ihrem Chef im Büro?
Pat.: [erschrickt sichtlich] Ja ...
Th.: Ich glaube, es wäre gut, wenn wir für einen Moment aus der Situationsanalyse aussteigen.
Pat.: [schweigt, wirkt abwesend]
Th.: Versuchen Sie sich für diesen Moment mal ganz auf mich zu konzentrieren. Wir gehen dafür einmal einen Schritt von der Flipchart zurück.
Pat.: Ich werde die Bilder gerade nicht los ...
Th.: Dabei will ich Ihnen jetzt helfen. [Pause]. Haben Sie eine Idee, warum die Bilder gerade aufgetaucht sind?
Pat.: Es ist wieder eine dieser Situationen, die mir besonders schwerfällt.
Th.: Und warum?
Pat.: Weil ich etwas sagen müsste ...
Th.: Es scheint, als sei das eine von den Situationen, in denen Sie gerne die Kontrolle übernehmen würden, oder? [jetzt ist der emotionale Brennpunkt benannt]
Pat.: Ja, und dann denke ich immer ... [stockt]
Th.: Dann kommen immer dieselben Gedanken zu dem Trauma, über die wir schon gesprochen haben, oder?
Pat.: Ja.
Th.: Erinnern Sie sich daran, wie wir diese Gedanken in einem Satz zusammengefasst haben?
Pat.: Ja: Das Trauma bedeutet für mich, dass ich keine Kontrolle über mein Leben habe. *[jetzt ist die Übertragungshypothese für das Trauma benannt]*
Th.: Es sieht so aus, als sei diese Überzeugung gerade ziemlich stark aktiviert worden, oder?
Pat.: Ja, da haben Sie recht.
Th.: Aber ich glaube, es gibt Unterschiede zwischen dem, was Sie in dem Büro erlebt

haben und dem, was Sie mir von der Situation in der Küche erzählt haben. Lassen Sie uns noch einmal genau hinschauen.

Pat.: Ich bin mir nicht sicher, ob ich das schaffe.

Th.: Ich bin bei Ihnen und unterstütze Sie.

Pat.: Na gut, versuchen wir es ...

Th.: Was wäre bei Ihrem Chef passiert, wenn Sie gesagt hätten, was Sie wollen?

Pat.: [sichtlich erschreckt] Das hätte der nicht zugelassen. Der hätte rumgebrüllt und mich angeherrscht: Was fällt dir ein? Er hat uns alle geduzt. Wir waren „seine Mädchen". Es war furchtbar. *[jetzt die Erinnerungen an die traumatische Situation explizit gemacht]*

Th.: Das kann ich mir lebhaft vorstellen. Ich würde jetzt gerne Ihre Aufmerksamkeit auf etwas anderes lenken: Wenn Sie Ihrem Mann sagen, was Sie wollen, was passiert dann?

Pat.: Das habe ich schon lange nicht mehr gemacht.

Th.: Das glaube ich Ihnen. Dieses Trauma hat Ihr Leben ganz schön durcheinandergewirbelt. Aber versuchen Sie sich noch einmal zu erinnern. Wie war es, wenn Sie ihn einmal doch gefragt haben, trotz der Angst?

Pat.: Dann hat er meist gemacht, was ich wollte.

Th.: Hat er gebrüllt?

Pat.: Nein.

Th.: Hat er gesagt: „Was fällt dir ein?" *[an diesem Punkt vergleicht der Therapeut zusammen mit der Patientin Schritt für Schritt die Situation damals mit der gegenwärtigen Situation].*

Pat.: Nein.

Th.: Gibt es also irgendwelche Gemeinsamkeiten zwischen Ihrem Chef damals und Ihrem Mann heute?

Pat.: Wenn Sie mich so fragen: Nein.

Th.: Was bedeutet das für die Situation, die wir gerade besprochen haben? *[ab jetzt erhebt der Therapeut die Möglichkeiten, die sich für die Patientin aufgrund der Tatsache eröffnen, dass ihr Mann sich anders verhält als der Chef]*

Pat.: Dass ich hier vielleicht doch etwas sagen könnte ...

Th.: Um es auf den Punkt zu bringen: Ist die Situation mit Ihrem Mann genauso unkontrollierbar, wie die mit Ihrem Chef damals?

Pat.: Nein, die Situation hier könnte ich vielleicht in den Griff kriegen, wenn ich es richtig angehe.

Th.: Dann lassen Sie uns jetzt zur Situationsanalyse zurückkehren.

3.1.4 Persönlichkeitsstörungen

Beim Lesen der Bücher von McCullough fällt auf, dass er den Persönlichkeitsstörungen vergleichsweise wenig Aufmerksamkeit schenkt. Dabei verlaufen insbesondere chronische Depressionen häufig komorbid mit Persönlichkeitsstörungen (Fava, 2003; Hayden & Klein, 2001). McCullough beschreibt bestimmte komorbide Persönlichkeitsstörungen als Prädiktoren für einen schlechten Therapieerfolg. So empfiehlt er beispielsweise, Borderline-Patienten nicht mit CBASP zu behandeln. Auch beim Vorliegen von schizotypen und schizoiden Persönlichkeitsstörungen sei die Behandlung mit CBASP außerordentlich schwierig. Gleichzeitig konnte empirisch gezeigt werden, dass das Vorliegen einer Persönlichkeitsstörung keinen Einfluss auf den Erfolg einer CBASP-Behandlung hat (Maddux et al., 2009). Bei dieser Studie wurden jedoch beispielsweise Patienten mit schwer verlaufender Borderline-Persönlichkeitsstörung nicht eingeschlossen.

Eine kürzlich erschienene Studie untersuchte den Einfluss von komorbiden Symptomen einer Borderline-Persönlichkeitsstörung auf den Verlauf einer CBASP-Behandlung. Das Ergebnis: die Schwere der Borderline-Symptomatik hatte einen geringen negativen Einfluss auf den Erfolg der CBASP-Behandlung, der allerdings statistisch nicht signifikant war (Konvalin et al., 2021). Einschränkend muss man sagen, dass bei den Patienten in dieser Studie die Borderline-Symptomatik nicht im Vordergrund stand. Pragmatisch bedeutet dies, dass möglicherweise auch Menschen mit zufällig entdeckter Komorbidität einer Borderline-Persönlichkeitsstörung mit CBASP behandelt werden können, ohne dass dies den Therapieerfolg deutlich schmälert. Wenn allerdings die Borderline-Symptomatik im Vordergrund steht, beispielsweise im Sinne von wiederholten Selbstverletzungen, mehreren Suizidversuchen und stark ausgeprägten Stimmungsschwankungen, dann sollten eher etablierte Therapien der Borderline-Persönlichkeitsstörung zum Einsatz kommen.

Wir gehen daher davon aus, dass viele komorbide Persönlichkeitsstörungen, insbesondere aus dem Cluster C (dependent, ängstlich-vermeidend oder zwanghaft) gut mit CBASP behandelt werden können (Steinlechner et al., 2012). Das gilt auch für bestimmte komorbide Persönlichkeitsstörungen aus dem Cluster B (z.B. narzisstisch). Bei anderen Persönlichkeitsstörungen, insbesondere der Borderline-Persönlichkeitsstörung, kann vor allem die Situationsanalyse im Sinne eines Behandlungsmoduls neben anderen Strategien (z.B. Vermittlung von Stresstoleranzskills) erfolgreich eingesetzt werden (Driscoll et al., 2004). Besonderheiten in der CBASP-Behandlung bei Patienten mit Persönlichkeitsstörungen ergeben sich also in erster Linie auf der Ebene der Situationsanalyse und der persönlichen Gestaltung der therapeutischen Beziehung.

Bei der Gestaltung der therapeutischen Beziehung mit chronisch depressiven Patienten und komorbiden Persönlichkeitsstörungen kann neben den klassischen CBASP-Strategien auch das Konzept der Motivorientierten Beziehungsgestaltung (Caspar, 2018; Caspar, 2008; Grawe, 1992) eine zusätzliche Methode sein. Dieses Konzept geht davon aus, dass eine Beziehung tragfähig ist, wenn der Therapeut sich komplementär, d.h. im Wesentlichen unterstützend, zu den wichtigsten Motiven des Patienten verhält. Dieses Vorgehen basiert auf der Methode der Plananalyse und ermöglicht ein vertieftes Verständnis der hinter einem Problemverhalten liegenden Motive. So wird für den Therapeuten noch spezifischer die Instrumentalität des schwierigen Interaktionsverhaltens nachvollziehbar. Bei feindseligem Verhalten beispielsweise werden je nach Prägungshintergrund unterschiedliche individuelle Motive gefunden, z.B. bedrohliche Nähe zu vermeiden, den Therapeuten zum Scheitern zu bringen oder ihn zu besonderer Anstrengung zu veranlassen. Bei der Motivorientierten Beziehungsgestaltung wird für Problemverhalten in der Therapiesituation so lange in der instrumentellen Planhierarchie hochgehend nach weiter übergeordneten Motiven gesucht, bis diese unproblematisch werden, im Sinne von den Therapeuten nicht übermäßig einschränkend. Den Therapeuten zum Scheitern zu bringen ist sicherlich problematisch. Wenn darüber plausiblerweise das Motiv steht, sich nicht auf neue Erfahrungen einzulassen, von denen ein Patient annimmt, sie könnten überwältigend negativ sein, ist das hingegen verständlich und als Motiv nicht übermäßig einschränkend. Ein Therapeut kann sich auf dieses Motiv einstellen, indem er dem Patienten proaktiv und nicht kontingent zu Problemverhalten Kontrolle gibt und Sicherheit vermittelt. Auf diese Weise macht er das durch die Angst vor negativen Erfahrungen motivierte feindselige Verhalten überflüssig. Wenn der richtige Punkt getroffen wird, kann der Patient manchmal überraschend schnell auf Problemverhalten verzichten. Der Therapeut kann zudem Feindseligkeit leichter verkraften, wenn er nicht nur das Problemverhalten, sondern auch oder vor allem die dahinterstehenden akzeptablen Motive sieht. Diese Methode wurde jüngst für die Anwendung bei chronischer Depression und komplexen Persönlichkeitsstörungen beschrieben (Kramer, 2013).

Liste prägender Bezugspersonen

Patienten mit komorbider Persönlichkeitsstörung fallen häufig bereits frühzeitig in der Behandlung durch Schwierigkeiten in der Interaktion auf. Das ist wenig überraschend, weil Persönlichkeitsstörungen unter anderem durch von der kulturellen Norm abweichende Verhaltensmuster in zwischenmenschlichen Beziehungen definiert sind (Bohus et al., 2004, S. 881). Der Kern der Störung liegt also auf der Beziehungsebene und zeigt sich dort auch (Sachse, 2010). Bereits bei der Erhebung der Liste prägender Bezugspersonen kann es hilfreich sein, sich zu fragen, warum der Patient die beobachteten Schwierigkeiten in der Interaktion zeigt. Häufig sind die Interaktionsprobleme in bestimmten zwischenmenschlichen Erfahrungen begründet, die der Patient gemacht hat. Auf diese Weise wird das problematische Interaktionsmuster besser verständlich. Dies erleichtert dem Therapeuten die Arbeit mit dem Patienten. Dieses Vorgehen hilft auch, einen Fokus für die persönliche Gestaltung der therapeutischen Beziehung zu finden. Dieser Fokus ermöglicht es dem Therapeuten, auf bestimmte problematische Verhaltensweisen des Patienten gezielt zu reagieren, um ihm deutlich zu machen, dass dieses Verhalten vor dem Hintergrund der Erfahrungen mit prägenden Bezugspersonen zwar verständlich, in der gegenwärtigen Beziehung mit dem Therapeuten jedoch nicht notwendig und sogar problematisch ist.

Durch die Wahl des Fokus auf Grundlage der Liste prägender Bezugspersonen (und der daraus abgeleiteten Übertragungshypothese) können darüber hinaus unnötige Konflikte vermieden werden, weil der Therapeut gezielt ein problematisches Verhalten auswählt und den Patienten beim Erwerb von adaptiven Verhaltensweisen unterstützt. Häufig wirkt es entlastend, sich als Therapeut ein bestimmtes Verhaltensziel in der Beziehungsarbeit mit dem Patienten zu setzen und nicht auf alle problematischen Verhaltensweisen eingehen zu müssen. Diese *Kontingent persönliche Reaktion* führt häufig bereits zu einer Veränderung auch anderer problematischer Verhaltensweisen. Manchmal braucht es dazu allerdings wiederholte Anläufe. Die wenigsten Patienten werden sofort eine Verhaltensänderung erreichen.

Situationsanalyse

Bei vielen komorbiden Persönlichkeitsstörungen kann die Situationsanalyse wie im Kapitel 2 beschrieben im Rahmen einer umfassenden Behandlungsstrategie unverändert eingesetzt werden. Daher gehen wir im Folgenden nur auf den Fall ein, bei dem die

Situationsanalyse als isolierte Technik zum Einsatz kommt (vgl. Kapitel 2.4.5.5). Denn insbesondere Persönlichkeitsstörungen gehen mit Problemen in zwischenmenschlichen Beziehungen einher und Situationsanalysen können bei verschiedenen Persönlichkeitsstörungen auch als isolierte Technik genutzt werden, um diese Probleme anzupacken.

Das gilt beispielsweise für die *Borderline-Persönlichkeitsstörung*. Insbesondere bei einer schwer ausgeprägten Borderline-Persönlichkeitsstörung raten wir vom frühen Einsatz von Kontingent persönlicher Reaktion und einer Diskriminationsübung ab. Diese Techniken können wie im Kapitel 2.5.2 beschrieben im Verlauf der Durchführung zu einer deutlichen Zunahme an aversiver Anspannung führen. Borderline-Patienten müssen über gute Fertigkeiten in der Anspannungsregulation verfügen und Therapeuten viel Übung mit dem vorsichtigen Einsatz dieser Techniken haben, damit diese Techniken bei dieser Patientengruppe gewinnbringend eingesetzt werden können.

All diese Einschränkungen gelten nicht oder deutlich weniger für den Einsatz der Situationsanalyse bei Borderline-Patienten. Lediglich im Schritt 6 der Erhebungsphase (Vergleich gewünschtes Ergebnis und tatsächliches Ergebnis, vgl. Kapitel 2.4.1) sollte bei Patienten mit deutlich eingeschränkter Fähigkeit zur Spannungsregulation besonders vorsichtig vorgegangen werden. Das Ziel dieses Schrittes, die Verstärkung aversiver Anspannung zur Ermöglichung eines „Erleichterungsmomentes“ am Ende der Situationsanalyse, ist bei Borderline-Patienten deutlich schneller erreicht als bei anderen chronisch depressiven Patienten. Schlimmstenfalls steigt bei diesem Schritt das Anspannungsniveau eines emotional instabilen Patienten soweit an, dass eine weitere Bearbeitung unmöglich wird, beispielsweise weil der Patient dissoziiert.

Persönliche Gestaltung der therapeutischen Beziehung

Der interessanteste Beitrag des CBASP-Konzeptes zur Behandlung komorbider Persönlichkeitsstörungen liegt unseres Erachtens in der persönlichen Gestaltung der therapeutischen Beziehung. Sachse beschreibt sehr plastisch, dass Therapeuten bei der Arbeit mit Patienten mit Persönlichkeitsstörungen oft den Eindruck haben, in einer Double-bind-Situation zu stecken (Sachse, 2010). Sie erhalten zwei gegenteilige sich ausschließende Botschaften: „Hilf mir, tue was, rette mich und tue es schnell“ und „Lass mich in Ruhe, taste mich nicht an, komm mir nicht zu nahe“. Beim Lesen des Buches wird möglicherweise bereits aufgefallen sein, dass einige Persönlichkeitsstörungen sich durch einen bestimmten Sti-

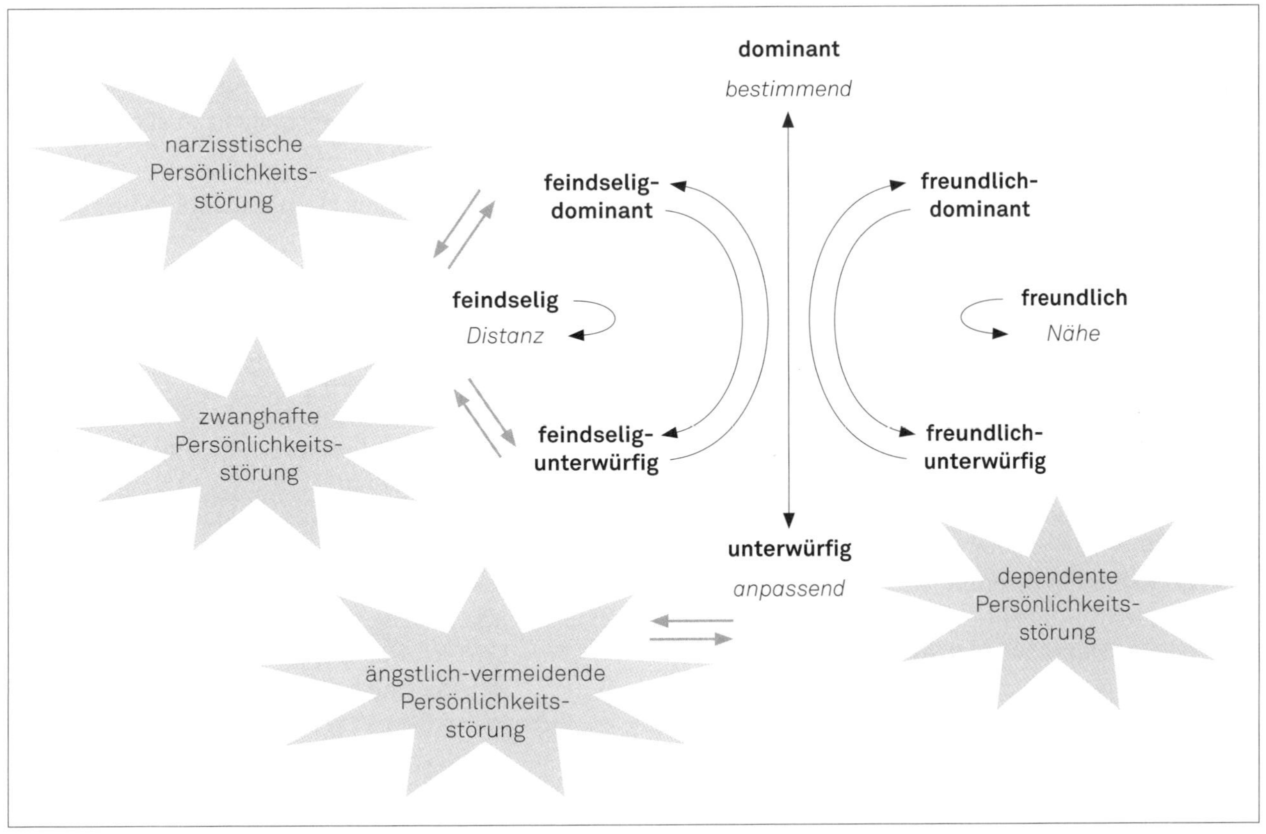

Abbildung 11: Darstellung der Persönlichkeitsstörungen im Kiesler Kreis

muluscharakter auszeichnen, der im Kiesler Kreis beschrieben werden kann (vgl. Abbildung 11). Bei Patienten mit einer Cluster C-Persönlichkeitsstörung wurde eine besonders starke Ausprägung der für chronische Depression charakteristische Interaktionsmuster gefunden, insbesondere im unterwürfigen und feindselig-unterwürfigen Bereich (Erkens et al., 2018). Die persönliche Gestaltung der therapeutischen Beziehung gibt dem Therapeuten die Möglichkeit, seinen Patienten im Rahmen der Kontingent persönlichen Reaktion für seinen persönlichen Stimuluscharakter zu sensibilisieren und gegebenenfalls adaptivere Verhaltensweisen zu vermitteln.

Dependente Persönlichkeitsstörung

Gehen wir es einmal für einige Persönlichkeitsstörungen systematisch durch, beginnend mit dem Cluster C. Der Stimuluscharakter von *dependenten* Patienten ist häufig unterwürfig, insbesondere freundlich-unterwürfig. So beschreiben Bohus und Mitarbeiter Menschen mit dependenter Persönlichkeitsstörung als „betont freundlich, kooperativ, niemals fordernd oder aggressiv" und werten dies als eine „Strategie, um Anerkennung und Verbindlichkeit zu sichern" (Bohus et al., 2004, S. 907). Sachse betont, dass dies jedoch keinesfalls heißt, dass Menschen mit einer dependenten Persönlichkeitsstörung keine Ansprüche hätten (Sachse, 2010). Vielmehr zeigen sie deutliche Versorgungsansprüche und sind enttäuscht, wenn der Partner oder Therapeut nicht entsprechend handelt. Die auf diese Weise aktivierten Hilfeleistungen verstärken das Verhalten der Patienten positiv und verhindern so das Erlernen handlungsorientierter Bewältigungsstrategien. McCullough bezeichnet dieses Phänomen mit der Terminologie des Kiesler Kreises als „Dominanz-Falle" (McCullough, 2000, S. 75; McCullough, 2006a). Er empfiehlt im Umgang mit diesen Patienten besonders langsam und zurückhaltend vorzugehen (McCullough, 2000, S. 266; McCullough, 2006a). Das gilt insbesondere für die mit diesen Patienten häufig auftretenden Situationen, in denen die Patienten um Rat fragen. Dabei ist es wichtig, sich mit Ratschlägen zurückzuhalten (im Sinne einer freundlich-unterwürfigen Haltung: „Was würden Sie denn wollen") und gleichzeitig das entstehende Dilemma freundlich-dominant zurückzumelden: „Ich könnte Ihnen schon sagen, was ich machen würde. Dabei habe ich aber Sorge, dass Sie sich nicht trauen werden, mir zu widersprechen, egal ob Ihnen mein Vorschlag gefällt oder nicht. Deswegen ist es mir so wichtig zu hören, was Sie am liebsten in dieser Situation machen würden" (das ist ein Beispiel für eine „Light"-Version der Kontingent persönlichen Reaktion).

Ängstlich-vermeidende Persönlichkeitsstörung

Auch Patienten mit *ängstlich-vermeidender Persönlichkeitsstörung* verhalten sich häufig unterwürfig, hier spielen jedoch auch feindselig-unterwürfige Verhaltensweisen eine Rolle. Bei ihnen besteht „starke Sehnsucht nach Zugehörigkeit und Akzeptanz" im Kontrast zu „starker Angst vor emotionaler Nähe und Verbindlichkeit" (Bohus et al., 2004, S. 911ff.). Diese Patienten legen großen Wert auf sichere Distanz in zwischenmenschlichen Beziehungen, was im Kiesler Kreis als „feindseliger" (oder eben distanzierter) Stimuluscharakter imponiert. Sie wirken auf Außenstehende kühl und arrogant, potenzielle Partner (und auch die Therapeuten) durchlaufen „Testmanöver", bis wirkliche Nähe zugelassen wird. Das geht zum Teil so weit, dass die Betroffenen als Folge ihres Verhaltens wiederholte Beziehungsabbrüche und somit eine Wiederholung der gemachten Erfahrung erleben. Diese Reaktion der Umwelt wird auch im Kiesler Kreis beschrieben: feindselig-unterwürfiges Verhalten (Nichtzulassen von Nähe) ruft nach dem Kiesler Kreis feindselig-dominantes Verhalten (Verlassenwerden) hervor. Auch hier sind DPI-Techniken geeignet, diesen Teufelskreis zu durchbrechen. Der Therapeut sollte im Umgang mit ängstlich-vermeidenden Patienten auf diese Probleme vorbereitet sein und nicht mit Rückzug reagieren, sondern freundlich, aber bestimmt (offen) eine Rückmeldung darüber geben, wie das Verhalten des Patienten gerade auf ihn wirkt.

Beispiel: Kontingent persönliche Rückmeldung „Sie ziehen sich zurück"

Th.: Sie sagen auf einmal nichts mehr, was ist los?
Pat.: Ach, ich weiß auch nicht.
Th.: Wissen Sie, wie sich das gerade anfühlt für mich?
Pat.: Ne, weiß ich nicht.
Th.: Überlegen Sie mal.
Pat.: Ach, ist doch nicht so wichtig [sinkt tiefer in den Stuhl].
Th.: Ehrlich gesagt, mir ist das schon wichtig. Weil Ihre Wirkung auf mich könnte für Sie zum Problem werden.
Pat.: Aha ... [schaut den Therapeuten wieder an].
Th.: Darf ich Ihnen sagen, wie Ihr Verhalten gerade auf mich wirkt?
Pat.: Wenn Sie es für so wichtig halten.
Th.: Ja, es ist mir wichtig: Wenn Sie sich zurückziehen, dann fühle ich mich alleine gelassen. Hätten Sie das gedacht?

Pat.: Ehrlich gesagt: Nein. Ich dachte, nur ich fühle mich alleine. [hält jetzt den Blickkontakt].

Th.: Das ist doch interessant: Sie ziehen sich zurück, und plötzlich sind wir beide alleine. Übrigens: Jetzt schauen Sie mich schon wieder an, da fühle ich mich schon wieder weniger alleine, ich glaube, Sie sind jetzt wieder näher bei mir.

Pat.: Ja, das stimmt. Sie haben mich neugierig gemacht: Sie haben gesagt, meine Wirkung auf Sie könnte auch für mich zum Problem werden. Was meinen Sie damit?

Th.: Na ja. Als ich mich so alleine gefühlt habe, hatte ich den Impuls aufzustehen und rauszugehen.

Pat.: Zum Glück haben Sie das nicht gemacht.

Th.: Ja, zum Glück haben wir geschafft, wieder Kontakt zueinander aufzunehmen. Im Grunde ist es ja paradox: Sie fühlen sich alleine, ziehen sich zurück. Und was bewirken Sie damit bei anderen?

Pat.: Dass sie mich tatsächlich alleine lassen. So habe ich das noch nie gesehen.

Th.: Gar nicht so einfach, dem ins Auge zu sehen, oder?

Die Herausforderung in dieser Selbstöffnung bestand darin, bei diesem feindselig-unterwürfigen Patienten zunächst das Interesse für die emotionale Reaktion des Therapeuten zu wecken. Sonst hätte der Patient die Selbstöffnung möglicherweise leichtfertig vom Tisch gewischt oder gar nicht wahrgenommen. Als das Interesse geweckt war, hatte der Patient sich schon etwas aus dem feindseligen Oktanten des Kiesler Kreises herausbewegt. Der Therapeut markierte diese Änderung („Jetzt schauen Sie mich schon wieder an, da fühle ich mich schon wieder weniger alleine") und fuhr dann mit der Selbstöffnung fort.

Zwanghafte Persönlichkeitsstörung

Patienten mit komorbiden zwanghaften Persönlichkeitszügen beschreibt McCullough als feindselig, wobei auch feindselig-dominante Verhaltensweisen dazugehören. Die Betroffenen würden sich ständig darüber beschweren, dass andere nicht ihren Vorstellungen entsprechen und nicht von ihren merkwürdigen Vorlieben lassen (McCullough, 2000, S. 264 ff.; McCullough, 2006a). Patienten mit *zwanghafter Persönlichkeitsstörung* werden darüber hinaus als zwischen Unterordnung (insbesondere gegenüber Normen und Konventionen) und Dominanz (vor allem gegenüber denen, die nicht ihren Normen und Vorstellungen entsprechen) changierend beschrieben. Sie seien deswegen „von Vorgesetzten geschätzt, von Mitarbeitern häufig isoliert" (Bohus et al., 2004, S. 935 ff.). Sachse (2010) hat hierfür den Begriff der Regelsetzermentalität geprägt, wobei als Referenzpunkt überpersönliche Normen gelten und der Zwanghafte selbst zum „ersten Normerfüller" wird. Auch hier liegt der Schlüssel zur Veränderung darin, dem Patienten dieses Verhaltensmuster unübersehbar deutlich zu machen. Dabei sollte man so lange es geht freundlich bleiben, besonders feindselig-dominantes Verhalten erfordert jedoch manchmal den kurzen und gezielten Einsatz von feindselig-dominanten Strategien, um durch die Mauer des feindseligen Verhaltens durchzukommen und den Redefluss eines feindselig-dominanten Patienten zu unterbrechen (z. B. „Jetzt lassen Sie mich mal zu Wort kommen! Ich habe es satt, von Ihnen als „inkompetent" bezeichnet zu werden!"). Wenn der Redefluss des Patienten dann aber unterbrochen ist, sollte man so schnell es die Situation zulässt, wieder auf die freundliche Seite des Kiesler Kreises zurückkehren (z. B. „Ich würde Ihnen echt gerne helfen. Sie machen mir das aber wirklich nicht leicht. Wenn Sie mich als „inkompetent" bezeichnen, dann ist das, als würden Sie mir alle meine Werkzeuge aus der Hand schlagen. Die brauche ich aber, um Ihnen zu helfen."). Diese Reaktion ist vielleicht noch in erster Linie offen (dominant). Im weiteren Verlauf sollte man sich jedoch immer weiter auf die freundliche Seite des Kiesler Kreises bewegen.

Narzisstische Persönlichkeitsstörung

Feindselig-dominantes Verhalten erfordert also eine besondere Flexibilität in der Wahl der eigenen interpersonellen Strategien. McCullough empfiehlt hier ein zielorientiertes Vorgehen, bei dem man ununterbrochen darauf achtet, wo der Patient gerade steht. Das Ziel ist dabei, wie immer im CBASP, die vor dem Hintergrund traumatischer Erfahrungen aufgebaute Mauer des Patienten zu überwinden und dem Patienten zu einem echten Beziehungserlebnis zu verhelfen, indem der Patient lernt, Empathie für seine Mitmenschen zu entwickeln. Diese Regel gilt im besonderen Maße auch im Umgang mit *narzisstischen Patienten*, deren interpersonelles Verhalten ebenfalls als zwischen feindselig-dominant und feindselig-unterwürfig changierend beschrieben werden kann. Das von McCullough beschriebene Empathiedefizit chronisch depressiver Patienten zählt bei der narzisstischen Persönlichkeitsstörung sogar zu den diagnostischen Kriterien. Im Umgang mit diesen Patienten ist es darüber hinaus wichtig, sich bewusst zu machen, dass die Betroffenen durch Infragestellen des Selbstbildes eine dauernd lauernde Bedrohung durch andere erleben (Bohus et al., 2004, S. 953).

Die therapeutische Herausforderung im Umgang mit diesen Patienten ist es, nicht dem Impuls nachzugeben, sich feindselig-unterwürfig (beispielsweise durch inneren Rückzug) oder unkontrolliert feindselig-dominant zu verhalten. Diese beiden Reaktionen kennen narzisstische Patienten gut, helfen ihnen aber nicht dabei, die Mauer zwischen ihnen und ihrer Umwelt zu überwinden. In bestimmten Situationen kann es daher nötig sein, vorsichtig dosiert eine feindselig-dominante Haltung einzunehmen (vgl. Beispiel). Dazu braucht es ein Gegenüber, das bereit ist, sich auf eine Konfrontation einzulassen, ohne dabei die Kontrolle zu verlieren. So macht der narzisstische Patient, möglicherweise zum ersten Mal in seinem Leben, die Erfahrung, dass ihm jemand auf Augenhöhe begegnet und ihn nicht feindselig-dominant besiegt oder sich feindselig-unterwürfig aus der Beziehung stiehlt.

Beispiel: Kontingent persönliche Reaktion bei narzisstischen Patienten

Pat.: Das mit Ihren Situationsanalysen, das ist nichts für mich. Haben Sie nicht was anderes für mich auf Lager? Sie sind doch der Experte.
Th.: Was meinen Sie damit?
Pat.: Na, haben Sie nicht irgendetwas anderes, was Sie mir anbieten können?
Th.: Nein.
Pat.: Sie sind also mit Ihrem Latein am Ende?
Th.: Ich habe alle meine Trümpfe gespielt, ja!
Pat.: Ja, und was machen wir nun?
Th.: Ich glaube es wird Zeit, dass Sie einen Vorschlag machen, wie es weitergehen soll.
Pat.: Aber ich bezahle Sie doch dafür, dass Sie mir helfen. Wenn ich mir selber helfen könnte, würde ich mir das Geld sparen.
Th.: Moment einmal: Ich habe es satt, mir immer etwas auszudenken. Ich habe alle meine Trümpfe ausgespielt. Was ist, ziehen Sie einen aus dem Ärmel?
Pat.: Das habe ich jetzt nicht erwartet.
Th.: Ich glaube es ist wirklich an der Zeit, dass Sie die Karten auf den Tisch legen. Was wollen Sie machen?
Pat.: Ich weiß es noch nicht genau, aber ich beginne zu verstehen, dass ich hier was machen muss.
Th.: Genau darum geht es mir. Lassen Sie uns noch einmal in Ruhe schauen, welche Möglichkeiten Sie haben.

In diesem kurzen Dialog (beruhend auf einem Rollenspiel von James McCullough anlässlich des CBASP-Netzwerktreffens 2009 in Freiburg) hat der Therapeut das Ziel, dem Patienten deutlich zu machen, dass er sich selber in die Therapie einbringen muss. Für einen Fortschritt in der Therapie reicht es nämlich nicht, wenn der Patient eine Idee des Therapeuten nach der anderen verwirft. Diese freundlich-unterwürfige Haltung verlässt McCullough in dem Moment, in dem der Patient durch feindselig-dominantes Verhalten („Wenn ich mir selber helfen könnte, würde ich mir das Geld sparen!") diese Strategie ernsthaft in Gefahr bringt. Mit einem kurzen und dosierten feindselig-dominanten Manöver („Ich habe es satt, mir immer etwas auszudenken") gelingt es ihm endlich, die Mauer des Patienten zu überwinden. Das wird an der Reaktion des Patienten deutlich. Zum ersten Mal geht der nämlich auf das unmittelbare Verhalten des Therapeuten ein („Das habe ich jetzt nicht erwartet"). Da der Therapeut, wie oben beschrieben, ununterbrochen darauf achtet, wo der Patient gerade steht, merkt er diese Veränderung und wechselt langsam wieder auf die freundliche Seite des Kiesler Kreises, zunächst noch im freundlich-dominanten Oktanten („Was wollen Sie jetzt machen?"), dann wieder wie zu Beginn im freundlich-submissiven („Lassen Sie uns in Ruhe schauen, welche Möglichkeiten Sie haben.").

Wir hoffen, es ist deutlich geworden, dass Persönlichkeitsstörungen im CBASP-Konzept als bestimmte Stimuluscharakteristika im Kiesler Kreis aufgefasst werden können und dass diese festgefahrenen zwischenmenschlichen Verhaltensmuster eine besondere Art der Beziehungsgestaltung brauchen: Zielorientiert und mit einem guten Auge dafür, wo im Kiesler Kreis sich der Patient in jedem Moment der Interaktion befindet. Mit dieser Haltung lassen sich selbst schwierige Patienten mit komorbider Persönlichkeitsstörung erfolgversprechend behandeln (Steinlechner et al., 2012).

3.2 Modifikationen für die Behandlung in anderen Settings

3.2.1 Situationsanalyse in der Gruppe

Die Situationsanalyse eignet sich besonders für den Einsatz in der Gruppe. Es handelt sich bei einer derartigen Gruppe um eine einzelfallorientierte Gruppentherapie (Sipos & Schweiger, 2000). Das bedeutet, es wird jeweils das Anliegen (eine interpersonelle Situation) eines Einzelnen (Fokuspatienten) unter Zuhilfenahme der Gruppe bearbeitet. Dieses Format unterscheidet sich damit deutlich von den in der Gruppentherapie weit verbreiteten störungsspezifischen Gruppentherapien. Bei diesen steht der Therapeut im Mittelpunkt und hat die Aufgabe, den Ablauf (Prozess) und die Inhalte (Psychoedukation) vorzugeben, um den Teilnehmenden Wissen und Fertigkeiten nach einem mehr oder weniger stark fest gelegten Ablauf zu vermitteln.

Bei der Durchführung einer Situationsanalysengruppe ist eine begleitende *Einzeltherapie* hilfreich, aber keine zwingende Voraussetzung. Einige Therapeuten erarbeiten beispielsweise nur die Liste prägender Bezugspersonen und die *Übertragungshypothese* in Einzeltherapiesitzungen und führen dann den Großteil der Behandlung in Gruppensitzungen durch. Es ist auch denkbar, eine Situationsanalysengruppe mit Patienten durchzuführen, deren Übertragungshypothese man nicht kennt. Idealerweise sollte der Gruppentherapeut jedoch etwas über die Lernprägungen des Patienten und die daraus resultierenden Beziehungserwartungen wissen.

Zu Beginn der Situationsanalysengruppe werden die Teilnehmenden der Reihe nach gefragt, ob sie Anliegen für Situationsanalysen mitgebracht haben. Diese Anliegen werden auf einer Flipchart notiert. Dann einigen sich die Teilnehmenden darauf, mit welcher Situationsanalyse begonnen werden soll. Der Teilnehmer, dessen Situationsanalyse gerade bearbeitet wird, nennen wir den *Fokuspatienten*. Vor der Bearbeitung der Situationsanalyse kann es hilfreich sein, auch festzulegen, wie viel Zeit die Bearbeitung der Situationsanalyse in etwa in Anspruch nehmen wird. Außerdem sollte der Therapeut den Fokuspatienten bitten, neben ihm Platz zu nehmen. Bei der Durchführung der Situationsanalyse können die anderen Gruppenmitglieder mit einbezogen werden, in dem der Gruppentherapeut ihnen bei jedem Schritt folgende Fragen stellt:

- „Wie heißt dieser Schritt der Situationsanalyse?"
- „Worauf kommt es bei diesem Schritt der Situationsanalyse an?"

Beim ersten Schritt der Situationsanalyse würde dann also zum Beispiel ein Patient sagen, dass es sich um die Situationsbeschreibung handelt und ein weiterer Patient könnte ausführen, dass es dabei darauf ankommt, die Situation aus der Beobachterperspektive zu schildern und der Situation einen klaren Anfang und ein klares Ende zu geben. Auf diese Art und Weise werden die Teilnehmenden der Gruppe in die Erstellung der Situationsanalyse des Fokuspatienten mit einbezogen und selber zu Experten der Situationsanalyse.

Eine besondere Bedeutung hat die Gruppe bei der Formulierung des gewünschten Ergebnisses. Die Aufgabe des Therapeuten ist es hier, eine schwierige Balance zu halten: Auf der einen Seite können die Teilnehmenden der Gruppe wertvolle Anregungen liefern, wie sich der Fokuspatient in der von ihm berichteten schwierigen Situation noch verhalten könnte. Auf der anderen Seite muss der Patient davor geschützt werden, gewünschte Ergebnisse im Sinne der sozialen Erwünschtheit nur den anderen Patienten zuliebe zu formulieren. Das Besondere an der Situationsanalyse ist ja gerade, dass Patienten sich für *eigene* gewünschte Ergebnisse entscheiden. Wenn in der Lösungsphase nicht die Ziele des Patienten, sondern irgendwelche abstrakt wünschbaren Ziele verfolgt werden, wäre die Situationsanalysengruppe nichts anderes als ein Soziales Kompetenztraining mit etwas geänderter Struktur. Im besten Fall erstellen die Gruppenteilnehmer also dem Patienten einen bunten Strauß an Verhaltensvorschlägen, aus denen sich der Fokuspatient nur noch *sein* gewünschtes Ergebnis heraussuchen muss.

In der Lösungsphase können die Gruppenteilnehmer wiederum mit einbezogen werden, indem sie die Schritte der Situationsanalyse benennen und erläutern. Darüber hinaus können die Teilnehmenden in ein Rollenspiel mit einbezogen werden. Dieses Rollenspiel kann im Schritt „Revision des Verhaltens" an der Stelle stehen, an der beim Vorgehen in der Einzeltherapie die Verhaltensinszenierung eingesetzt wird.

Abschließend werden die Patienten in der Abschlussrunde gebeten, zu reflektieren, ob sie eine mit der

Situation des Fokuspatienten vergleichbare Situation auch aus ihrem Alltag kennen und was sie aus dieser Gruppentherapie für ihren eigenen Alltag mitnehmen.

Es liegt auch eine *Kurzversion der Situationsanalyse* für die Anwendung in der Gruppe vor (vgl. Kapitel 2.4.5.3).

Von der Bearbeitung der Situationsanalyse des Fokuspatienten profitieren im Sinne einer Universalitätserfahrung (Sipos & Schweiger, 2000) auch die anderen Gruppenteilnehmer. Sie lernen, dass sie mit ihren Problemen nicht allein sind. Am Modell des Fokuspatienten lernen sie, dass es gelingen kann, realistische und erreichbare gewünschte Ergebnisse zu formulieren und sich für deren Erreichung einzusetzen. Dieses Erlernen von Fertigkeiten am Modell ist besonders effektiv, da es ja nicht ein Therapeut ist, der das Modell vorgibt. Vielmehr lernen die Patienten durch die Beobachtung von konkreten Erfolgen der Mitpatienten, dass es Menschen in einer ähnlichen Situation wie der eigenen gelingen kann, Situationsanalysen gewinnbringend einzusetzen.

Es liegt auch ein ausführliches Manual zur Anwendung von CBASP in der Gruppe vor (Schramm et al., 2012).

3.2.2 CBASP im stationären Setting

Wenn eine ambulante CBASP-Behandlung nicht erfolgreich verlaufen oder nicht verfügbar ist, kann der Versuch einer teilstationären oder vollstationären CBASP-Behandlung unternommen werden. Große Prä-post-Effektstärken und hohe Remissionsraten in einer nicht kontrollierten Pilotstudie zur vollstationären Behandlung (Brakemeier et al., 2015) legen die Vermutung nahe, dass eine intensive interdisziplinäre Behandlung in diesen Situationen einer ambulanten Behandlung überlegen sein könnte. Der sprachlichen Einfachheit halber verwenden wir im Folgenden durchgehend den Begriff stationäre Behandlung und meinen damit sowohl teilstationäre (tagesklinische) als auch vollstationäre Behandlung. Weitere Gründe für eine stationäre Aufnahme können akute Suizidalität und ausgeprägte Einschränkungen des Patienten durch hohe Komorbidität sein.

Bei der Anwendung des CBASP im stationären Setting wird in der Regel eine CBASP-Einzeltherapie mit verschiedenen CBASP-Gruppentherapien kombiniert. Die am weitesten verbreitete CBASP-Gruppentherapie ist die Situationsanalysengruppe, die im vorangegangenen Abschnitt bereits eingeführt wurde. Darüber hinaus können CBASP-Elemente beispielsweise auch in die Gestaltungstherapie sowie in die Ergo- und Physiotherapie integriert werden. Üblicherweise finden im stationären Setting ein- bis zweimal in der Woche Einzeltherapien und nahezu täglich Gruppentherapien statt.

Eine Grundvoraussetzung für die Anwendung des CBASP im stationären Setting ist, dass alle Teammitglieder eine Schulung in den grundlegenden Annahmen und Techniken des CBASP haben. Idealerweise ist die *Übertragungshypothese* allen Teammitgliedern bekannt. Dabei kann man neben der Übertragungshypothese dem Einzeltherapeuten gegenüber auch eine Übertragungshypothese formulieren, welche die Beziehungserwartung des Patienten dem Team gegenüber zusammenfasst (z. B. „Wenn ich dem Team gegenüber Gefühle zeige, dann wird man mich fertig machen"). Das ist besonders bei Patienten wichtig, die in der Vergangenheit über schwierige Erfahrungen in Gruppen (beispielsweise im Klassenverband in der Schule) berichten.

Die Kenntnis der Übertragungshypothese kann für die Teammitglieder beispielsweise wichtig sein, wenn sie sich über Problemverhalten des Patienten austauschen. Dann können sie sich die Frage stellen, was ist die Übertragungshypothese mit diesem Patienten und wie kann man sich das Zustandekommen dieses Problemverhaltens vor dem Hintergrund der Übertragungshypothese erklären. Beispielsweise könnte es bei einem sehr fordernd auftretenden Patienten wichtig sein, die folgende Übertragungshypothese in Erinnerung zu rufen „Wenn ich sage, was ich will, werde ich ohnehin nicht gehört." Auf diese Art und Weise kann das Team sich in Erinnerung rufen, dass es diesem Patienten vor dem Hintergrund der Wahrnehmungsentkoppelung besonders schwerfällt zu erkennen, dass er Hilfe bekommt, auch wenn er weniger fordernd auftritt. Gemeinsam könnte das Team dann eine Strategie zum Umgang mit diesem fordernden Verhalten entwickeln (z. B. Bündelung der Anliegen in einem Kontakt zu einem festgelegten Zeitpunkt am Tag, um die Wahrscheinlichkeit zu erhöhen, dass der Patient bemerkt, dass diese Anliegen auch tatsächlich gehört werden).

Eine mehrwöchige stationäre CBASP-Behandlung kann in drei Phasen aufgeteilt werden: An eine ein bis zwei Wochen dauernde *Einführungsphase* schließt sich eine Fallsupervision an, in der unter anderem über die Übertragungshypothese und das Ziel der Behandlung gesprochen wird. In der anschließenden *Hauptphase* steht vier bis acht Wochen lang die Arbeit an den Situationsanalysen im Mittelpunkt. Die Behandlung endet mit einer zweiwöchigen *Abschluss-*

phase. Eine ausführliche Beschreibung des Einsatzes von CBASP-Strategien im stationären Setting ist in Brakemeier et al. (2021) zu finden.

3.2.3 Einbeziehung der Partner

Eine Einbeziehung der Partner in die CBASP-Behandlung ist im CBASP-Konzept ursprünglich nicht vorgesehen (McCullough, 2000; McCullough, 2006b). Gleichzeitig empfiehlt Hautzinger (2009) zur Verhaltenstherapie depressiver Störungen beim Auftreten von Partnerschaftsproblemen den Einbezug des Partners. Sinnvoll seien beispielsweise die Verbesserung der Interaktion mittels eines Kommunikationstrainings. Auch wenn dies häufig nicht machbar und manchmal nicht nötig sei, sollten jedoch ein oder zwei Paargespräche stattfinden, um gemeinsame Absprachen zu treffen und zu Verhaltensveränderungen zu motivieren.

Dies kann auch bei der Behandlung chronischer Depression nach dem CBASP-Konzept sinnvoll sein. Wir wollen im Folgenden einige Überlegungen vorstellen, wie der Partner in die CBASP-Behandlung mit einbezogen werden kann. Dabei handelt es sich noch nicht um ein ausgefeiltes Vorgehen. Vielmehr wollen wir Denkanstöße dazu geben, welchen Zweck Paargespräche in der CBASP-Behandlung haben können und wie sie ablaufen könnten.

Paargespräche können sowohl einen diagnostischen als auch einen therapeutischen Zweck haben. Erfahrungsgemäß sind die Partner immer wieder Thema von Situationsanalysen. Dabei vermitteln die Patienten im Wesentlichen ein realistisches Bild der Interaktion mit dem Partner. Dennoch kann es im Sinne eines *diagnostischen Gespräches* für den Therapeuten sinnvoll sein, sich in einem Paargespräch einen eigenen Eindruck vom Interaktionsstil des Partners zu machen. So kann der Therapeut im Verlauf der Bearbeitung weiterer Situationsanalysen, insbesondere bei der Formulierung des gewünschten Ergebnisses, besser einschätzen, welche gewünschten Ergebnisse in der Partnerschaft erreichbar sind. Erinnern Sie sich daran: *„Erreichbar"* ist im CBASP ein Terminus Technicus und bezeichnet gewünschte Ergebnisse, welche in der gegenwärtigen Umwelt des Patienten erreichbar sind. Als Beispiel soll die Behandlung eines Mannes dienen, der wegen einer Dysthymie in Behandlung kam.

Beispiel

Ein Mann mit Dysthymie berichtet spontan neben zahlreichen anderen Problemen davon, dass seine Frau darunter leide, dass er nie so genau sage, was er wirklich wolle und nie eigene Ideen in die Planung der Freizeitgestaltung einbringe. Dies war jedoch kein Fokus der Behandlung, bis die Partnerin zu einem Paargespräch in die Therapie kam und diesen Punkt noch einmal ausdrücklich betonte. Das gab dem Therapeuten bei der Erhebung des gewünschten Ergebnisses im Rahmen der folgenden Situationsanalysen die Gelegenheit, immer wieder zu fragen: „Was hat Ihre Frau gesagt, was sie an Ihnen vermisst? Und wollen Sie ihr in dieser Situation den Gefallen tun?" Auf diese Art und Weise gelang es im weiteren Verlauf der Behandlung, die Beziehung entscheidend zu verbessern.

Unter Umständen können Paargespräche auch *therapeutisch* genutzt werden. Das kann zum einen darin bestehen, gemeinsame Absprachen zu treffen (Hautzinger, 2009). Es ist aber auch denkbar, in Bezug auf zentrale zwischenmenschliche Situationen, die in einer Paarbeziehung von fundamentaler Bedeutung sind, den Versuch zu machen, gemeinsame *gewünschte Ergebnisse für das Paar zu finden.*

Zu diesem Zweck sollte der Therapeut dem Paar helfen, zunächst darüber einig zu werden, was in der Situation genau passiert ist. Am Anfang steht also eine Art gemeinsame Situationsbeschreibung. Dann werden beide Partner darin eingeführt, dass es so etwas gibt wie gewünschte Ergebnisse. Diese Psychoedukation ist insbesondere für den Partner, der nicht in CBASP-Behandlung ist, wichtig. Ihm muss erläutert werden, dass zwischen *realistischen gewünschten Ergebnissen* und *erreichbaren gewünschten Ergebnissen* unterschieden wird. In Bezug auf eine Paarsituation bedeutet *realistisch*, dass jeder Partner bei der Formulierung des gewünschten Ergebnisses etwas formuliert, was *er selber* zur Lösung der Situation beitragen möchte und weniger darauf fokussiert, was der andere anders machen sollte. Der besondere Charme der Situationsanalyse im Paargespräch liegt in der Überprüfung, ob gewünschte Ergebnisse auch *erreichbar* sind. Das kann nämlich in der Paargesprächssituation unmittelbar überprüft werden, indem der jeweils andere gefragt wird, ob er bereit wäre, sich auf das gewünschte Ergebnis seines Partners einzulassen.

Beispiel: Du hast mich wirklich verletzt

Als Beispiel für eine gemeinsame Situationsanalyse im Paargespräch sei ein bei einem Paar immer wieder auftretender Streit angeführt, der entsteht, wenn der Ehemann (er ist der Patient) sich von seiner Frau nicht ausreichend verstanden und abgewertet fühlt. In zurückliegenden Situationsanalysen hatte er zusammen mit seinem Therapeuten verschiedene Lösungen erarbeitet. Dennoch war die Situation zwischen ihm und seiner Partnerin immer wieder eskaliert.

In der gemeinsamen Situationsanalyse im Rahmen der Paarsitzung hatten beide zunächst nur das gewünschte Ergebnis, dass es nicht immer zu einem so heftigen Streit kommt. Erst mithilfe des Therapeuten fanden sie *realistische gewünschte Ergebnisse* – also etwas, was jeder selber zur Streitschlichtung beitragen kann. Zunächst nannte der Ehemann das gewünschte Ergebnis: „Ich möchte dir sagen, dass dein Verhalten mich wirklich verletzt".

Daraufhin fragte der Therapeut die Ehefrau des Patienten, ob dieser Satz aus ihrer Sicht die Situation entschärfen könnte. Diese antwortete, dass sie sich das im Grunde vorstellen könnte. Tatsächlich sei sie aber sehr unsicher, was sie ihrem Mann darauf antworten sollte. Ihre Erfahrung war, dass die Situation immer weiter eskaliert, egal, was sie ihrem Mann auf diesen Satz antwortet.

Daraufhin fragte sie der Therapeut, was denn ihr gewünschtes Ergebnis für die Situation wäre. Nach einigem Suchen formulierte sie: „Ich kann deinen Ärger verstehen. Jetzt wäre es aber wichtig, dass du zur Ruhe kommst. Du bist ganz schön ausgerastet gerade." Dieses gewünschte Ergebnis wurde dann wiederum mit dem Mann besprochen. Er sagte, er könne sich gut vorstellen, dass ihm diese Reaktion seiner Frau helfen würde, gelassener zu reagieren. Beide einigten sich darauf, dieses Vorgehen bei der nächsten Eskalation auszuprobieren.

Kapitel 4
Schwierige Therapiesituationen

Bislang haben wir in diesem Buch einen mehr oder weniger idealen Verlauf der Therapie beschrieben. Dem Leser wird wiederholt durch den Kopf gegangen sein: Aber so einfach ist das doch nicht! Dass dies stimmt, zeigt auch unsere Erfahrung in der Therapie und der Supervision. Daher sind wir bereits in der Beschreibung der Techniken in Kapitel 2 auf ein paar Fallstricke eingegangen. In diesem Kapitel haben wir weitere häufige Fallstricke zusammengestellt, die bei der Durchführung der Situationsanalyse und bei der persönlichen Gestaltung der therapeutischen Beziehung auftreten können. Wir wollen Anregungen dazu geben, wie man mit diesen Situationen umgehen kann. Dabei geht es weniger darum, vorgefertigte Lösungen zu präsentieren als vielmehr anhand von Beispielen zu zeigen, wie schwierige Therapiesituationen mit einer CBASP-spezifischen Haltung verstanden und genutzt werden können. Insbesondere die persönliche Gestaltung der therapeutischen Beziehung ist jedoch eine Fertigkeit, die sich nicht allein aus einem Buch lernen lässt. Vielmehr brauchen selbst erfahrene Therapeuten an diesem Punkt supervisorische Hilfe. Es gilt also im gewissen Sinne die aus der DBT-Therapie bekannte Regel (Bohus, 2009, S. 544): Therapeuten brauchen Unterstützung.

In diesem Zusammenhang möchten wir auch den Begriff des noch nicht therapiebereiten Patienten *(pre-therapy patient)* einführen. Mit diesem Begriff beschreibt McCullough Patienten, die noch nicht über die notwendigen Voraussetzungen zum Lernerwerb verfügen (McCullough, 2011b). Diese Voraussetzungen sind (a) die Fertigkeit, sich im Gesprächsfluss mit Worten lenken zu lassen („ability to be verbally controlled") und (b) die Fertigkeit, seine Aufmerksamkeit jeweils auf eine Sache zu richten und sich zu fokussieren („ability to attend and focus on one thing at a time"). Aufgrund der Schwere der frühen emotionalen Traumatisierung verfügen noch nicht therapiebereite Patienten nicht über diese Fertigkeiten. Die im Folgenden beschriebenen Strategien können dazu beitragen, dem Patienten diese Fertigkeiten zu vermitteln.

4.1 Liste prägender Bezugspersonen

4.1.1 Gruppen als prägende Bezugspersonen

Bereits bei der Erhebung der Liste prägender Bezugspersonen und der Festlegung der Übertragungshypothese gibt es einige Fallstricke. Manchmal nennen die Patienten Gruppen als prägende Bezugsperson (z. B. „meine Mitschüler"). In der Regel ist es in diesem Fall hilfreich, mit dem Patienten gemeinsam eine bestimmte Person aus dieser Gruppe zu identifizieren (z. B. „mein Banknachbar Klaus"). Dies ist aus folgenden beiden Gründen wichtig:

1. Die Erhebung der Liste prägender Bezugspersonen dient der Erstellung einer Übertragungshypothese in Bezug auf die dyadische Beziehung zwischen Patient und Therapeut. Das funktioniert am besten, wenn die biografischen Episoden, welche die Grundlage für die Erstellung der Übertragungshypothese sind, sich auch auf dyadische Beziehungen beziehen, also auf die Beziehung zwischen dem Patienten und einer bestimmten Person in seinem bisherigen Leben.
2. Wenn Patienten eine Gruppe von Menschen nennen, dann steigt die Wahrscheinlichkeit, dass die Schilderung der biografischen Erfahrungen sehr allgemein und vage bleibt. Das Ziel der Erhebung der prägenden Bezugspersonen ist es jedoch, einen lebendigen und emotional spürbaren Eindruck von prägenden Beziehungserfahrungen zu bekommen.

4.1.2 Vertiefung der Beschreibungen der prägenden Bezugsperson

Das Ziel der Erhebung der prägenden Bezugspersonen ist, wie gerade gesagt, einen emotional spürbaren Eindruck von den prägenden Beziehungserfahrungen des Patienten zu bekommen. Einige Patienten bleiben in ihren Beschreibungen jedoch sehr vage (z.B. „Meine Mutter hat mich nicht geliebt.") oder berichten viele biografische Details, ohne dass deren emotionale Bedeutung erkennbar wird (z.B. „Mein Vater war ein angesehener Mann, er hatte ein großes Auto und arbeitete bei einer wichtigen Firma ..."). In diesem Fall kann es hilfreich sein, sich Beispiele nennen zu lassen (z.B. „In welchen Momenten haben Sie besonders schmerzhaft gespürt, dass Ihre Mutter Sie nicht geliebt hat?") oder nach den Auswirkungen der biografischen Details auf die Beziehung zu fragen (z.B. „Was hat das für Ihre Beziehung zu Ihrem Vater bedeutet, dass er ein angesehener Mann war?").

4.1.3 Erhebung der Bezugspersonen dauert zu lange

Die Erhebung der prägenden Bezugspersonen sollte einen Umfang von etwa zwei Sitzungen haben. Es fällt Therapeuten, die anfangen mit CBASP zu arbeiten, oft nicht leicht, sich an diese Zeitbeschränkung zu halten. Diese Zeitbeschränkung kann jedoch sehr sinnvoll sein, um sicherzustellen, dass in der Behandlung ausreichend Zeit für die Arbeit an Situationsanalysen und die anderen Veränderungsstrategien bleibt.

Für die Einhaltung der Zeit haben sich folgende Hinweise als hilfreich erwiesen:

1. Kündigen Sie dem Patienten an, dass für die Besprechung der vier prägenden Bezugspersonen etwa zwei Sitzungen vorgesehen sind.
2. Behalten Sie selbst die Zeit im Auge, ohne dabei den Patienten zu hetzen.
3. Machen Sie sich (und ggf. dem Patienten) bewusst, dass es nicht darum geht, alle biografischen Details zu erheben.
4. Fokussieren Sie die Erhebung auf emotional wichtige Beziehungserfahrungen des Patienten.
5. Sobald Sie den vom Patienten angesprochenen emotionalen Erlebnisinhalt erfasst haben, gehen Sie zur Abschlussfrage über (z.B. „Gibt es noch weitere entscheidende positive oder negative Erfahrungen mit dieser Person?").

4.1.4 Auswahl des Übertragungsbereiches

Nicht immer ist es auf Anhieb möglich, genau eine Übertragungshypothese zu formulieren. Manchmal springen einem auch mehrere mögliche Übertragungsbrennpunkte ins Auge, zum Beispiel, wenn ein Patient sowohl im Bereich „Fehler machen" als auch im Bereich „Bedürfnisse äußern" prägende Erfahrungen gemacht hat. Auch in diesem Fall sollte man nur eine Übertragungshypothese formulieren. Dies geschieht durchaus in dem Bewusstsein, dass es sich eben um eine Hypothese handelt, die beim Auftauchen neuer Informationen abgeändert oder auch verworfen werden kann.

Denn die Übertragungshypothese ist ja sozusagen die Zusammenfassung der Fallkonzeptualisierung, auf der auch die Zieldefinition der Behandlung beruht. Und die Übertragungshypothese ist ein Satz, den man sich vor jeder Sitzung vergegenwärtigen sollte, weil er wie ein Kompass für die Gestaltung der Beziehung zum Patienten ist. Deswegen sollte man die Übertragungshypothese bei der Interaktion mit dem Patienten immer im Hinterkopf haben. Erfahrungsgemäß kann man nur wenige Dinge immer präsent haben, insbesondere dann, wenn man gleichzeitig seinem Patienten in der Beziehung nahe sein will.

Wenn ein Patient mehrere mögliche Übertragungsbereiche anbietet, ist es also wichtig, sich zu überlegen, welcher Übertragungsbereich für die gerade beginnende therapeutische Beziehung der entscheidende sein könnte. Dabei kann es hilfreich sein, als Therapeut zunächst einmal zusammenzufassen, was man bereits verstanden hat, z.B.:

- „Sie haben mir gerade mehrere Bereiche genannt, in denen für Sie immer wieder Schwierigkeiten auftreten. Zum einen fällt es Ihnen schwer, Ihre Bedürfnisse zu äußern. Zum anderen vermeiden Sie es sehr stark, anderen gegenüber Schwächen zu zeigen." und
- „Wenn Sie sich diese beiden schwierigen Bereiche in Ihrem Leben einmal vor Augen führen, was würden Sie sagen, wo drückt der Schuh am meisten?"

Bei der Auswahl des Übertragungsbereiches kann man sich an verschiedenen Dingen orientieren. Ein wichtiger Anhaltspunkt ist das Verhalten des Patienten in den ersten Sitzungen. Häufig ergeben sich aus der Verhaltensbeobachtung bereits wichtige Anhaltspunkte dafür, welche Verhaltensweisen dem Patienten besonders schwerfallen. Ein weiterer wichtiger

Aspekt ist das Geschlecht oder das Alter des Behandlers. Nehmen wir einen Patienten, den der Vater für *Fehler* bestrafte und den die Mutter bei *Selbstöffnung* lächerlich machte. Wenn dieser Patient von einer *Therapeutin* behandelt wird, spricht einiges dafür, dass er von ihr Schwierigkeiten in dem Bereich erwartet, in dem es auch mit seiner Mutter Schwierigkeiten gab. Also wäre in diesem Fall der Übertragungsbereich Selbstöffnung möglicherweise der wichtigere.

Wenn man also Schwierigkeiten mit der Auswahl des Übertragungsbereiches hat, dann kann man sich zusammenfassend an folgenden Punkten orientieren:

1. Ausgehend von der Beobachtung des Patientenverhaltens und den genannten Lernprägungen kann man sich die folgende Frage stellen: „Wo drückt der Schuh am meisten?"
2. Manchmal ist dies auch abhängig von Geschlecht und Alter des Behandlers (siehe Beispiel oben).
3. Man kann sich bewusst machen, dass die vier Übertragungsbereiche (Fehler machen, Bedürfnisse äußern, Nähe zulassen, negative Gefühle äußern) nicht vollständig trennscharf sind.
4. Für die Erstellung der Übertragungshypothese kann man auch eine eigene Formulierung des Patienten nehmen (vgl. folgendes Fallbeispiel).
5. Im Zweifelsfall kann man den Übertragungsbereich „Nähe zulassen" wählen oder die Übertragungshypothese generisch wie folgt formulieren: „Wenn ich mich auf eine Beziehung mit meinem Therapeuten einlasse, dann wird er ..."

Fallbeispiel: Präzisierung des Übertragungsbereiches

Eine 59-jährige Patientin berichtete von folgenden prägenden Bezugspersonen und den dazugehörigen Stempeln:

- *Mutter:* Ich habe immer Angst vor Fehlern wegen ihrer Beschimpfungen und Beleidigungen. Das löst in mir eine ohnmächtige Wut aus.
- *Vater:* Er war mir nah, aber ich war mir nie ganz sicher, was er von mir wollte. Die Nähe blieb nicht [Scheidung].
- *Großvater mütterlicherseits:* Durch seine Abwertungen fühlte ich mich schnell bedroht und kritisiert.
- *Ältere Schwester:* Ich bin ohnmächtig, wenn ich mich ungerecht behandelt fühle.
- *Stiefvater:* Ich habe Angst vor Männern, sie reagieren primitiv und gewalttätig, wenn ich etwas möchte, was sie nicht wichtig finden.

Welchen Übertragungsbereich würden Sie bei dieser Patientin wählen? Ist es Nähe (wie beim Vater: Nähe bleibt nicht), ist es Fehler machen (wie bei Mutter und Großvater: Fehler machen mich angreifbar) oder ist es Bedürfnisse äußern (wie bei der älteren Schwester und dem Stiefvater: meine Bedürfnisse zählen nicht)? In diesem Fall wurde bei der Formulierung der Übertragungshypothese keiner der „klassischen" Übertragungsbereiche gewählt.

Aus der Beobachtung des Verhaltens der Patientin war der Therapeutin deutlich geworden, dass weder „Fehler machen" noch „Bedürfnisse äußern" den Übertragungsbereich zutreffend beschrieben. Ihr Eindruck war, dass es das Einstehen für die eigene Ansicht (auch, aber nicht nur beim Äußern von Bedürfnissen) war, was der Patientin schwerfiel. Daher formulierte sie den ersten Teil der Übertragungshypothese (den „Wenn"-Teil) so: „Wenn ich meiner Therapeutin gegenüber sage, was ich für richtig halte ...".

Die befürchtete Konsequenz ergab sich ebenfalls aus dem Verhalten, aber vor allem aus den oben beschriebenen Stempeln. Die Patientin hatte wiederholt Beschimpfungen, Beleidigungen, Ablehnung und sogar Gewalt erlebt, wenn sie ihren prägenden Bezugspersonen gegenüber ein Verhalten im gewählten Übertragungsbereich zeigte. Daraus ergab sich der zweite Teil der Übertragungshypothese: (der „Dann"-Teil): „... dann wird sie das ablehnen und mich respektlos behandeln."

Aus der Erhebung der Liste prägender Bezugspersonen ergaben sich auch beeindruckende Hinweise für die emotionale Konsequenz der Patientin auf diese Reaktion. Diese emotionale Konsequenz wurde daher in Abweichung vom üblichen Vorgehen auch mit in die Erstellung der Übertragungshypothese einbezogen: „... und ich werde mich ohnmächtig fühlen".

Schließlich formulierte die Therapeutin eine präzise Übertragungshypothese, die den Übertragungsbereich und die erwartete Konsequenz auf den Punkt bringt: „Wenn ich meiner Therapeutin gegenüber sage, was ich für richtig halte, dann wird sie dies ablehnen und mich respektlos behandeln [und ich werde mich ohnmächtig fühlen]."

4.1.5 Benennung der befürchteten Konsequenz

Bei der Besprechung der Übertragungshypothese wird der Patient gefragt: Was befürchten Sie, was ich mache, wenn Sie mir gegenüber ein Verhalten zeigen, das den gerade identifizierten Übertragungsbereich berührt (z. B. „Was befürchten Sie, was ich mache, wenn Sie mir gegenüber Fehler machen?"). Viele Patienten sagen an diesem Punkt: „Bei Ihnen habe ich keine Befürchtungen, Sie sehen so nett aus." Oder: „Sie sind ja ein Therapeut."

An diesem Punkt könnte man sich als Therapeut in der Behandlung zum ersten Mal selbst öffnen und dem Patienten erläutern:

> „Auch ich habe diese Stolpersteine. Es gibt bestimmte Dinge, die fallen mir immer wieder schwer. Egal mit wem ich zusammentreffe. Auch wenn jemand noch so freundlich ist. Die Angst ist unbegründet. Aber sie ist trotzdem da. Ich könnte mir vorstellen, dass es Ihnen auch so geht".

Eine derartige Selbstöffnung kann es dem Patienten deutlich leichter machen, offen über seine Beziehungserwartung zu sprechen. Einigen Patienten wiederum gelingt es zu Beginn der Behandlung noch nicht, eine Beziehungserwartung zu formulieren. Sie geben beispielsweise weiter an, sie würden sich ganz sicher fühlen. Behalten Sie bitte auch in diesem Fall die von Ihnen selbst formulierte Übertragungshypothese im Verlauf der Behandlung im Hinterkopf.

4.2 Situationsanalyse: Was mach ich, wenn ...?

4.2.1 ... der Patient sagt, ich erlebe keine interpersonellen Situationen?

Chronisch depressive Patienten ziehen sich im Rahmen ihrer erlernten Angst vor zwischenmenschlichen Situationen im Sinne eines Vermeidungsverhaltens häufig stark zurück. Sie haben die Erfahrung gemacht, dass zwischenmenschliche Situationen schwierig sind und attribuieren dies vor dem Hintergrund der Wahrnehmungsentkoppelung auf die Aussichtslosigkeit ihrer Situation (z. B. „Es war immer schwierig und wird immer schwierig bleiben, egal was ich tue."). Sie übersehen dabei, dass auch *ihr* Verhalten zu vorhersagbaren Konsequenzen führt und sie durch *ihr* Verhalten einen Einfluss auf den Ausgang von Situationen nehmen können.

Rückzug wird im CBASP also nicht als Ausdruck von Antriebsminderung verstanden, welche durch einen gezielten Verhaltensaufbau mittels Tagesstrukturplänen und Aktivitätenprotokollen gebessert werden kann. Vielmehr wird der Rückzug im CBASP als Ausdruck einer phobischen Vermeidung zwischenmenschlicher Situationen verstanden. Diese phobische Vermeidung wird im CBASP behandelt, indem Strategien zur erfolgreichen Bewältigung zwischenmenschlicher Situationen vermittelt werden.

Soweit zum Störungsmodell. Bleibt immer noch die Frage, wie gehe ich vor, wenn der Patient sagt: „Ich erlebe keine zwischenmenschlichen Situationen." An diesem Punkt kann es hilfreich sein, noch einmal auf im Rahmen der Psychoedukation verwendete Strategien zurückzugreifen (vgl. Kapitel 2.2). Insbesondere sollte der Patient noch einmal mit dem Gedanken vertraut gemacht werden, dass chronische Depressionen häufig etwas mit interpersonellen Situationen und einem charakteristischen Verhalten der Betroffenen in diesen Situationen zu tun haben. Dies kann man machen, indem man den Patienten zunächst noch einmal allgemein nach seinen eigenen Erfahrungen in diesem Bereich fragt.

Im nächsten Schritt (man kann den Rückgriff auf die Psychoedukation aber auch überspringen) geht der Therapeut zusammen mit dem Patienten systematisch die zurückliegenden Tage durch und fragt:

> „Gab es an diesem Tag eine zwischenmenschliche Situation?"

In der Regel beginnen die Patienten an einem bestimmten Punkt von einer zwischenmenschlichen Situation zu berichten. Oft werden auch schwierige und belastende Situationen dabei sein. Hören Sie sich dann diesen Bericht erst einmal an. Erst dann leiten Sie im dritten Schritt langsam zur Erstellung einer Situationsanalyse über. Fassen Sie zu diesem Zweck zunächst die Situation zusammen und fragen Sie:

> „Es scheint, als hätten Sie sich in dieser Situation ziemlich hilflos gefühlt."

Mit diesem ersten (oder einem ähnlichen zur Situation passenden Satz) wird die emotionale Bedeutung der vom Patienten gerade beschriebenen Situation betont. Wenn der Patient diese emotionale Bedeutung auch erkannt hat, ist es wichtig, sich die Zustimmung zum gemeinsamen Arbeiten an der Situation zu holen:

> „Wollen wir mal gemeinsam schauen, was Sie machen können, damit Sie sich in dieser Situation nicht so hilflos fühlen?"

Ohne eine Zustimmung des Patienten führt das Bearbeiten einer Situationsanalyse erfahrungsgemäß zu einem „Tauziehen". Leiten Sie dann *mit* Einverständnis des Patienten langsam in die Schritte der Situationsanalyse über:

> „Am einfachsten ist es, wir gehen dabei Schritt für Schritt vor, ich schreibe jetzt erst mal die Situation an die Flipchart."

Im folgenden Beispiel soll der Einsatz dieser Strategie anhand der Behandlung einer Patientin verdeutlicht werden, die zwar über zwischenmenschliche Situationen berichtete, aber diese immer mit der Bemerkung quittierte, es handele sich nicht um wichtige Situationen und man könne daran ohnehin nichts ändern.

Beispiel: Ich habe keine interpersonelle Situation mitgebracht

Es handelt sich um eine chronisch depressive Patientin mit frühem Beginn und einer histrionischen Persönlichkeitsakzentuierung, die häufig mit einem nicht enden wollenden Erzählstrom in die Therapiestunde kam, aber das Vorliegen eines konkreten Anliegens für die Situationsanalyse mit den oben beschriebenen Bemerkungen verneinte. Ihre Übertragungshypothese lautete: „Wenn ich meinem Therapeuten gegenüber Gefühle zeige, wird er mich bestrafen und davon laufen".

Pat.: Und dann ist mir noch etwas passiert, das mich wirklich aufgeregt hat. Meine Chefin hat gesagt, wir werden jetzt in Zukunft die Kunden regelmäßig für Verkaufsaktionen anschreiben. Die erste Aktion würde jetzt zu Ostern starten. Das sei eine wirklich gute Idee, die meine Kollegin da gehabt habe. Dabei war es meine Idee. Das ist wieder typisch. Sie sieht nie, was ich leiste. Am besten ist, ich kündige. Dann wird sie schon sehen, was Sie an mir gehabt hat.
Th.: Darf ich Sie kurz unterbrechen?
Pat.: Na, Sie haben noch gar nicht gehört wie es weiter gegangen ist, das kommt noch viel dicker ...
Th.: Darf ich Sie dennoch kurz unterbrechen? Ich würde gerne besser verstehen, was hier passiert ist.
Pat.: Haben Sie mir denn nicht zugehört?
Th.: Wenn Sie so schnell so viel berichten, dann ist es tatsächlich schwer, Ihnen zu folgen. Ich möchte sichergehen, dass ich alles richtig mitbekommen habe.
Pat.: *[hört jetzt zu].*
Th.: Ich würde gerne die Situation noch einmal in meinen eigenen Worten zusammenfassen, damit ich sicher bin, dass ich alles richtig verstanden habe.
Pat.: Gut, einverstanden.
Th.: Also: Sie saßen mit Ihrer Chefin zusammen. Ihre Chefin berichtete, sie wolle jetzt die Kunden regelmäßig für Verkaufsaktionen anschreiben. Das sei eine Idee Ihrer Kollegin. Was haben Sie eigentlich in der Situation gemacht?
Pat.: Ich habe gekocht vor Wut, das habe ich ja schon gesagt.
Th.: Das habe ich gut verstanden! Was mir noch nicht klar ist: Was hätte ich von außen davon gesehen?
Pat.: Da bin ich mir gar nicht so sicher. Ich habe mir schnell eine Zigarette gedreht und gesagt: „Das ist ja typisch".
Th.: Und dann, wie ging es weiter?
Pat.: Dann hat sie mich gefragt, ob ich die Schreiben an die Kunden gestalten würde. Sie hat auch gesagt, ich könne das so gut.
Th.: Und wie ging diese Situation dann zu Ende?
Pat.: Ich habe zugestimmt, bin aufgestanden, um draußen meine Zigarette zu rauchen.
Th.: Danke, jetzt kann ich mir besser vorstellen, was da passiert ist.
Pat.: Und was haben wir jetzt davon?
Th.: Zumindest habe ich jetzt besser verstanden, was passiert ist, als Sie sich so geärgert haben.
Pat.: Endlich haben Sie es verstanden.
Th.: Ja, das war mir wirklich wichtig. Denn mir wird jetzt noch deutlicher, was Sie geärgert hat.
Pat.: [hört wieder zu].
Th.: Wollen wir mal gemeinsam schauen, was Sie in der Situation hätten machen können, als Sie sich so geärgert haben?
Pat.: Warum denn, die ist einfach eine blöde Kuh. Das wird sich auch nicht ändern.
Th.: Ich glaube Ihnen, dass Sie sich über diese Chefin ärgern. Ich bin mir aber nicht so sicher, dass sich wirklich nichts ändern lässt. Wollen wir nicht mal gucken, welche Möglichkeiten es vielleicht gibt?
Pat.: Wenn Sie meinen ...
Th.: Dazu würde ich gerne Schritt für Schritt vorgehen. Einverstanden?
Pat.: Wir können es ja mal probieren.
Th.: Also gut, zunächst schreibe ich mal an die Flipchart, wie die Situation abgelaufen ist.

In gewissem Sinne handelt es sich bei der beschriebenen Patientin um eine noch nicht therapiebereite Patientin. An verschiedenen Stellen hat der Therapeut versucht, den Gesprächsfluss der Patientin mit seinen Worten zu lenken. Insbesondere musste er die Patientin in ihrem Gesprächsfluss bremsen und eine Zustimmung für ein langsameres und systematischeres Vorgehen bekommen. Er hatte dabei immer das Ziel im Kopf, zusammen mit der Patientin eine Situationsanalyse zu machen. Wenn er aber gleich mit der Tür ins Haus gefallen wäre (z. B. „Spannende Situation, lassen Sie uns eine Situationsanalyse machen"), dann hätte es die Patientin aufgrund der zu Beginn der Stunde stark ausgeprägten Erregung deutlich schwerer gehabt, sich auf die Situationsanalyse einzulassen.

Zunächst einmal musste sich der Therapeut überhaupt Gehör verschaffen („Darf ich Sie unterbrechen?"). Dann musste das Problem mit dem „dicken Ende" aus dem Weg geräumt werden. Chronisch depressive Patienten glauben häufig, man müsse erst alles gehört haben, bevor sich etwas ändern lässt (dazu mehr im folgenden Kapitel). Auf das „dicke Ende" kann im Rahmen der Situationsanalyse gegebenenfalls noch eingegangen werden. Zunächst ist es wichtig, dass Therapeut und Patient *miteinander* sprechen. Um zu überprüfen, ob dieses Ziel erreicht wurde, machte der Therapeut wiederholt kurze Pausen im Gespräch. Nur so konnte er merken, ob die Patientin ihm zuhört.

Bei der Zusammenfassung der Situation durch den Therapeuten wurde schließlich deutlich, dass die Patientin die Situation bislang nur teilweise berichtet hatte. Der Therapeut verwendete hier Techniken der Situationsanalyse, *ohne* die Techniken zu diesem Zeitpunkt schon als solche zu benennen. Denn für den Einsatz der Situationsanalyse holte sich der Therapeut wiederum zunächst das Einverständnis der Patientin ein. Erst mit dieser Zustimmung stand der Therapeut auf und notierte die Situation an der Flipchart.

In der gesamten Episode musste der Therapeut auch einige Angriffe der Patientin („Haben Sie mir denn nicht zugehört?") parieren. Auf derartige Angriffe kann man mit den Techniken der persönlichen Gestaltung der therapeutischen Beziehung eingehen („Glauben Sie wirklich, dass *ich* Ihnen nicht zuhöre?" „Was glauben Sie, löst so ein Satz bei mir aus?"). Das war aber in diesem Moment *nicht* das Ziel des Therapeuten. Er sparte sich im Sinne eines zielorientierten Vorgehens die persönliche Reaktion für eine spätere Gelegenheit. Im Sinne einer *Kontingent persönlichen Reaktion* „light" sagte er lediglich: „*Wenn* Sie so schnell so viel berichten, *dann* ist es tatsächlich schwer, Ihnen zu folgen." Auf diese Weise machte er der Patientin kurz (und mit Erfolg) deutlich, dass Sie langsamer sprechen und ihren Therapeuten zu Wort kommen lassen muss, wenn sie verstanden werden möchte.

4.2.2 ... der Patient unübersichtlich lange Situationen mitbringt?

Patienten mit chronischer Depression glauben häufig, ihr Therapeut müsse erst alles verstanden haben, bevor sich an einer Situation irgendetwas ändern ließe. Dies ist ein Ausdruck des globalen Denkens und kommt auch in der Annahme zum Ausdruck: „Wenn ich jetzt nur diese eine Situation löse, dann ist mir auch nicht geholfen."

McCullough hat sinngemäß dazu gesagt: Die Psychopathologie der Patienten kommt auch darin zum Ausdruck, dass der Patient von seinem Therapeuten erwartet, alle seine Probleme auf einmal zu lösen. Dieser Erwartung begegnet der Therapeut beispielsweise im Rahmen der Situationsbeschreibung. Hier muss man sich als Therapeut eine gewisse Freiheit nehmen: Es ist eine klinische Entscheidung, wo man die beschriebene interpersonelle Situation enden lässt. Auf keinen Fall sollte das Ende nach Abschluss der eigentlichen Situation liegen. Damit ist gemeint, dass sich Situationen in der Regel nicht über mehrere Tage erstrecken sollten. Das passiert beispielsweise dann, wenn der Patient sagt: „Ja, so endete die Situation, aber erst in einer weiteren Situation am kommenden Tag wurde mir deutlich, was eigentlich los war." An diesem Punkt ist es wichtig, ein deutliches Stopp-Signal zu setzen. Der Patient soll nämlich in der Situationsanalyse lernen, *einzelne* Situationen für sich zufriedenstellend abzuschließen.

Zur Verdeutlichung dieses Dilemmas kann man folgende Metapher verwenden:

„Mit zwischenmenschlichen Situationen ist es wie mit einem Schiff. Ein großer Ozeandampfer ist wenig wendig. Wenn er sich erst mal in eine bestimmte Richtung in Bewegung gesetzt hat, braucht es oft sehr lange, bis man die Richtung geändert oder ihn gebremst hat. Ganz anders ist es bei einem kleinen Motorboot. Dieses ist wendig. Wenn man bei einem Motorboot das Steuer herumreißt, so ändert sich auch schnell die Fahrtrichtung. Ich möchte bei der Bearbeitung von Situationsanalysen mit Ihnen zusammen Wege finden, wie Sie in schwierigen Situationen das Steuer herumreißen können. Deswegen werde ich bei der Situationsbeschreibung darauf achten, dass Sie nicht zu lange Situationen schildern."

Wenn diese Metapher erst einmal eingeführt ist, kann der Therapeut sich die Erlaubnis des Patienten geben lassen, ihn zu unterbrechen, wenn die Situationsbeschreibung zu umfangreich wird. Mit dieser Erlaubnis kann er dann bei einer ausufernden Situationsbeschreibung im Rahmen der Erhebungsphase fragen:

„Wollen wir nicht besser bei einem kurzen wendigen Motorboot bleiben?"

Auch das folgende Beispiel ist eine leichte Abwandlung des in diesem Kapitel bislang beschriebenen Problems. Es soll verdeutlichen, dass die Entscheidung über den Endpunkt der Situation auch eine klinische ist. Diese klinische Entscheidung hängt ganz eng mit dem therapeutischen Ziel zusammen, das gerade verfolgt wird.

Beispiel: Das Ende einer Situationsanalyse finden

Es handelt sich um eine 69-jährige chronisch depressive Patientin mit der Übertragungshypothese: „Wenn ich meinem Therapeuten gegenüber Bedürfnisse äußere, wird sich herausstellen, dass mir in Wahrheit keiner wirklich helfen kann". Sie berichtete von folgender *Situation*: Sie hatte am Wochenende zuvor ihren Sohn und seine Familie besucht. Nach einem kurzen Gespräch haben der Sohn und die Schwiegertochter sich auf den Weg ins Theater gemacht. Die Patientin blieb mit den beiden Enkelkindern zurück und spielte mit ihnen. Es kam zu einem Streit zwischen den Enkelkindern und schließlich brachte sie die Enkelkinder ins Bett. Sie wartete noch lange auf ihren Sohn und ihre Schwiegertochter und legte sich schließlich selber ins Bett.

Wo würden Sie bei dieser Situation den Endpunkt setzen? Beim Ins-Bett-gehen der Patientin? Das ist kein interpersonelles Ende und es soll in den Situationsanalysen ja um interpersonelle Situation gehen. Beim Zu-Bett-Bringen der Kinder? Das wäre eine interpersonelle Situation. Aus der bisherigen Erfahrung des Therapeuten mit der Patientin wusste er jedoch, dass sie sich mehr Zeit mit ihrem Sohn wünscht. Dafür sprach auch, dass sie noch lange auf ihren Sohn gewartet hatte. Die Musik spielt also woanders. Also ging der Therapeut auch nicht auf den Streit der Enkelkinder und dessen Schlichtung ein und einigte sich mit der Patientin darauf, den Endpunkt der Situation bereits bei der Verabschiedung von Sohn und Schwiegertochter zu setzen.

Erinnern Sie sich daran, dass in der Situationsanalyse das Ende der Situation immer mit dem tatsächlichen Ergebnis gleichgesetzt wird. Das tatsächliche Ergebnis lautete also: „Ich verabschiede mich von Sohn und Schwiegertochter und wünsche beiden einen schönen Abend". Unter Berücksichtigung ihres übergeordneten Wunsches (mehr Zeit mit ihrem Sohn zu verbringen) formulierte die Patientin also zusammen mit ihrem Therapeuten folgendes gewünschte Ergebnis: „Ich frage meinen Sohn beim Gehen, ob er nach dem Theater direkt nach Hause kommt, sodass wir vor dem Schlafengehen noch ein wenig miteinander reden können." In der Lösungsphase erarbeiteten sie Strategien, wie dieses gewünschte Ergebnis erreicht werden kann.

4.2.3 ... auf den ersten Blick kein gewünschtes Ergebnis in Sicht ist?

Für viele schwierige interpersonelle Situationen ist auf den ersten Blick kein Ausweg, oder in der CBASP-Terminologie kein gewünschtes Ergebnis in Sicht. Das ist übrigens auch bei nicht chronisch depressiven Patienten so. Für chronisch depressive Patienten ist das Finden von realistischen und erreichbaren gewünschten Ergebnissen noch schwieriger. Das kann zwei Gründe haben: Zum einen kann ein besonders stark ausgeprägtes Fertigkeitendefizit die Zielfindung erschweren, zum anderen kann eine besonders stark ausgeprägte interpersonelle Angst diesen Prozess behindern. Häufig liegt auch eine Kombination beider Gründe vor, beispielsweise wenn die interpersonelle Angst zu einem Vermeidungsverhalten führt, was wiederum den Erwerb von zwischenmenschlichen Fertigkeiten verhindert.

Für beide Problembereiche möchten wir Lösungsvorschläge anbieten. Zunächst aber vielleicht noch ein ganz einfacher Tipp zum Finden gewünschter Ergebnisse. Man kann sich einfach den Lieblingsschauspieler in seiner Lieblingsserie vorstellen und den Patienten fragen:

„Was würde diese Person in dieser Situation machen?"

Häufig lockert diese Intervention bereits die Situation auf und es fällt dem Patienten leichter, ein gewünschtes Ergebnis zu formulieren. Andere Formulierungen dieser Frage sind: „Stellen Sie sich Ihren Comic- oder Buchhelden vor“ oder „Stellen Sie sich eine wichtige Person vor, die sich in Ihren Augen interpersonell attraktiv und erfolgreich verhält“. Man kann sich auch einfach einen guten Freund oder eine gute Freundin vorstellen, die man bewundert für ihre besonders gelungene Gestaltung auch schwieriger Situationen.

Aber zurück zur Systematik: Zur Überwindung von interpersoneller Angst beim Finden des gewünschten Ergebnisses hat McCullough wiederholt die Einrichtung von einer Art sicherem Raum vorgeschlagen (McCullough, 2013). Zu diesem Zweck sagt der Therapeut zum Patienten:

> „Was würden Sie in dieser Situation gerne machen? Bedenken Sie dabei: Sie müssen es nicht wirklich machen. Was wir hier besprechen, bleibt hier im Raum. Nur zwischen uns: Wie hätten Sie diese Situation gerne zu Ende gebracht?“

McCullough geht dabei davon aus, dass es Patienten in der Sicherheit der therapeutischen Beziehung leichter fällt, ihre gewünschten Ergebnisse zu formulieren. Sein Ziel ist dabei nicht, dem Patienten im Sinne von Verhaltensexperimenten oder Hausaufgaben eine Übung des in der Sitzung gelernten Verhaltens zu verschreiben. Vielmehr verfolgt er das Ziel, mit dem Patienten zusammen zu entdecken, welche Möglichkeiten es auch in schwierigen interpersonellen Situationen gibt. Der Patient hat dann in Zukunft die Möglichkeit zu wählen: „Wenn ich mit dem alten Ergebnis zufrieden bin, brauche ich mein Verhalten nicht zu ändern. Wenn ich aber an dem Ergebnis etwas ändern möchte, dann kann ich ein anderes Verhalten wählen. Und ich weiß jetzt, welches“.

Immer wieder hindern auch starke Ambivalenzen Patienten daran, ein gewünschtes Ergebnis zu formulieren oder sich festzulegen. Diese Ambivalenzen sind teilweise mit starken Schuldgefühlen verbunden. Insbesondere motivationale Konflikte zwischen Motiven können zu einer Blockade führen. Widersprüchliche Motive sind beispielsweise auf der einen Seite „die Erwartungen anderer zu erfüllen“, „eine gute Tochter oder unkomplizierte Ehefrau zu sein“ oder generell „Konflikte zu vermeiden“ und auf der anderen Seite „auf den eigenen Rechten zu bestehen“ oder „für die eigenen Wünsche und Bedürfnisse einzutreten“. Diese Ambivalenz sollte offengelegt werden, bevor die Patienten ein für sie stimmiges gewünschtes Ergebnis formulieren können. Eine hilfreiche Intervention kann an dieser Stelle die folgende Aufforderung sein:

> „Angenommen Sie würden Ihr Herz auf der Zunge tragen. Was würde Ihr Herz dann sagen? Versuchen Sie das einfach einmal zu formulieren. Vielleicht haben wir dann Rohmaterial, aus dem wir das rausnehmen können, was Sie in der Situation gerne gesagt oder getan hätten.“

Bei einem ausgeprägten Fertigkeitendefizit sollte sich der Therapeut bewusst machen, dass die Findung von gewünschten Ergebnissen ein *Shaping-Prozess* ist. Das bedeutet, ein im Verhaltensrepertoire des Patienten bislang nicht vorhandenes komplexes interpersonelles Verhalten wird in seine einzelnen Schritte aufgeschlüsselt und schrittweise aufgebaut (Hautzinger, 2007). Ein Beispiel für diesen Shaping-Prozess findet sich im Folgenden. Für diesen Shaping-Prozess kann man den Kiesler Kreis zum Ausgangspunkt nehmen, indem man fragt:

> „In dieser Situation haben Sie sich distanziert-verschlossen verhalten. Was wäre denn Ihr Ziel im Kiesler Kreis? Wie würden Sie sich gerne in einer derartigen Situation verhalten?“

Nennt der Patient beispielsweise offen-freundlich als Verhaltensziel, könnte im nächsten Schritt besprochen werden, wie „offen-freundliches“ Verhalten in der Situation konkret aussieht. Wenn der Patient keinen Zieloktanten im Kiesler Kreis benennen kann, besteht die Möglichkeit, den Zieloktanten spielerisch zu bestimmen, indem man mit dem Patienten in mehreren kurzen Rollenspielen durchspielt, wie eine Reaktion in jedem der Oktanten (dominant, freundlich-dominant, freundlich, freundlich-unterwürfig, etc.) aussehen würde. Dieses Vorgehen wird auch als „Kiesler Kreis Karussell“ bezeichnet.

Beispiel: Shaping von komplexem interpersonellem Verhalten

- *Situationsbeschreibung:* Komme zur Ärztin und frage nach dem Zahlschein wegen des Krankengeldes, sie sagt: „Sie haben gemogelt, Sie waren beim letzten Mal nicht bei mir in der Sprechstunde“. Ich kämpfe mit Tränen, wiederhole meine Bitte nach dem Zahlschein, Ärztin: „Ich mache das nicht einfach so“. Ich verlasse die Praxis OHNE den Zahlschein.
- *Interpretation:* (1) Das ist der schlimmste Vorwurf, den man mir machen kann. (2) Jetzt be-

komme ich kein Krankengeld mehr – ich habe es nicht verdient.
- *Verhalten:* Ich sage erst offen, was ich will, auch ein zweites Mal, verlasse dann wortlos das Arztzimmer und die Praxis.
- *Tatsächliches Ergebnis:* Ich blicke zu Boden und verlasse wortlos das Sprechzimmer.

In dieser äußerst schwierigen Konfliktsituation würde es vermutlich vielen Menschen schwerfallen, auf Anhieb ein realistisches und erreichbares gewünschtes Ergebnis zu finden (das kann man dem Patienten übrigens im Sinne einer Selbstöffnung auch sagen). Ziel eines *Shaping-Prozesses* wäre möglicherweise, offen-dominant der Ärztin ins Gesicht zu sagen: „Ihr Vorwurf ist völlig unbegründet. Ihre Sprechstundenhilfe hat mir den Zahlschein gegeben, weil Sie gerade keine Zeit hatten." Dieses *gewünschte Ergebnis* ist aber möglicherweise für die Patientin in der Situation angesichts der massiven Belastung eine Überforderung. Dafür spricht, dass dieses gewünschte Ergebnis weit entfernt von dem tatsächlichen Ergebnis ist (Ich blicke zu Boden und verlasse wortlos das Sprechzimmer). Ein erster Schritt in Richtung auf ein offeneres Verhalten könnte jedoch sein, die Praxis wenigstens nicht wortlos zu verlassen, sondern zur Sprechstundenhilfe gewandt zu sagen (wenn es zu schwierig ist, die Ärztin direkt anzusehen): „Dann muss ich wohl ohne den Zahlschein gehen, auf Wiedersehen."

4.2.4 ... es darum geht, Gefühlsinterpretationen zu revidieren?

Eine besondere Herausforderung in der Lösungsphase der Situationsanalyse können die sogenannten Gefühlsinterpretationen sein.

Beispiel 1: Gefühlsinterpretation

„Ich habe Angst, dass es Streit gibt, wenn ich etwas sage."

In diesem Falle ist empfehlenswert, zunächst die Angst zu validieren: „Ja, das glaube ich Ihnen, dass Sie Angst gehabt haben. Diese Interpretation beschreibt also gut, wie Sie sich in der Situation gefühlt haben." (Die Interpretation ist somit relevant und zutreffend). Gleichzeitig kann darauf hingewiesen werden, dass der Gedanke „Es wird Streit geben" möglicherweise eher in den Bereich des Denkfehlers „Wahrsagerei" fällt. In bestimmten Fällen, wenn aus anamnestischen Angaben bekannt ist, dass die Angst möglicherweise begründet ist (z. B. häusliche Gewalt), können Gefühlsinterpretationen auch ohne Revision stehen bleiben. Sie dienen in diesen Fällen vielmehr als Warnsignal, welches den Patienten daran erinnert: Hier muss ich vorsichtig vorgehen, wenn ich mein gewünschtes Ergebnis erreichen will.

Im Allgemeinen gilt aber die Haltung: Jede Situation ist eine neue Chance. Um bei dem Beispiel der Angst vor Streit zu bleiben: Nur weil jemand in seinem Leben immer wieder die Erfahrung gemacht hat, dass es Streit gibt, wenn er seine Meinung äußert, muss das nicht automatisch bei allen Menschen in jeder Situation so sein. Vielmehr verhalten sich unterschiedliche Menschen auf ihre je eigene Art und Weise: mit einigen gerät man leicht in Streit; mit den meisten aber nicht. Und auch bei ein und derselben Person ist nicht gesagt, dass es immer wieder Streit geben wird, auch wenn es mal Streit gegeben hat. Und vor allem hat man es ja auch selbst in der Hand, wie man seine eigene Meinung äußert: Es gibt Formulierungen die provozierender wirken und andere, die meist sehr gut angenommen werden.

Beispiel 2: Gefühlsinterpretation

„Es macht mich wütend, dass er nie sieht, was ich will."

In diesem Fall wiederum kann es vielleicht hilfreich sein, unmittelbar auf die hier im Zentrum stehende Interpretation einzugehen „Nie sieht er, was ich will" und mit dem Patienten gemeinsam zu entdecken, welcher Denkfehler hier aufgetreten ist (Verallgemeinerung). Wenn der Patient diesen Denkfehler erkannt hat, dann verraucht möglicherweise bereits die Wut und es ist leichter, sich dem am Ende der Erhebungsphase formulierten gewünschten Ergebnis zuzuwenden.

4.2.5 ... mir bei der Durchführung der Situationsanalyse die Zeit davonläuft?

Besonders zu Beginn der Behandlung und bei der Bewältigung akuter Krisen kann es vorkommen, dass es in einer Therapiestunde nicht möglich ist, eine vollständige Situationsanalyse durchzuführen. Es kann gerade zu Beginn der Behandlung schon hilfreich sein, wenn der Patient zunächst lernt, eine Situation aus der Beobachterperspektive zu schildern. Dann endet die Therapiestunde mit der Situationsbeschreibung. Bei der nächsten Sitzung wird dann eine neue Situation gewählt. Die Situationsanalyse muss nicht um jeden Preis zu Ende geführt werden. Vielmehr ist es das Ziel des Therapeuten, Schritt für Schritt die Fertigkeiten der Situationsanalyse zu vermitteln.

Wenn man bei der Durchführung einer vollständigen Situationsanalyse merkt, dass die Zeit nicht für alle Schritte der Erhebungs- und Lösungsphase reicht, sollte man sich noch einmal bewusst machen, was das Ziel der Situationsanalyse ist: Der Patient soll zum einen lernen, sich in schwierigen zwischenmenschlichen Situationen realistische und erreichbare gewünschte Ergebnisse zu setzen und zum anderen Fertigkeiten üben, um dieses gewünschte Ergebnis zu erreichen.

Wichtige erste Schritte auf diesem Weg sind die Situationsbeschreibung und die Festlegung des gewünschten Ergebnisses. Idealerweise findet man mit dem Patienten noch eine Selbstinstruktion und übt das zum Erreichen des gewünschten Ergebnisses notwendige Verhalten im Rollenspiel. Bei dieser gekürzten Situationsanalyse ist die Erhebung der Situationsbeschreibung der diagnostische und die Festlegung des gewünschten Ergebnisses der therapeutische Schritt. Eine Alternative ist, die Erhebungsphase vollständig abzuschließen. In jedem Fall ist der erste therapeutische Schritt getan, wenn der Patient für sich ein realistisches und erreichbares gewünschtes Ergebnis formuliert hat.

Um keine Missverständnisse aufkommen zu lassen: Wir sagen keinesfalls, dass die anderen Schritte der Situationsanalyse nicht notwendig sind. Sie sind notwendig und haben ihre Bedeutung wie in Kapitel 2.4 bereits beschrieben wurde. Das hier vorgeschlagene abgekürzte Vorgehen ist eine Art Notfallplan für besonders schwierige Therapiesituationen. Es kann auch zu Beginn der Therapie hilfreich sein, wenn der Patient große Schwierigkeiten hat, die Technik der Situationsanalyse zu erlernen.

Eine andere Möglichkeit für Patienten, die Schwierigkeiten mit vollständigen Situationsanalysen haben, ist das Führen eines *Verhalten-Konsequenzen-Protokolls*. Dabei bedient man sich einer einfachen Zwei-Spalten-Technik. In der linken Spalte protokolliert der Patient, was er im Verlauf der Woche gemacht hat (Montag: saß den ganzen Tag zu Hause, Dienstag: habe ein Mitglied der Selbsthilfegruppe besucht, Mittwoch: habe endlich den Handwerker angerufen, etc.). In der rechten Spalte notiert der Patient die von außen sichtbare Konsequenz, die sich aus dem Verhalten ergeben hat (Montag: habe nur herum gesessen, Dienstag: wir haben zusammen „Mensch ärgere Dich nicht“ gespielt, Mittwoch: er hat mir gesagt, wann er die Heizung reparieren kommt).

Das Verhaltens-Konsequenzen-Protokoll ist eine einfache Möglichkeit, die Wahrnehmungsentkoppelung zu überwinden. Denn die zentrale Botschaft des CBASP wird auch hier deutlich: *Es kommt darauf an, was ich tue („what I do matters“)*. Zu diesem Zweck wird am Ende des Verhaltens-Konsequenzen-Protokolls im Sinne einer Zusammenfassung eine Art „Lektion der Woche“ erhoben („Was fällt Ihnen auf, wenn Sie sich Ihr Verhaltenskonsequenzen-Protokoll anschauen?“; Beispiel: „Wenn ich auf andere zugehe, dann kann ich was erreichen.“). Dem folgt genau wie bei der Situationsanalyse der Generalisierungsschritt („Und was bedeutet das für die Gestaltung der kommenden Woche? Könnten Sie das, was Sie hier gelernt haben, noch woanders einsetzen?“).

4.2.6 ... der Patient das in der Situationsanalyse Gelernte nicht umsetzt?

Das Ziel der Situationsanalyse ist, mit dem Patienten zusammen die Möglichkeiten zu entdecken, die es für ihn auch in schwierigen interpersonellen Situationen gibt. Dabei wird, wie oben beschrieben, großer Wert darauf gelegt, dass die vereinbarten gewünschten Ergebnisse nicht in jedem Fall gleich umgesetzt werden müssen. Vielmehr ist es zu Beginn der Behandlung immer wieder notwendig, einen sicheren Raum zu schaffen, in dem der Patient ausprobieren kann, wie er mit schwierigen interpersonellen Situationen umgehen will.

Der Patient lernt auf diese Weise Schritt für Schritt: „Wenn ich mich verhalte wie sonst immer, bekomme ich das alte Ergebnis. Wenn ich ein anderes Ergebnis will, dann muss ich mich anders verhalten“. Dabei muss der Therapeut den Patienten nicht dazu drängen, sein Verhalten zu verändern. Die Botschaft an diesem Punkt ist: „Wenn Sie die aversive gegenwärtige Situation, über die Sie sich beklagen, verändern wollen, müssen Sie Ihr Verhalten ändern“ (McCullough, 2000, S. 157; McCullough, 2006a). Im Sinne einer Lernkurve ist es aber nicht wahrscheinlich, dass der Patient das Gelernte sofort umsetzt. Neu erlernte kognitive und behaviorale Fertigkeiten brauchen nach McCullough Zeit für die Umsetzung (McCullough, 2013). Dennoch empfiehlt er, die Verantwortung für den Zeitpunkt der Veränderung beim Patienten zu belassen, und ihn nicht zur Verhaltensänderung zu drängen. Dies führt nach seiner Erfahrung mittelfristig zu spontanen Verhaltensänderungen der Patienten (McCullough, 2000, S. 158; McCullough, 2006a).

Es gibt jedoch Therapieverläufe, in denen der Patient es auch langfristig nicht schafft, die in der Situationsanalyse gewonnenen Erkenntnisse umzusetzen. In diesen Situationen gewinnen die Strategien der persönlichen Gestaltung der therapeutischen Beziehung an Bedeutung. In diesem Fall geht es um die *Kontingent persönliche Reaktion*, dass das gegenwärtige Verhalten des Patienten den Therapiefortschritt verhindert und der Therapeut darauf mit Mutlosigkeit reagiert. Das folgende Beispiel soll zeigen, wie man einem Patienten mithilfe der Kontingent persönlichen Reaktion zeigen kann, dass er die Verantwortung für die Veränderung trägt.

Beispiel: Wir kommen so nicht weiter

Eine Ende 50-jährige Patientin mit chronischer Depression ist bereits in der 30. Stunde ihrer Psychotherapie. Ihre depressiven Symptome haben sich nur leicht verbessert. Auf Krisen reagiert sie immer wieder mit deutlicher Zunahme der Symptome. Ihre Übertragungshypothese lautet: „Wenn ich meinem Therapeuten gegenüber einen Fehler mache, dann wird er laut werden oder mich mit Missachtung strafen“. Im Verlauf der Therapie hat sie immer wieder zu ihm gesagt: „Sie sind zwar heute nett zu mir, aber das kann sich ändern. Ich bin immer auf der Lauer.“ In der zurückliegenden Stunde hatte sie angekündigt, dass sie in der kommenden Woche ihrer Tochter sagen wolle, dass sie sich anmelden muss, bevor sie mit ihrem Sohn zu Besuch kommt. Das hatte sie sich schon oft vorgenommen, weil die ungeplanten Besuche der Tochter sie immer sehr unter Druck setzten. In der Therapiestunde selber kam es zu folgendem Gespräch zwischen der Patientin und ihrem Therapeuten:

Pat.: Ich habe es wieder nicht geschafft, ihr das zu sagen. Sie sind jetzt bestimmt wütend mit mir.
Th.: Woher wissen Sie das?
Pat.: Das kann man sich doch denken. Natürlich sind Sie wütend, wenn ich nie das mache, was ich ankündige. Sie denken bestimmt, es ist Zeitverschwendung, sich mit mir zu treffen.
Th.: Wollen Sie wissen, was ich wirklich über diese Situation denke?
Pat.: Sind Sie etwa nicht wütend?
Th.: Sehe ich etwa wütend aus?
Pat.: [schaut ihn vorsichtig an]: Eigentlich nicht ...
Th.: Wie sehe ich denn aus?
Pat.: Sie gucken mich aufmerksam an.
Th.: Ja, und haben Sie eine Vorstellung, was mir dabei durch den Kopf geht?
Pat.: Nein, keine Ahnung.
Th.: Ich mache mir Sorgen.
Pat.: Warum?
Th.: Ich mache mir Sorgen, ob wir gemeinsam in der Therapie auf dem richtigen Weg sind.
Pat.: Das kann ich verstehen. Ich frage mich das auch manchmal.
Th.: Ich bin in einem echten Dilemma. Ich glaube nicht, dass es hilft, Sie unter Druck zu setzen. Wissen Sie noch, wie es war, wenn Sie sich von mir unter Druck gesetzt fühlten?
Pat.: Ja, da war mein Kopf ganz leer und ich habe kein Wort rausgebracht.
Th.: Genau, und das will ich nicht wieder erleben. Auf der anderen Seite weiß ich auch nicht genau, was ich machen soll. Sie sind mir wichtig. Es ist schwer, mit anzusehen, wie Sie leiden. Und Sie leiden sehr. Ich wünsche mir sehr, dass Sie einen Weg finden, aus dem Leid herauszukommen. Allein, den Weg können nur Sie gehen.
Pat.: Ich beginne zu verstehen ...
Th.: Darf ich kurz das Thema ein wenig wechseln?
Pat.: Ja.
Th.: Was wäre eigentlich bei Ihren Eltern passiert, wenn Sie hereingekommen wären und gesagt hätten: „Ich habe das nicht geschafft?“. Wie hätte Ihr Vater reagiert?
Pat.: Der wäre ziemlich wütend und laut geworden.
Th.: Und wie ging es Ihnen dabei?
Pat.: Ich hätte mich am liebsten in einem Mäuseloch verkrochen.
Th.: Und Ihre Mutter?
Pat.: Die hätte mich für ein paar Tage mit Missachtung gestraft.
Th.: Und was hat das bei Ihnen ausgelöst?
Pat.: Ich habe die ganze Zeit nur daran gedacht, wie ich das wieder gut machen kann, was ich da angestellt habe.
Th.: Und wie habe ich reagiert? Bin ich wütend geworden?
Pat.: Ich kann es immer noch kaum glauben, aber Sie haben gesagt, sie seien nicht wütend.
Th.: Sah ich denn wütend aus?
Pat.: Nein.
Th.: Und was habe ich gesagt, geht mir im Kopf rum?
Pat.: Sie haben gesagt, Sie machen sich Sorgen.
Th.: Genau! Gut, dass Sie das gemerkt haben. Jetzt können wir nämlich überlegen: Welche

Möglichkeiten eröffnen sich für Sie hier mit mir, wenn ich mich anders verhalte als Ihre Eltern?

Pat.: Irgendwie ist es hier nicht so gefährlich.

Th.: Ja, genau, das ist mein Ziel. Ich kann Sie nicht zwingen, etwas zu ändern. Ich kann nur einen Raum schaffen, in dem Sie sich sicher fühlen. Und ich glaube fest daran: Wenn Sie sich hier sicher fühlen, werden Sie mit mir Fertigkeiten lernen, die Ihnen im Alltag helfen.

Dieses Gespräch fand vor dem Hintergrund einer intensiven vorangegangenen Arbeit an der therapeutischen Beziehung statt. Anhand zahlreicher Interpersoneller Diskriminationsübungen hatte die Patientin bereits gelernt, dass ihr Therapeut in schwierigen Situationen anders reagiert als ihre Eltern. Infolgedessen war sie bereits weniger oft „auf der Lauer". Die gegenwärtige Situation hatte ihre Angst jedoch erneut aktiviert. Auf der Grundlage der intensiven Vorarbeit war es dem Therapeuten in dieser Sitzung schneller als früher gelungen, das Vertrauen der Patientin wieder zu gewinnen. Daher konnte er sich darauf konzentrieren, mit ihr über die persönlichen Konsequenzen zu sprechen, die ihr Verhalten bei ihm auslöste. So lernte die Patientin, dass der Therapeut sich um sie Sorgen macht und ihr wünscht, dass es ihr besser geht. Ihr wurde auch deutlich, dass nur sie es in der Hand hat, diese Veränderung zu bewirken. Zur großen Überraschung des Therapeuten brachte die Patientin bereits in der nächsten Stunde eine Situationsanalyse mit, in der sie von einem sehr kompetenten Umgang mit einer schwierigen Situation mit ihrem Enkelsohn berichtete. Dieses konstruktivere Muster im Umgang mit Problemen setzte sich auch in den darauffolgenden Sitzungen weiter fort.

Wenn der Patient *während* der Bearbeitung der Situationsanalyse problematische Verhaltensweisen zeigt, die Fortsetzung der Situationsanalyse jedoch möglich ist, sollte mit der *Kontingent persönlichen Reaktion* nach Möglichkeit bis *nach* Abschluss der Situationsanalyse gewartet werden. Um eine erfolgreiche Durchführung der Situationsanalyse sicherzustellen, gilt nämlich die Grundregel, dass die Situationsanalyse, wenn irgendwie möglich, zuerst abgeschlossen werden soll und alles andere hinterher geklärt wird.

Die Kontingent persönliche Reaktion *während* der Situationsanalyse könnte nämlich dazu führen, dass der Patient den Fokus verliert und dann Schwierigkeiten hat, die Situationsanalyse erfolgreich abzuschließen, weil er sich in Nebenschauplätzen verirrt. Gleichzeitig kann es manchmal wichtig sein, aus der Situationsanalyse auszusteigen, wenn sehr problematische Verhaltensweisen auftreten. Wichtig ist es dann, den Wechsel der Methode zu markieren:

„Können wir die Situationsanalyse einmal kurz unterbrechen? Sie haben gerade etwas gesagt, was mich nicht loslässt ..."

4.3 Persönliche Gestaltung der therapeutischen Beziehung

Der zurückliegende Abschnitt stellt gewissermaßen den Übergang zwischen den Fallstricken bei der Erstellung der Situationsanalyse und den Fallstricken bei der Durchführung der persönlichen Gestaltung der therapeutischen Beziehung dar. Sie werden beim Lesen merken, dass Sie im Folgenden Anregungen auch für den Umgang mit noch nicht therapiebereiten Patienten finden.

Die genannten Beispiele sollen jedoch keinesfalls nahelegen, dass es für bestimmte Therapiesituationen bestimmte vorgefertigte Antworten und Reaktionsweisen gibt. Die persönliche Gestaltung der therapeutischen Beziehung erfordert eine starke Prozessorientierung. Das bedeutet, dass man Sekunde für Sekunde bei seinem Patienten sein muss, um zu erkennen, was der Patient jetzt gerade vom Therapeuten braucht, damit sie gemeinsam das therapeutische Ziel erreichen. Im Grunde ist hier vom Therapeuten genau die Haltung gefordert, die er auch dem Patienten in den Situationsanalysen vermittelt (Nahe dran sein am Geschehen und überlegen, was kann ich und was will ich hier jetzt erreichen? Und was muss ich tun, um es zu erreichen?).

Eine therapeutische Beziehung kann man also nicht nach einem Kochbuchrezept persönlich gestalten, auch wenn wir mit den Online-Materialien versuchen, Ihnen Hilfestellungen zu geben. Stellen Sie sich diese Hilfestellungen wie ein Gerüst vor. Das Gerüst hilft, das Haus zu bauen. Aber von der Form des Gerüstes allein kann man nur selten auf das Aussehen des Hauses rückschließen.

Als Faustregel kann man sich merken: Je stärker die zu Beginn des Kapitels 4 beschriebenen therapiebehindernden Fertigkeitendefizite ausgeprägt sind, desto größer ist die Bedeutung der persönlichen Gestaltung der therapeutischen Beziehung. McCullough beschreibt zwei Typen von noch nicht therapiebereiten Patienten (McCullough, 2011b):

a) Patienten, in deren *Privatsphäre immer wieder eingedrungen wurde* und die mit offen-feindseligem Verhalten reagieren, weil sie nie erlebt haben, dass sie sich jemandem anvertrauen können, ohne dass sie bedrängt werden. Diese Patienten müssen lernen, dass sie auch dann in Sicherheit sind, wenn sie anderen Einblicke in ihre Privatsphäre geben.
b) Patienten, die *emotional vernachlässigt wurden* und die mit feindselig-unterwürfigem Verhalten reagieren, weil sie nie gelernt haben, etwas Gutes von anderen zu erwarten. Für diese Patienten ist es besonders wichtig, die Erfahrung zu machen, dass die therapeutische Beziehung nicht so emotional depriviert ist wie sie erwarten.

4.3.1 Woran erkenne ich, dass es Zeit für den Einsatz dieser Strategien ist?

Wie in Kapitel 2.1 und 2.5.1 erläutert, kommen die Techniken der persönlichen Gestaltung der therapeutischen Beziehung zum Einsatz, wenn der Patient Verhalten zeigt, das den Fortschritt der Therapie gefährdet (*negative* Kontingent persönliche Reaktion) oder fördert (*positive* Kontingent persönliche Reaktion). Zum anderen helfen die Techniken der persönlichen Gestaltung der therapeutischen Beziehung dem Patienten bei Erreichen eines emotionalen Brennpunktes zu erkennen, dass er sich in der Beziehung mit seinem Therapeuten auf sicherem Terrain bewegt (interpersonelle Diskriminationsübung).

Es gibt Therapeuten in der CBASP-Ausbildung, die sehr schnell in der Lage sind, bei ihren Patienten emotionale Brennpunkte zu erkennen. Es gibt aber auch Behandlungsverläufe, bei denen es dem Therapeuten schwerfällt, das Erreichen eines emotionalen Brennpunktes zu erkennen. Besonders unterwürfiges Verhalten kann unter Umständen auch mit einer funktionierenden Therapiebeziehung verwechselt werden, weil der Patient ja das tut, was man ihm sagt.

Um emotionale Brennpunkte in der Therapiestunde zu erkennen, ist es, wie in Kapitel 2.3.3 bereits erläutert, wichtig, sich vor jeder Therapiesitzung die Übertragungshypothese in Erinnerung zu rufen. Auf diese Weise ist man für das Auftreten von Verhaltensweisen aufmerksamer, die dem Patienten schwerfallen. Beispielsweise kann es vorkommen, dass ein Patient mit dem Übertragungsbereich „Fehler machen" sich in der Therapiestunde im Rollenspiel traut, neues Verhalten auszuprobieren und dann im Rahmen der Rückmeldung Verbesserungsvorschläge bekommt. In diesem Moment ist ein emotionaler Brennpunkt erreicht.

Das Erreichen des emotionalen Brennpunktes ist aber für den Therapeuten nicht unbedingt erkennbar. Möglicherweise gelingt es dem Patienten, seine aktivierten Beziehungserwartungen (z. B. „Bei Fehlern werde ich bestraft.") und die damit zusammenhängenden Emotionen so weit unter Kontrolle zu halten, dass er das Rollenspiel erfolgreich zu Ende bringt. Aufgrund der Wahrnehmungsentkoppelung verarbeitet der Patient dieses Erfolgserlebnis aber möglicherweise nicht als Erfahrung „Ich bin bei meinem Therapeuten in Sicherheit", sondern sagt sich: „Ein Glück, *diesmal* ist es gut gegangen. Er ist nicht ausgerastet." In dieser Situation kann die *Interpersonelle Diskriminationsübung* helfen, den Eindruck des Patienten zu vertiefen, dass er gerade eine ganz andere Erfahrung gemacht hat, als er erwartet hat. Das macht es möglicherweise für ihn leichter, dieser Erfahrung zu vertrauen und in der therapeutischen Beziehung sicherer zu werden. Die Diskriminationsübung wird jedoch nur dann zum Einsatz kommen, wenn der Therapeut sich zu Beginn der Stunde die Übertragungshypothese bewusst gemacht hat.

Auf der anderen Seite sollen die Techniken der persönlichen Gestaltung der therapeutischen Beziehung auch nicht zu häufig eingesetzt werden. Es ist keinesfalls so, dass der Therapeut *immer* kontingent persönlich reagieren muss, wenn der Patient sich therapieschädigend verhält. Insbesondere sollte man aufpassen, dass man den Patienten nicht für die Gefühle des Therapeuten hypersensibilisiert. Die Indikation für die persönliche Gestaltung der therapeutischen Beziehung ist nur dann gegeben, wenn der Einsatz notwendig ist, um das Ziel der Therapie zu erreichen (vgl. auch Kapitel 2.5).

4.3.2 Wie viel Persönliches gebe ich preis? Und wie drücke ich es aus?

Die Selbstöffnung sollte so gestaltet werden, dass der Patient erkennen kann, welche emotionale Auswirkung sein Verhalten gerade auf den Therapeuten hat. In diesen Situationen muss der Therapeut zunächst sich selbst die Erlaubnis geben, mit dem Patienten er selbst zu sein. Er muss seine Gefühle dem Patienten gegenüber zulassen und angemessene Worte finden, diese dem Patienten zu vermitteln. Auf diese Aspekte wurde im Kapitel 2.5.1 bereits ausführlich eingegangen.

Therapeuten können die Selbstöffnung auch einsetzen, wenn sie eigene schmerzhafte Erfahrungen in einem Lebensbereich haben, mit dem der Patient gerade Schwierigkeiten hat. McCullough nennt dazu das Beispiel eines feindselig-unterwürfigen Patienten, der neben seiner chronischen Depression an Prostatakrebs leidet (McCullough, 2006b; McCullough et al., 2011, S. 106ff.). In einer Therapiestunde berichtet dieser Patient von seiner Verzweiflung darüber, dass seine Frau vor mehreren Jahren an Krebs gestorben ist („Ich glaube, mir ist nicht mehr zu helfen. Ich bin ein hoffnungsloser Fall.“). Sein Therapeut hatte ähnliche Schicksalsschläge erlitten und sagt das seinem Patienten auch: „Ich habe meine Frau verloren, sie ist vor einigen Jahren gestorben, und ich hatte Prostatakrebs. Der Krebs ist ähnlich wie bei Ihnen rechtzeitig entdeckt worden.“ Der Patient reagiert schockiert und sagt: „Sie sehen nicht so aus, als hätte es Sie umgebracht. Ich meine, Sie wirken nicht so, als hätten Sie aufgegeben.“ Daraufhin eröffnet ihm der Therapeut: „Ich habe nicht aufgegeben. Aber eine Zeit lang hätte ich am liebsten aufgegeben.“

Das Ziel dieser Selbstöffnung könnte als Vergegenwärtigung der Universalität des Leidens des Patienten im Sinne von „Sie sind mit Ihren Problemen nicht allein“ verstanden werden (Sipos & Schweiger, 2000, S. 473). McCullough geht es bei dem Beispiel jedoch um mehr. Er beschreibt, wie die Selbstöffnung dazu beigetragen hat, dass der Patient seinen interpersonellen Stimuluscharakter von feindselig-unterwürfig („Mir ist nicht mehr zu helfen“) zu einer offeneren Haltung seinem Therapeuten gegenüber veränderte. Am Ende fragte er ihn: „Können Sie mir erzählen, was Sie davon abgehalten hat, sich das Leben zu nehmen? Würden Sie mir erzählen, wie Sie es geschafft haben?“.

Auf der anderen Seite betont McCullough auch, dass die persönliche Gestaltung der therapeutischen Beziehung etwas grundsätzlich anderes ist als ein kumpelhafter Umgang mit dem Patienten (McCullough, 2006b; McCullough et al., 2011, S. 2f.): „Was wäre mit unserer gemeinsamen Arbeit passiert, wenn wir angefangen hätten, zusammen in Bars zu gehen?“ – „Ich denke, es würde laufen, wie es mit mir und allen meinen anderen Freunden läuft – wir würden große Töne spucken und über nichts Ernsthaftes reden.“ – „Das denke ich auch. Unsere gemeinsame Arbeit wäre den Bach runtergegangen. Ich wollte nicht, dass es dazu kommt“. Bei aller Vertrautheit, die bei dieser besonderen Art der therapeutischen Beziehung entsteht, ist es also wichtig, sich bei Selbstöffnungen immer zu überlegen, ob sie dem Therapieziel dienen.

4.3.3 Was mache ich, wenn der Patient sagt: „Es ist mir egal, wie Sie sich fühlen, es geht hier um mich!“?

Diese Reaktion zeigen Patienten in erster Linie, wenn der Therapeut versucht, kontingent persönlich auf ein therapieschädigendes Verhalten des Patienten zu reagieren. Wir haben im Kapitel 2.5.1 bereits beschrieben, dass es zu Beginn der Selbstöffnungsphase (Schritt 3 der *Kontingent persönlichen Reaktion*) empfehlenswert ist, den Patienten um Erlaubnis für das Vorgehen zu fragen (z. B. „Darf ich Ihnen sagen, was Ihr Verhalten gerade bei mir auslöst?“). Diese Strategie ist besonders bei Patienten wichtig, die im Sinne einer offen-feindseligen Haltung glauben, es sei egal, wie ihr Therapeut sich fühlt. Stellen Sie sich vor, Sie hätten dem Patienten bereits gesagt: „Es verletzt mich, wenn Sie sagen, wir können die Stunde auch ausfallen lassen.“ In diesem Fall wäre Ihre persönliche Reaktion (z. B. „Ich bin verletzt“) durch die Reaktion des Patienten (z. B. „Es ist mir egal, wie Sie sich fühlen“) sofort vom Tisch gewischt. Trennen Sie daher die eigentliche Selbstöffnung von der Erläuterung der Bedeutung von Selbstöffnung für den Therapieverlauf, indem Sie *vor* der Selbstöffnung um Erlaubnis bitten, wie im folgenden Beispiel gezeigt wird.

Beispiel: Es ist mir egal, wie es Ihnen geht

Es handelt sich um eine 52-jährige Patientin mit der Übertragungshypothese „Wenn ich meinen Therapeuten zu nahe an mich ran lasse, dann wird es sehr gefährlich für mich. Ich muss um jeden Preis versuchen, die Kontrolle über den Verlauf der Therapie zu behalten. Sonst passiert ein großes Unglück.“ Sie hatte dem Therapeuten wiederholt gesagt, dass die Therapie ihr ohnehin nichts bringe. Dies gipfelte im Verlauf der hier beschriebenen Sitzung in der Bemerkung, dass die Stunde, wenn es nach ihr ginge, auch ausfallen könne.

Th.: Autsch. Was haben Sie da gesagt?
Pat.: Also von mir aus können wir die Stunde auch beenden.
Th.: Warum sagen Sie so etwas?
Pat.: Weil es stimmt, wir verschwenden hier unsere Zeit. Es ist zwar nett, dass Sie sich um mich bemühen, aber es wird nichts bringen.
Th.: Haben Sie eine Vorstellung, wie es mir geht, wenn Sie sagen, dass wir hier unsere Zeit verschwenden?
Pat.: Keine Ahnung. Im Übrigen dachte ich, es geht hier um mich.

Th.: Stimmt. Aber ich glaube, es würde *Ihnen* mal ganz gut tun, wenn Sie die Augen dafür geöffnet bekommen, was Sie mit so einem Satz bei mir auslösen.
Pat.: Aha.
Th.: Das klingt so, als könnte es Sie doch interessieren, wie es mir bei diesem Satz geht.
Pat.: Ich bin mir noch nicht sicher. Aber Sie scheinen fest daran zu glauben, dass es wichtig ist.
Th.: Ja, das tue ich. Also, darf ich es Ihnen sagen?
Pat.: Ja, dann legen Sie mal los.

Möglicherweise ist Ihnen beim Lesen des Dialogs aufgefallen, dass der Therapeut in diesem Gespräch nicht durchgehend auf der freundlichen Seite des Kiesler Kreises geblieben ist. Die Patientin hatte sich mit ihrem verbalen („Wir verschwenden hier unsere Zeit") und nonverbalen (laute, aggressive Stimme) Verhalten offen-feindselig im Kiesler Kreis positioniert. Bei einem Verhaltensmuster mit diesem Stimuluscharakter kann es hilfreich sein, den Patienten ein bisschen von dem zu geben, was sie gewohnt sind. Das macht man, indem man dosiert feindselig reagiert („Ich glaube, es würde *Ihnen* mal ganz gut tun, wenn Sie die Augen dafür geöffnet bekommen, was Sie mit so einem Satz bei mir auslösen."). Die Reaktion der Patientin („Aha") war deutlich unterwürfiger als vor dieser Intervention. Der Therapeut hatte erfolgreich das offen-feindselige Verhalten der Patientin gestoppt. An diesem Punkt war es wichtig, dass der Therapeut sich nicht weiter offen-feindselig verhält. Dann würde sich in der Therapie nur das wiederholen, was die Patientin bereits bestens kannte („Wenn ich am Boden liege, wird man mich erst recht fertig machen."). In dieser Situation erlebte sie mit ihrem Therapeuten etwas anderes: Der Therapeut reagierte unmittelbar mit einer ebenfalls unterwürfigen Reaktion („Das klingt so, als könnte es Sie interessieren, wie es mir mit diesem Satz geht."). Das gab ihr die Möglichkeit, offen (aber nicht feindselig) in die folgenden Schritte einzuwilligen („Ja, dann legen Sie mal los.").

4.3.4 Was mache ich, wenn der Patient meine Aufrichtigkeit infrage stellt: „Das sagen Sie doch nur, weil Sie mein Therapeut sind!"?

Wenn der Patient die Aufrichtigkeit des Therapeuten infrage stellt, geht es letzten Endes um folgendes Thema: „Glauben Sie allen Ernstes, man könne meine Gefühle kaufen? Glauben Sie wirklich, ich interessiere mich nur für Sie, weil ich dafür bezahlt werde?".

Auch Therapeuten, die CBASP erlernen, stellen manchmal diese Frage: „Muss ich wirklich meine Patienten mögen, um CBASP machen zu können?". Viele im CBASP-Bereich Tätige beantworten diese Frage klar mit ja. Unsere Erfahrung ist allerdings, dass dies gar nicht so schwierig ist, wie es zunächst scheint. Auf der einen Seite fallen chronisch depressive Patienten zwar durch schwierige zwischenmenschliche Verhaltensweisen auf. Auf der anderen Seite lernt man die Patienten und die Ursachen für ihr Verhalten im Zuge der Erhebung der Liste prägender Bezugspersonen sehr gut kennen und bekommt auf diese Weise einen intensiven Eindruck davon, warum die Patienten sich so verhalten, wie sie es tun. McCullough hat dazu gesagt, dass die Patienten genau an dem Punkt im Leben stehen, an dem sie vor dem Hintergrund ihrer Erfahrung stehen müssen. Unsere Erfahrung ist, dass man die Patienten nach Abschluss der Erhebung der Liste prägender Bezugspersonen tatsächlich mag. Das liegt auch daran, dass mit der *Kontingent persönlichen Reaktion* eine effiziente Art und Weise zur Verfügung steht, mit den wirklich schwierigen Verhaltensweisen des Patienten umzugehen.

Wenn dann im Rahmen dieser Intervention die Aufrichtigkeit infrage gestellt wird („Sie sagen doch nur, dass Sie sich über meine Fortschritte freuen, weil Sie dafür bezahlt werden.") fällt es leicht, zu sagen: „Glauben Sie wirklich, man könnte meine Gefühle kaufen?".

Letzten Endes liegt dieser Frage ja auch ein Missverständnis zugrunde. Natürlich sind auch CBASP-Therapeuten nicht immer und zu allen Menschen nett und freundlich. Das ginge auch gar nicht. Es stimmt, dass die therapeutische Beziehung eine besondere ist, weil der Therapeut sich hier auf einen zwischenmenschlich sehr verletzten und verletzlichen Menschen auf besondere Art und Weise einlässt. Er macht sich mit dem Patienten gemeinsam daran, sein Verhalten vor dem Hintergrund bestimmter zwischenmenschlicher Lernprägungen zu verstehen und diese zu verändern. Diese Kenntnis der Lernprägungen führt wie gesagt dazu, dass man geduldiger und verständnisvoller mit diesen Patienten ist, als man es sonst möglicherweise wäre. Das hat aber nichts damit zu tun, dass die Gefühle käuflich sind oder eine *Kontingent persönliche Reaktion* nicht aufrichtig ist. Es bedeutet lediglich, dass die therapeutische Beziehung, die sich aus der Kenntnis der Lernprägungen ergibt, eine ganz besondere ist.

4.3.5 Wie gehe ich mit suizidalen Krisen des Patienten um?

Thomas Joiner und Mitarbeiter haben eine interpersonelle Theorie der Suizidalität formuliert (Joiner, 2005; Van Orden et al., 2010) und die Implikationen dieser Theorie für die CBASP-Behandlung chronisch depressiver Patienten beschrieben (Joiner, 2013). Wir möchten ausgehend von dieser interpersonellen Theorie der Suizidalität einen Umgang mit suizidalen Krisen beschreiben, wie ihn McCullough auch in seinen Therapiemanualen dargelegt hat (McCullough, 2000, S. 259ff.; McCullough, 2006a). Joiner beschreibt seine interpersonelle Theorie der Suizidalität am Beispiel eines jungen Mannes, der zum Zeitpunkt seines Suizidversuches überzeugt war, dass es keinen Sinn mehr habe, länger anderen zur Last zu fallen. Empirische Studien haben gezeigt, dass psychische Belastungen und Hoffnungslosigkeit vor allem dann zu Suizidplänen führen, wenn die Betroffenen annehmen, dass sie von anderen entfremdet sind und diesen nur noch zur Last fallen (Joiner, 2013).

Wenn man Patienten, die einen Suizidversuch geplant haben, fragt, was sie von der Durchführung abgehalten hat, berichten viele, dass dies der Gedanke an ihre Kinder, ihre Eltern oder ihren Partner gewesen sei. Kurz: Andere Menschen sind häufig das Wichtigste, was einen in einer Krise am Leben hält. Auch Studien weisen darauf hin, dass Vereinsamung ein wichtiger Risikofaktor für Suizidalität ist (Wolfersdorf, 2012).

Das Problem bei chronisch depressiven Personen ist, dass sie aufgrund der Wahrnehmungsentkopplung häufig nicht oder nicht so gut merken, welche Auswirkung ihre Suizidalität auf andere hat. So erkennen sie nicht, was für ein Schock ein vollendeter Suizid für die Menschen in ihrem Umfeld wäre. Dies bestärkt sie in der Annahme, dass sie anderen nur zur Last fallen und es keinen Menschen gibt, dem sie etwas bedeuten. Erschwerend kommt hinzu, dass einige chronisch Depressive tatsächlich kaum je einem Menschen begegnet sind, für den sie wirklich wichtig sind.

Daher kann es therapeutisch hilfreich sein, dem Patienten vorsichtig, aber unmissverständlich zu sagen, welche Konsequenzen es für Sie als Therapeuten hat, wenn er sich das Leben nehmen würde. Der Patient lernt dabei zwei Dinge: Er ist (1) nicht so allein, wie er gedacht hat, es gibt (2) tatsächlich jemanden, dem es wichtig ist, dass er weiterlebt. Das bedeutet, dass nicht sein Leben, sondern vor allem sein Tod eine große Belastung für diejenigen darstellen würde, die mit dem vollendeten Suizid fertig werden müssen. Das ist genau das Gegenteil von zwischenmenschlicher Entfremdung und Belastung anderer durch das eigene Leben. Diese Gewissheit kann wie ein Rettungsanker in suizidalen Krisen wirken.

McCullough (2000, S. 259ff.; 2006a) hat darüber hinaus betont, dass suizidale Patienten sich zwar häufig hilflos fühlen, sie jedoch keinesfalls so machtlos sind, wie sie annehmen. Beispielsweise habe eine suizidale Krise oft die Macht, ganze Familien zu mobilisieren. Die Ursache sieht McCullough ebenfalls in der Wahrnehmungsentkoppelung und empfiehlt, im Umgang mit suizidalen Patienten die persönliche Reaktion eines vollendeten Suizids kontingent persönlich rückzumelden:

> „Ich wäre nicht nur wütend auf mich selbst, dass ich Ihnen nicht helfen konnte, ich wäre auch wütend auf Sie, dass Sie in diesem Sturm über Bord gesprungen sind!"

Er warnt gleichzeitig davor, dass diese Intervention eine stabile therapeutische Beziehung voraussetzt. Das gilt insbesondere auch für den Umgang mit Suizidalität bei chronisch depressiven Patienten mit komorbider emotional instabiler Persönlichkeitsstörung, bei denen instabile Beziehungsmuster ein wichtiger Aspekt der Störung sind (s. a. die diagnostischen Kriterien im DSM-5: Neigung, sich auf intensive, aber instabile Beziehungen einzulassen, oft mit der Folge von emotionalen Krisen; American Psychiatric Association & DSM-5, 2000).

Im Folgenden wollen wir den Umgang mit einer suizidalen Krise am Beispiel eines Mitte 30-jährigen chronisch depressiven Soldaten vorstellen, der wiederholt im Ausland im Kriegseinsatz war.

Beispiel: Umgang mit Suizidalität

Die Übertragungshypothese für den Soldaten und seinen männlichen Therapeuten lautete: „Wenn ich meinen Therapeuten zu nahe kommen lasse, dann wird er in den Abgrund meiner Seele sehen und mich für das hassen, was er da sieht". In der 13. Therapiestunde kam es zu folgendem Gespräch.

Pat.: Ich weiß nicht genau, ob ich das nächste Mal wieder zur Sitzung zu Ihnen komme.
Th.: Was meinen Sie damit?
Pat.: Ach nichts, das habe ich nur so gesagt.
Th.: Moment mal, das können Sie nicht einfach so vom Tisch wischen.
Pat. [schroff]: Vergessen Sie, was ich gesagt habe.

Th. [nach einer kurzen Pause]: Das fällt mir schwer, diesen Satz zu vergessen. Wissen Sie, woran ich denken musste, als Sie sagten: Ich weiß nicht, ob ich wieder komme?

Pat.: Mir passiert schon nichts.

Th.: Es scheint mir so, als ob wir uns doch richtig verstanden haben.

Pat.: Was meinen Sie damit?

Th.: Na, als Sie das mit der nächsten Stunde sagten, hatte ich den Eindruck, Sie würden darüber nachdenken, sich das Leben zu nehmen.

Pat.: Stimmt ...

Th.: Haben Sie denn konkrete Gedanken, sich etwas anzutun?

Pat.: So ganz konkret nicht, aber irgendwie habe ich im Moment allen Mut verloren. Es bringt doch sowieso alles nichts. Nichts wird meinen toten Kameraden wieder zum Leben erwecken.

Th.: Das stimmt, der ist tot. Ich bin mir aber nicht so sicher, ob das andere stimmt, was Sie sagen: Es bringt doch sowieso alles nichts.

Pat.: Für mich ist das so: Egal was ich mache, es ändert sich nichts.

Th.: Ich glaube Ihnen gerne, dass Sie das so sehen. Alleine, ich sehe das anders.

Pat.: [guckt fragend].

Th.: Haben Sie eine Vorstellung, was es für mich bedeuten würde, wenn Sie sich tatsächlich etwas antun?

Pat.: Sie wären vermutlich froh, dass Sie mich los sind ...

Th. [sichtlich erschreckt]: Glauben Sie das wirklich? Glauben Sie wirklich, es wäre mir egal, wenn Sie nicht mehr da sind, nach allem, was wir zusammen durchgemacht haben?

Pat.: Sie haben doch genug andere Patienten.

Th.: Ja, aber Ihre Geschichte habe ich nur mit Ihnen erlebt. Sehe ich etwa so aus, als wäre es mir egal?

Pat.: Ehrlich gesagt, sahen Sie gerade ziemlich erschrocken aus.

Th.: Ich bin froh, dass Sie das nicht übersehen haben. Ich war tatsächlich ziemlich erschrocken. Können Sie sich vorstellen, dass ich auch erschrocken wäre, wenn ich von Ihrem Tod erfahren würde?

Pat.: Es fällt mir schwer, mir das vorzustellen. Andererseits: So wie Sie gerade ausgesehen haben ... [überlegt] Es könnte schon stimmen.

Th.: Ja, ich wäre tatsächlich ganz schön erschrocken. Und auch ein wenig wütend, dass Sie mir von der Fahne gehen, nach allem, was wir zusammen schon geschafft haben.

Pat.: Sie meinen, es war nicht nur schlecht?

Th.: Ganz im Gegenteil. Wir haben auch schon einige Höhepunkte zusammen erlebt. Zum Beispiel in der letzten Woche, als Sie mir berichteten, dass es mit Ihrer Frau wieder besser läuft. Zugegeben, diese Woche gab es wieder Stress mit den Kindern. Aber das bekommen Sie auch in den Griff. Wichtig ist, dass Sie mir nicht fahnenflüchtig werden. Melden Sie sich bei mir, wenn Sie konkrete Suizidgedanken bekommen?

Pat.: Ja, wenn Sie die Sache so sehen, dann werde ich das machen.

Th.: Ja, genau so sehe ich es und es wäre mir wirklich wichtig, dass Sie sich im Notfall melden.

Dieses Beispiel illustriert gut ein wichtiges Prinzip in der Anwendung der Kontingent persönlichen Reaktion: Die persönliche Reaktion sollte erst preisgegeben werden, wenn Patient und Therapeut sich darüber einig sind, was gerade zwischen ihnen beiden passiert ist. Diese Einigkeit musste in diesem Fall erst hergestellt werden, weil der Patient sich deutlich dagegen wehrte, über die im Raum stehende Suizidalität zu sprechen. Das ist vor dem Hintergrund der Übertragungshypothese gut nachvollziehbar und so erinnerte die Übertragungshypothese den Therapeuten daran, bei diesem schwierigen Thema besonders vorsichtig vorzugehen. Eine weitere Sache ist bei der Anwendung der *Kontingent persönlichen Reaktion* im Kontext von Suizidalität sehr wichtig: Die Vermittlung adaptiver Verhaltensweisen, in diesem Fall die Besprechung eines Notfallplanes zum Umgang mit Suizidalität.

Bei der Besprechung dieses Notfallplanes empfiehlt Joiner eine Serie von „Wenn-dann"-Vereinbarungen zu schließen (Joiner, 2013):

1. Wenn ich Suizidgedanken, aber keine konkreten Pläne habe, dann werde ich xy tun, um diese Gedanken zu bewältigen.
2. Wenn die Suizidgedanken weiter da sind und konkreter werden, dann werde ich Vertrauensperson xy anrufen.
3. Wenn ich merke, dass ich meine Suizidgedanken nicht mehr unter Kontrolle habe, dann gehe ich in die Notaufnahme oder rufe 112.

Nach dem Abklingen einer suizidalen Krise schlägt Joiner vor, in den Situationsanalysen die Themen interpersonelle Entfremdung und Belastung anderer zu thematisieren. Beispielsweise könnten Situationsanalysen zu konkreten Situationen gemacht werden, in denen der Patient sich ausgeschlossen oder als Belastung für andere fühlte.

Schlussbemerkung

Diese Liste schwieriger Situationen ist sicherlich unvollständig. Bei jedem chronisch depressiven Patienten können neue schwierige Therapiesituationen auftauchen. Wir hoffen, es ist uns gelungen, einen lebendigen Eindruck davon zu vermitteln, wie mit diesen Situationen im CBASP-Konzept therapeutisch umgegangen werden kann.

Es ist sicherlich auch deutlich geworden, dass CBASP und insbesondere die persönliche Gestaltung der therapeutischen Beziehung bestimmte Anforderungen an die Fähigkeiten des Therapeuten stellen. Diese Fähigkeiten hat McCullough wie folgt zusammengefasst (adaptiert nach McCullough & McCullough, 2008, S. 7):

1. Verantwortung für die Strukturierung der Therapiestunden übernehmen.
2. Erlernen der CBASP-Methodik und -Techniken.
3. Den Patienten das Tempo der Stunde bestimmen lassen.
4. Dem Patienten die Veränderungsarbeit überlassen.
5. Supervision annehmen und umsetzen.
6. Die Aufmerksamkeit des Patienten auf den Therapeuten selber zu fokussieren.
7. In der Interaktion mit dem Patienten verletzlich sein.
8. Eigene Anspannung in der Therapiestunde tolerieren.

Diese Fähigkeiten kann man auch in folgendem Bild aus dem Bereich des Fußballs ausdrücken: Zum CBASP-Therapeuten wird man nicht, wenn man immer nur auf der Bank sitzt und dem Spiel vom Spielfeldrand her zuschaut. Man muss ein echter Feldspieler sein. Denn es braucht eine Menge Spielpraxis, um improvisieren und das eigene therapeutische Spiel flexibel an die Herausforderungen im jeweiligen Moment anpassen zu können. Auch erfahrene CBASP-Therapeuten brauchen supervisorische Unterstützung, beispielsweise, um in der persönlichen Gestaltung der therapeutischen Beziehung den richtigen Ton zu treffen. Daher haben sich im CBASP-Netzwerk regionale Intervisionsgruppen gegründet (weitere Infos unter www.cbasp-network.org).

Literatur

American Psychiatric Association & DSM-5 (2000). *Diagnostic and statistical manual of mental disorders.* Washington, DC: American Psychiatric Association.

American Psychiatric Association (2013). *Diagnostic and statistical manual of mental disorders : DSM-5* (5th ed.). Arlington, VA: American Psychiatric Association. https://doi.org/10.1176/appi.books.9780890425596

Assmann, N., Schramm, E., Kriston, L., Hautzinger, M., Härter, M., Schweiger, U. & Klein, J.P. (2018). Moderating effect of comorbid anxiety disorders on treatment outcome in a randomized controlled psychotherapy trial in early-onset persistently depressed outpatients. *Depression and Anxiety, 35*(3), 1001–1008. https://doi.org/10.1002/da.22839

Barlow, D.H., Ellard, K.K., Fairholme, C.P., Farchione, T.J., Boisseau, C.L., Allen, L.B. & Ehrenreich-May, J.T. (2010). *Unified Protocol for Transdiagnostic Treatment of Emotional Disorders.* Oxford University Press.

Bausch, P., Fangmeier, T., Meister, R., Elsaeßer, M., Kriston, L., Klein, J.P. et al. (2020). The Impact of Childhood Maltreatment on Long-Term Outcomes in Disorder-Specific vs. Nonspecific Psychotherapy for Chronic Depression. *Journal of Affective Disorders, 272,* 152–157. https://doi.org/10.1016/j.jad.2020.03.164

Bausch, P., Fangmeier, T., Zobel, I., Schoepf, D., Drost, S., Schnell, K. et al. (2017). The impact of childhood maltreatment on the differential efficacy of CBASP versus escitalopram in patients with chronic depression: A secondary analysis. *Clinical Psychology & Psychotherapy, 24*(5), 1155–1162. https://doi.org/10.1002/cpp.2081

Beesdo-Baum, K., Zaudig, M., Wittchen, H.-U., First, M.B., Williams, J.B.W., Karg, R.S. et al. (2019). *SCID-5-CV: Strukturiertes Klinisches Interview für DSM-5®-Störungen – Klinische Version.* Göttingen: Hogrefe.

Belz, M., Caspar, F. & Schramm, E. (Hrsg.). (2013). *Therapieren mit CBASP. Chronische Depression, Komorbiditäten und störungsübergreifender Einsatz.* München: Elsevier.

Bird, T., Tarsia, M., Schwannauer, M. (2018). Interpersonal styles in major and chronic depression: A systematic review and meta-analysis. *Journal of Affective Disorders, 239,* 93–101. https://doi.org/10.1016/j.jad.2018.05.057

Bohus, M. (2009). Borderline-Persönlichkeitsstörung. In J. Margraf & S. Schneider (Hrsg.), *Lehrbuch der Verhaltenstherapie* (S. 533–562). Heidelberg: Springer.

Bohus, M., Stieglitz, R.-D., Fiedler, P., Hecht, H. & Berger, M. (2004). Persönlichkeitsstörungen. In M. Berger (Hrsg.), *Psychische Erkrankungen: Klinik und Therapie.* München: Urban und Fischer.

Bowlby, J. (1976). *Trennung. Psychische Schäden als Folge der Trennung von Mutter und Kind.* München: Kindler.

Brakemeier, E.-L. & Buchholz, A. (2013). *Die Mauer überwinden. Wege aus der chronischen Depression. Selbsthilfe und Therapiebegleitung mit CBASP.* Weinheim, Basel: Beltz.

Brakemeier, E.-L., Dobias, J., Hertel, J., Bohus, M., Limberger, M.F., Schramm, E. et al. (2018). Childhood maltreatment in women with borderline personality disorder, chronic depression, and episodic depression, and in healthy controls. *Psychotherapy and Psychosomatics, 87*(1), 49–51. https://doi.org/10.1159/000484481

Brakemeier, E.L., Engel, V., Schramm, E., Zobel, I., Schmidt, T., Hautzinger, M. et al. (2011). Feasibility and Outcome of Cognitive Behavioral Analysis System of Psychotherapy (CBASP) for Chronically Depressed Inpatients: A Pilot Study. *Psychotherapy and Psychosomics, 80,* 191–194. https://doi.org/10.1159/000320779

Brakemeier, E.-L., Guhn, A., Normann, C. (2021). *Praxisbuch CBASP. Behandlung chronischer Depression und Modifikationen der traditionellen CBASP-Therapie* (2. Aufl.). Weinheim, Basel: Beltz.

Brakemeier, E.-L., Radtke, M., Engel, V., Zimmermann, J., Tuschen-Caffier, B., Hautzinger, M. et al. (2015). Overcoming treatment resistance in chronic depression: a pilot study on outcome and feasibility of the cognitive behavioral analysis system of psychotherapy as an inpatient treatment program. *Psychotherapy and Psychosomatics, 84*(1), 51–56. https://doi.org/10.1159/000369586

Brinkmann, E., Glanert, S., Hüppe, M., Moncada Garay, A.S., Tschepe, S., Schweiger, U. & Klein, J.P. (2019). Psychometric evaluation of a screening question for persistent depressive disorder. *BMC Psychiatry, 19,* 1–8. https://doi.org/10.1186/s12888-019-2100-0

Brodbeck, J., Fassbinder, E., Schweiger, U., Fehr, A., Späth, C. & Klein, J.P. (2018). Differential associations between patterns of child maltreatment and comorbidity in adult depressed patients. *Journal of Affective Disorders, 230*, 34–41. https://doi.org/10.1016/j.jad.2017.12.077

Browne, G., Steiner, M., Roberts, J., Gafni, A., Byrne, C., Dunn, E. et al. (2002). Sertraline and/or interpersonal psychotherapy for patients with dysthymic disorder in primary care: 6-month comparison with longitudinal 2-year follow-up of effectiveness and costs. *Journal of Affective Disorders, 68*, 317–330. https://doi.org/10.1016/S0165-0327(01)00343-3

Caspar, F. (2002). Das Impact Message Inventory von Kiesler. In E. Brähler, J. Schumacher & B. Strauß (Hrsg.), *Diagnostische Verfahren in der Psychotherapie* (S. 214–216). Göttingen: Hogrefe.

Caspar, F. (2008). Motivorientierte Beziehungsgestaltung – Konzept, Voraussetzungen bei den Patienten und Auswirkungen auf Prozess und Ergebnisse. In M. Hermer & B. Röhrle (Hrsg.), *Handbuch der therapeutischen Beziehung* (*Band 1, Allgemeiner Teil*, S. 527–558). Tübingen: dgvt.

Caspar, F. (2018). *Beziehungen und Probleme verstehen. Eine Einführung in die psychotherapeutische Plananalyse* (4. Aufl.). Bern: Huber. https://doi.org/10.1024/85625-000

Caspar, F., Berger, T., Fingerle, H., Werner, M. (2016). Das deutsche IMI. *PiD – Psychotherapie im Dialog, 17*(04), e1–e10. https://doi.org/10.1055/s-0042-105981

Cassano, G.B., Akiskal, H.S., Perugi, G., Musetti, L. & Savino, M. (1992). The importance of measures of affective temperaments in genetic studies of mood disorders. *Journal of Psychiatry Research, 26*, 257–268. https://doi.org/10.1016/0022-3956(92)90032-J

Constantino, M.J., Manber, R., DeGeorge, J., McBride, C., Ravitz, P., Zuroff, D.C. et al. (2008). Interpersonal styles of chronically depressed outpatients: Profiles and therapeutic change. *Psychotherapy: Theory, Research, Practice, Training, 45*, 491–506. https://doi.org/10.1037/a0014335

Cuijpers, P. (2021). Has the time come to stop using the "standardised mean difference"? *Clinical Psychology in Europe, 3*(3), 1–8. https://doi.org/10.32872/cpe.6835

Cuijpers, P., van Straten, A., Schuurmans, J., van Oppen, P., Hollon, S.D. & Andersson, G. (2010). Psychotherapy for chronic major depression and dysthymia: a meta-analysis. *Clinical Psychology Review, 30*, 51–62. https://doi.org/10.1016/j.cpr.2009.09.003

DGPPN, BÄK, KBV, AWMF, AkdA, BPtK et al. (2009). *S3-Leitlinie/Nationale Versorgungsleitlinie Unipolare Depression-Langfassung.* Berlin, Düsseldorf: DGPPN, ÄZQ, AWMF; http://www.depression.versorgungsleitlinien.de.

DGPPN, KBÄ, VKB, AWMF, AkdA, BPtK, et al. (2015). *S3-Leitlinie/Nationale VersorgungsLeitlinie Unipolare Depression Langfassung.* Berlin, Düsseldorf: Available from: www.depression.versorgungsleitlinien.de [cited: 21.01.2016]

Driscoll, K.A., Cukrowicz, K.C., Reardon, L.M. & Joiner, T.E. (2004). *Simple treatments for complex problems. A flexible Cognitive Behavior Analysis System Approach to Psychotherapy.* Mahwah, NJ: Lawrence Erlbaum.

Erkens, N., Schramm, E., Kriston, L., Hautzinger, M., Härter, M., Schweiger, U. et al. (2018). Association of comorbid personality disorders with clinical characteristics and outcome in a randomized controlled trial comparing two psychotherapies for early-onset persistent depressive disorder. *Journal of Affective Disorders, 229*, 262–268. https://doi.org/10.1016/j.jad.2017.12.091

Fava, M. (2003). Diagnosis and definition of treatment-resistant depression. *Biological Psychiatry, 53*, 649–659. https://doi.org/10.1016/S0006-3223(03)00231-2

Favorite, T.K. (2011). *CBASP for Treatment of Comorbid Depression and Trauma.* CBASP Network Meeting Luebeck.

Favorite, T.K. (2013). Posttraumatische Belastungsstörung. In M. Belz, F. Caspar & E. Schramm (Hrsg.), *Therapieren mit CBASP. Chronische Depression, Komorbiditäten und störungsübergreifender Einsatz* (S. 91–108). München: Elsevier.

Furukawa, T.A., Efthimiou, O., Weitz, E.S., Cipriani, A., Keller, M.B., Kocsis, J.H. et al. (2018). Cognitive-Behavioral Analysis System of Psychotherapy, Drug, or Their Combination for Persistent Depressive Disorder: Personalizing the Treatment Choice Using Individual Participant Data Network Metaregression. *Psychotherapy and Psychosomatics, 87*(3), 140–153. https://doi.org/10.1159/000489227

Glanert, S., Sürig, S., Grave, U., Fassbinder, E., Schwab, S., Borgwardt, S. & Klein, J.P. (2021). Investigating Care Dependency and Its Relation to Outcome (ICARE): Results From a Naturalistic Study of an Intensive Day Treatment Program for Depression. *Frontiers in Psychiatry, 12.* https://doi.org/10.3389/fpsyt.2021.644972

Grawe, K. (1992). Komplementäre Beziehungsgestaltung als Mittel zur Herstellung einer guten Beziehung. In J. Margraf & J. Brengelmann (Hrsg.), *Die Therapeut-Patient-Beziehung in der Verhaltenstherapie* (S. 215–244). München: Röttger.

Guhn, A., Merkel, L., Hübner, L., Dziobek, I., Sterzer, P. & Köhler, S. (2020). Understanding versus feeling the emotions of others: How persistent and recurrent depression affect empathy. *Journal of Psychiatric Research, 130*, 120–127. https://doi.org/10.1016/j.jpsychires.2020.06.023

Hautzinger, M. (2007). Verhaltenstherapie und Kognitive Therapie. In C. Reimer, J. Eckert, M. Hautzinger & E. Wilke (Hrsg.), *Psychotherapie: Ein Lehrbuch für Ärzte und Psychologen* (S. 167–225). Heidelberg: Springer.

Hautzinger, M. (2009). Depression. In J. Margraf & S. Schneider (Hrsg.), *Lehrbuch der Verhaltenstherapie* (*Band 2: Störungen im Erwachsenenalter – Spezielle Indikationen – Glossar*, S. 125–138). Heidelberg: Springer.

Hayden, E.P. & Klein, D.N. (2001). Outcome of dysthymic disorder at 5-year follow-up: the effect of familial psychopathology, early adversity, personality, comorbidity, and chronic stress. *The American Journal of Psychiatry, 158*, 1864–1870. https://doi.org/10.1176/appi.ajp.158.11.1864

Heidenreich, T. & Michalak, J. (2008). Achtsamkeit. In J. Margraf & S. Schneider (Hrsg.), *Lehrbuch der Verhaltenstherapie* (*Band 1*, S. 569–578). Heidelberg: Springer.

Herzog, P., Häusler, S., Normann, C. & Brakemeier, E.-L. (2021). Negative Effects of a Multimodal Inpatient CBASP Program:

Rate of Occurrence and Their Impact on Treatment Outcome in Chronic and Treatment-Resistant Depression. *Frontiers in Psychiatry, 12.* https://doi.org/10.3389/fpsyt.2021.575837

Hohagen, F., Schweiger, U., Klein, J. P., Stieglitz, R.-D., Caspar, F., Fabry, G., Berger, M. (2015). Psychotherapie. In M. Berger (Hrsg.), *Psychische Erkrankungen: Klinik und Therapie* (S. 105–168). München: Elsevier.

Hom, M.A., Stanley, I.H., Vazquez, A., Belz, M. & Joiner, T.E. (2017). Gains in cognitive behavioral analysis system of psychotherapy: Examining treatment progress and processes of change in a psychiatric outpatient sample. *International Journal of Cognitive Therapy, 10*(3), 255–268. https://doi.org/10.1521/ijct.2017.10.3.255

Jobst, A., Brakemeier, E.-L., Buchheim, A., Caspar, F., Cuijpers, P., Ebmeier, K.P. et al. (2016). European Psychiatric Association Guidance on psychotherapy in chronic depression across Europe. *European Psychiatry, 33*, 18–36. https://doi.org/10.1016/j.eurpsy.2015.12.003

Joiner, T.E. Jr. (2005). *Why people die by suicide.* Cambridge, MA: Harvard University Press.

Joiner, T.E. Jr. (2013). Einschätzung von und Umgang mit suizidalem Verhalten im Rahmen von CBASP basierend auf der interpersonellen Therapie. In M. Belz, F. Caspar & E. Schramm (Hrsg.), *Therapieren mit CBASP. Chronische Depression, Komorbiditäten und störungsübergreifender Einsatz* (S. 131–142). München: Elsevier.

Kanfer, F.H., Reinecker, H. & Schmelzer, D. (2000). *Selbstmanagement-Therapie* (3. Aufl.). Berlin, Heidelberg: Springer. https://doi.org/10.1007/978-3-662-09851-6

Kapfhammer, H.-P. (2008). Angststörungen. In H.-J. Möller, G. Laux & H.-P. Kampfhammer (Hrsg.), *Psychiatrie und Psychotherapie* (S. 567–631). Heidelberg: Springer.

Karasu, T.B. (2005). Psychoanalysis and Psychoanalytic Psychotherapy. In B.J. Sadock & V.A. Sadock (Hrsg.), *Kaplan & Sadock's Comprehensive Textbook of Psychiatry* (pp. 924–931). Lippincott Williams & Wilkins.

Keller, M.B., McCullough, J.P., Klein, D.N., Arnow, B., Dunner, D.L., Gelenberg, A.J. et al. (2000). A comparison of nefazodone, the cognitive behavioral-analysis system of psychotherapy, and their combination for the treatment of chronic depression. *New England Journal of Medicine, 342,* 1462–1470.

Kessler, R.C., McGonagle, K.A., Zhao, S., Nelson, C.B., Hughes, M., Eshleman, S. et al. (1994). Lifetime and 12-month prevalence of DSM-III-R psychiatric disorders in the United States. Results from the National Comorbidity Survey. *Archives of General Psychiatry, 51,* 8–19. https://doi.org/10.1001/archpsyc.1994.03950010008002

Kiesler, D.J. & Schmidt, J.A. (1993). *The Impact Message Inventory: Form IIA Octant Scale Version.* Redwood City, CA: Mind Garden.

Klein, D.N. & Santiago, N.J. (2003). Dysthymia and chronic depression: introduction, classification, risk factors, and course. *Journal of Clinical Psychology, 59,* 807–816. https://doi.org/10.1002/jclp.10174

Klein, D.N., Santiago, N.J., Vivian, D., Blalock, J.A., Kocsis, J.H., Markowitz, J.C. et al. (2004). Cognitive-behavioral analysis system of psychotherapy as a maintenance treatment for chronic depression. *Journal of Consulting and Clinical Psychology, 72,* 681–688. https://doi.org/10.1037/0022-006X.72.4.681

Klein, D.N., Shankman, S.A. & Rose, S. (2006). Ten-Year Prospective Follow-Up Study of the Naturalistic Course of Dysthymic Disorder and Double Depression. *The American Journal of Psychiatry, 163*(5), 872–880. https://doi.org/10.1176/ajp.2006.163.5.872

Klein, J.P., Backenstrass, M. & Schramm, E. (2018). *Therapie-Tools CBASP. Psychotherapie chronischer Depression.* Weinheim: Beltz.

Klein, J.P., Becker, B., Hurlemann, R., Scheibe, C., Colla, M. & Heuser, I. (2014). Effect of specific psychotherapy for chronic depression on neural Responses to emotional faces. *Journal of Affective Disorders, 166*, 93–97. https://doi.org/10.1016/j.jad.2014.04.055

Klein, J.P., Dale, R., Glanert, S., Grave, U., Surig, S., Zurowski, B. et al. (2022). Does childhood emotional abuse moderate the effect of cognitive behavioral analysis system of psychotherapy versus meta-cognitive therapy in depression? A propensity score analysis on an observational study. *Journal of Affective Disorders, 300*, 71–75. https://doi.org/10.1016/j.jad.2021.12.087

Klein, J.P., Erkens, N., Schweiger, U., Kriston, L., Bausch, P., Zobel, I. et al. (2018). Does Childhood Maltreatment Moderate the Effect of the Cognitive Behavioral Analysis System of Psychotherapy versus Supportive Psychotherapy in Persistent Depressive Disorder? *Psychotherapy and Psychosomatics, 87*, 46–48. https://doi.org/10.1159/000484412

Klein, J.P., Grasshoff, L., Hermanns, R., Haeger, S., Sondermann, S., Kühnen, T. et al. (2020). Präoperatorisches Denken bei verschiedenen psychischen Störungen: Zwei Querschnittsstudien zum besseren Verständnis des CBASP. *Zeitschrift für Psychiatrie, Psychologie und Psychotherapie, 68*(3), 191–199. https://doi.org/10.1024/1661-4747/a000418

Klein, J.P., Kensche, M., Becker-Hingst, N., Stahl, J., Späth, C., Mentler, T. et al. (2016). Development and psychometric evaluation of the Interactive Test of Interpersonal Behavior (ITIB): a pilot study examining interpersonal deficits in chronic depression. *Scandinavian Journal of Psychology, 57*(1), 83–91. https://doi.org/10.1111/sjop.12222

Klein, J.P. & Klein, E.M. (2021). *Mein Leitfaden Psychiatrie.* Berlin, Heidelberg: Springer. https://doi.org/10.1007/978-3-662-60445-8

Klein, J.P., Probst, T., Kriston, L., Assmann, N., Bailer, J., Eich, H. et al. (2020). Changes in Therapeutic Alliance and in Social Inhibition as Mediators of the Effect of the Cognitive Behavioral Analysis System of Psychotherapy: A Secondary Analysis from a Randomized Clinical Trial. *Psychotherapy and Psychosomatics, 89*(4), 261–262. https://doi.org/10.1159/000506082

Klein, J.P., Roniger, A., Schweiger, U., Späth, C., Brodbeck, J. (2015). The Association of Childhood Trauma and Personality Disorders With Chronic Depression. *The Journal of Clinical Psychiatry, 76*(06), e794–801. https://doi.org/10.4088/JCP.14m09158

Klein, J.P. & Schramm, E. (2017). Interaktionsfokussierte Psychotherapie chronischer Depression nach dem Cognitive Behavorial Analysis System of Psychotherapy (CBASP). In H.-J. Möller, G. Laux & H.-P. Kapfhammer (Hrsg.), *Psychiatrie, Psychosomatik, Psychotherapie* (S. 1029–1038). Heidelberg: Springer. https://doi.org/10.1007/978-3-662-49295-6_41

Klein, J.P., Stahl, J., Hüppe, M., McCullough, J.P., Schramm, E., Ortel, D. et al. (2020). Do interpersonal fears mediate the association between childhood maltreatment and interpersonal skills deficits? A matched cross-sectional analysis. *Psychotherapy Research, 30*(2), 267–278. https://doi.org/10.1080/10503307.2018.1532125

Klein, J.P., Trulley, V.-N. & Moritz, S. (2021). Negative effects of psychotherapy: Definition, assessment and clinical significance. *Clinical Psychology: Science and Practice, 28*(2), 145–147. https://doi.org/10.1037/cps0000016

Kocsis, J.H., Gelenberg, A.J., Rothbaum, B.O., Klein, D.N., Trivedi, M.H., Manber, R. et al. (2009a). Cognitive behavioral analysis system of psychotherapy and brief supportive psychotherapy for augmentation of antidepressant nonresponse in chronic depression: the REVAMP Trial. *Archives of General Psychiatry, 66,* 1178–1188.

Kocsis, J.H., Leon, A.C., Markowitz, J.C., Manber, R., Arnow, B., Klein, D.N. et al. (2009b). Patient preference as a moderator of outcome for chronic forms of major depressive disorder treated with nefazodone, cognitive behavioral analysis system of psychotherapy, or their combination. *Journal of Clinical Psychiatry, 70,* 354–361. https://doi.org/10.4088/JCP.08m04371

Konvalin, F., Grosse-Wentrup, F., Nenov-Matt, T., Fischer, K., Barton, B.B., Goerigk, S. et al. (2021). Borderline Personality Features in Patients With Persistent Depressive Disorder and Their Effect on CBASP Outcome. *Frontiers in Psychiatry, 12,* 608271. https://doi.org/10.3389/fpsyt.2021.608271

Kramer, U. (2013). Diagnostik der chronischen Depression aus Sicht des CBASP-Ansatzes. In M. Belz, F. Caspar & E. Schramm (Hrsg.), *Therapieren mit CBASP. Chronische Depression, Komorbiditäten und störungsübergreifender Einsatz* (S. 51–60). München: Elsevier. https://doi.org/10.1016/B978-3-437-22426-3.00004-8

Kriston, L., von Wolff, A., Westphal, A., Hölzel, L.P. & Härter, M. (2014). Efficacy and acceptability of acute treatments for persistent depressive disorder: a network meta-analysis. *Depression & Anxiety, 31*(8), 621–630. https://doi.org/10.1002/da.22236

Kühnen, T., Knappke, F., Otto, T., Friedrich, S., Klein, J.P., Kahl, K.G. et al. (2011). Chronic depression: development and evaluation of the luebeck questionnaire for recording preoperational thinking (LQPT). *BMC Psychiatry, 11,* 199. https://doi.org/10.1186/1471-244X-11-199

Locke, K.D., Sayegh, L., Penberthy, J.K., Weber, C., Haentjens, K. & Turecki, G. (2017). Interpersonal Circumplex Profiles Of Persistent Depression: Goals, Self-Efficacy, Problems, And Effects Of Group Therapy. *Journal of Clinical Psychology, 73*(6), 595–611. https://doi.org/10.1002/jclp.22343

Maddux, R.E., Riso, L.P., Klein, D.N., Markowitz, J.C., Rothbaum, B.O., Arnow, B.A. et al. (2009). Select comorbid personality disorders and the treatment of chronic depression with nefazodone, targeted psychotherapy, or their combination. *Journal of Affective Disorders, 117,* 174–179. https://doi.org/10.1016/j.jad.2009.01.010

Manber, R., Arnow, B., Blasey, C., Vivian, D., McCullough, J.P., Blalock, J.A. et al. (2003). Patient's therapeutic skill acquisition and response to psychotherapy, alone or in combination with medication. *Psychological Medicine, 33,* 693–702. https://doi.org/10.1017/S0033291703007608

Margraf, J. & Schneider, S. (2008). Panikstörung und Agoraphobie. In J. Margraf & S. Schneider (Hrsg.), *Lehrbuch der Verhaltenstherapie* (*Band 2,* S. 1–30). Heidelberg: Springer.

Markowitz, J.C., Kocsis, J.H., Bleiberg, K.L., Christos, P.J. & Sacks, M. (2005). A comparative trial of psychotherapy and pharmacotherapy for „pure" dysthymic patients. *Journal of Affective Disorders, 89,* 167–175. https://doi.org/10.1016/j.jad.2005.10.001

McCullough, J.P. (1984). Cognitive Behavioral Analysis System of Psychotherapy: An interactional treatment approach for dysthymic disorder. *Psychiatry, 47,* 234–250. https://doi.org/10.1080/00332747.1984.11024245

McCullough, J.P. (2000). *Treatment for chronic depression: cognitive behavioral analysis system of psychotherapy (CBASP).* New York: The Guilford Press.

McCullough, J.P. (2006a). *Psychotherapie der chronischen Depression.* München: Elsevier, Urban & Fischer Verlag.

McCullough, J.P. (2006b). *Treating chronic depression with disciplined personal involvement.* New York: Springer. https://doi.org/10.1007/978-0-387-31066-4

McCullough, J.P. (2007a). *Mein Weg aus der Depression mit dem Cognitive Behavioral Analysis System of Psychotherapy CBASP. Patientenmanual.* München: CIP-Medien.

McCullough, J.P. (2007b). *Behandlung von Depressionen mit dem Cognitive Behavioral Analysis System of Psychotherapy (CBASP). Trainingsmanual.* München: CIP-Medien.

McCullough, J.P. (2010). CBASP, the Third Wave and the treatment of chronic depression. *Journal of European Psychotherapy, 9,* 169–190.

McCullough, J.P. (2011a). *Multiple DSM-IV Disorders Treated with CBASP: Focusing on Interpersonal Issues.* CBASP Network Meeting, Lübeck.

McCullough, J.P. (2011b). *The Pre-Therapy CBASP Patient.* Presentation at the CBASP Network Meeting, Lübeck.

McCullough, J.P. (2012). *Therapeutische Beziehung und die Behandlung chronischer Depressionen.* Heidelberg: Springer. https://doi.org/10.1007/978-3-642-19639-3

McCullough, J.P. (2013). Einführung und State-of-the-Art von CBASP. In M. Belz, F. Caspar & E. Schramm (Hrsg.), *Therapieren mit CBASP. Chronische Depression, Komorbiditäten und störungsübergreifender Einsatz* (S. 3–34). München: Elsevier.

McCullough, J.P. Jr. (2002). *Patient's Manual for CBASP*. New York: Guilford Press.

McCullough, J.P., Klein, D.N., Keller, M.B., Holzer, C.E. III, Davis, S.M., Kornstein, S.G. et al. (2000). Comparison of DSM-III-R chronic major depression and major depression super- imposed on dysthymia (double depression): validity of the distinction. *Journal of Abnormal Psychology, 109,* 419–427. https://doi.org/10.1037/0021-843X.109.3.419

McCullough, J.P., Lord, B.D., Conley, K.A. & Martin, A.M. (2010). A method for conducting intensive psychological studies with early-onset chronically depressed patients. *American Journal of Psychotherapy, 64,* 317–337. https://doi.org/10.1176/appi.psychotherapy.2010.64.4.317

McCullough, J.P., Lord, B.D., Martin, A.M., Conley, K.A., Schramm, E. & Klein, D.N. (2011). The significant other history: an interpersonal-emotional history procedure used with the early-onset chronically depressed patient. *American Journal of Psychotherapy, 65,* 225–248. https://doi.org/10.1176/appi.psychotherapy.2011.65.3.225

McCullough, J.P. & McCullough, R.F. (2008). *CBASP Intensive Training Workbook.* Richmond: Virginia Commonwealth University.

Meister, R., Lanio, J., Fangmeier, T., Härter, M., Schramm, E., Zobel, I. et al. (2020). Adverse events during a disorder-specific psychotherapy compared to a nonspecific psychotherapy in patients with chronic depression. *Journal of Clinical Psychology, 76*(1), 7–19. https://doi.org/10.1002/jclp.22869

Melartin, T.K., Rytsala, H.J., Leskela, U.S., Lestela-Mielonen, P.S., Sokero, T.P. & Isometsa, E.T. (2002). Current comorbidity of psychiatric disorders among DSM-IV major depressive disorder patients in psychiatric care in the Vantaa Depression Study. *Journal of Clinical Psychiatry, 63,* 126–134. https://doi.org/10.4088/JCP.v63n0207

Michalak, J., Probst, T., Heidenreich, T., Bissantz, N. & Schramm, E. (2016). Mindfulness-Based Cognitive Therapy and a Group Version of the Cognitive Behavioral Analysis System of Psychotherapy for Chronic Depression: Follow-Up Data of a Randomized Controlled Trial and the Moderating Role of Childhood Adversities. *Psychotherapy and Psychosomatics, 85*(6), 378–380. https://doi.org/10.1159/000447014

Michalak, J., Schultze, M., Heidenreich, T. & Schramm, E. (2015). A randomized controlled trial on the efficacy of mindfulness-based cognitive therapy and a group version of cognitive behavioral analysis system of psychotherapy for chronically depressed patients. *Journal of Consulting and Clinical Psychology, 83*(5), 951–963. https://doi.org/10.1037/ccp0000042

Miller, W. & Rollnick, S. (1999). *Motivierende Gesprächsführung.* Freiburg im Breisgau: Lambertus.

Moeller, S.B., Gbyl, K., Hjorthøj, C., Andreasen, M., Austin, S.F., Buchholtz, P.E. et al. (2021). Treatment of difficult-to-treat depression – clinical guideline for selected interventions. *Nordic Journal of Psychiatry, 76*(3), 177–188. https://doi.org/10.1080/08039488.2021.1952303

Moritz, S., Nestoriuc, Y., Rief, W., Klein, J.P., Jelinek, L. & Peth, J. (2019). It can't hurt, right? Adverse effects of psychotherapy in patients with depression. *European Archives of Psychiatry and Clinical Neuroscience, 269*(5), 577–586. https://doi.org/10.1007/s00406-018-0931-1

Murphy, J.A. & Byrne, G.J. (2012). Prevalence and correlates of the proposed DSM-5 diagnosis of Chronic Depressive Disorder. *Journal of Affective Disorders, 139,* 172–180. https://doi.org/10.1016/j.jad.2012.01.033

Negt, P., Brakemeier, E.-L., Michalak, J., Winter, L., Bleich, S. & Kahl, K.G. (2016). The treatment of chronic depression with cognitive behavioral analysis system of psychotherapy: a systematic review and meta-analysis of randomized-controlled clinical trials. *Brain and Behavior, 6*(8), e00486. https://doi.org/10.1002/brb3.486

Nelson, J., Klumparendt, A., Doebler, P. & Ehring, T. (2017). Childhood maltreatment and characteristics of adult depression: Meta-analysis. *The British Journal of Psychiatry, 210*(2), 96–104. https://doi.org/10.1192/bjp.bp.115.180752

Nemeroff, C.B., Heim, C.M., Thase, M.E., Klein, D.N., Rush, A.J., Schatzberg, A.F. et al. (2003). Differential responses to psychotherapy versus pharmacotherapy in patients with chronic forms of major depression and childhood trauma. *Proceedings of the National Academy of Sciences of the United States of America, 100,* 14293–14296.

Nesse, R.M. (2000). Is depression an adaptation? *Archives of General Psychiatry, 57,* 14–20. https://doi.org/10.1001/archpsyc.57.1.14

Penberthy, J.K. (2011). *CBASP for co-occuring chronic depression and alcholism: challenges and solutions for implementation.* CBASP Network Meeting Luebeck.

Penberthy, J.K. (2013). CBASP bei komorbidem Aufreten von chronischer Depression und Alkoholabhängigkeit. In M. Belz, F. Caspar & E. Schramm (Hrsg.), *Therapieren mit CBASP. Chronische Depression, Komorbiditäten und störungsübergreifender Einsatz* (S. 109–127). München: Elsevier.

Penberthy, J.K., Gioia, C.J., Konig, A., Martin, A.M. & Cockrell, S.A. (2013). Co-occurring chronic depression and alcohol dependence: A novel treatment approach. In D. Schoepf (Ed.), *Psychiatric Disorders – New Frontiers in Affective Disorders.* London: IntechOppen. Available from: https://www.intechopen.com/chapters/44813

Probst, T., Schramm, E., Heidenreich, T., Klein, J.P. & Michalak, J. (2020). Patients' interpersonal problems as moderators of depression outcomes in a randomized controlled trial comparing mindfulness-based cognitive therapy and a group version of the cognitive-behavioral analysis system of psychotherapy in chronic depression. *Journal of Clinical Psychology, 76*(7), 1241–1254. https://doi.org/10.1002/jclp.22931

Ravindran, A.V., Anisman, H., Merali, Z., Charbonneau, Y., Telner, J., Bialik, R.J. et al. (1999). Treatment of primary dysthymia with group cognitive therapy and pharmacotherapy:

clinical symptoms and functional impairments. *The American Journal of Psychiatry, 156,* 1608–1617. https://doi.org/10.1176/ajp.156.10.1608

Reimer, C. (2007). Tiefenpsychologisch fundierte Psychotherapie. In C. Reimer, J. Eckert, M. Hautzinger & E. Wilke (Hrsg.), *Psychotherapie: Ein Lehrbuch für Ärzte und Psychologen* (S. 79–166). Heidelberg: Springer.

Rief, W., Bleichhardt, G., Dannehl, K., Euteneuer, F. & Wambach, K. (2018). Comparing the Efficacy of CBASP with Two Versions of CBT for Depression in a Routine Care Center: A Randomized Clinical Trial. *Psychotherapy and Psychosomatics, 87*(3), 164–178. https://doi.org/10.1159/000487893

Roniger, A., Späth, C., Schweiger, U. & Klein, J.P. (2015). A Psychometric Evaluation of the German Version of the Quick Inventory of Depressive Symptomatology (QIDS-SR16) in Outpatients with Depression. *Fortschritte der Neurologie – Psychiatrie, 83*(12), e17–22. https://doi.org/10.1055/s-0041-110203

Rush, A.J., Trivedi, M.H., Ibrahim, H.M., Carmody, T.J., Arnow, B., Klein, D.N. et al. (2003). The 16-item Quick Inventory of Depressive Symptomatology (QIDS). A psychometric evaluation. *Biological Psychiatry, 54,* 573–583. https://doi.org/10.1016/S0006-3223(02)01866-8

Sachse, R. (2010). *Klärungsorientierte Psychotherapie von Persönlichkeitsstörungen: Grundlagen und Konzepte.* Göttingen: Hogrefe.

Satyanarayana, S., Enns, M.W., Cox, B.J. & Sareen, J. (2009). Prevalence and Correlates of Chronic Depression in the Canadian Community Health Survey: Mental Health and Well-Being. *The Canadian Journal of Psychiatry, 54*(6), 389–398. https://doi.org/10.1177/070674370905400606

Schatzberg, A.F., Rush, A.J., Arnow, B.A., Banks, P.L., Blalock, J.A., Borian, F.E. et al. (2005). Chronic depression: medication (nefazodone) or psychotherapy (CBASP) is effective when the other is not. *Archives of General Psychiatry, 62,* 513–520. https://doi.org/10.1001/archpsyc.62.5.513

Schramm, E., Brakemeier, E.-L. & Fangmeier, R. (2012). *CBASP in der Gruppe. Das Kurzmanual.* Stuttgart: Schattauer.

Schramm, E., Caspar, F. & Berger, M. (2006). A specific therapy for chronic depression. McCullough's Cognitive Behavioral Analysis System of Psychotherapy. *Nervenarzt, 77,* 355–370. https://doi.org/10.1007/s00115-006-2059-1

Schramm, E., Kriston, L., Elsaesser, M., Fangmeier, T., Meister, R., Bausch, P. et al. (2019). Two-Year Follow-Up after Treatment with the Cognitive Behavioral Analysis System of Psychotherapy versus Supportive Psychotherapy for Early-Onset Chronic Depression. *Psychotherapy and Psychosomatics, 88*(3), 154–164. https://doi.org/10.1159/000500189

Schramm, E., Kriston, L., Zobel, I., Bailer, J., Wambach, K., Backenstrass, M. et al. (2017). Effect of disorder-specific vs nonspecific psychotherapy for chronic depression: A randomized clinical trial. *JAMA Psychiatry, 74*(3), 233–242. https://doi.org/10.1001/jamapsychiatry.2016.3880

Schramm, E., Zobel, I., Dykierek, P., Kech, S., Brakemeier, E.L., Kulz, A. et al. (2011). Cognitive behavioral analysis system of psychotherapy versus interpersonal psychotherapy for early-onset chronic depression: A randomized pilot study. *Journal of Affective Disorders, 129,* 109–116. https://doi.org/10.1016/j.jad.2010.08.003

Schramm, E., Zobel, I., Schoepf, D., Fangmeier, T., Schnell, K., Walter, H. et al. (2015). Cognitive Behavioral Analysis System of Psychotherapy versus Escitalopram in Chronic Major Depression. *Psychotherapy and Psychosomatics, 84*(4), 227–240. https://doi.org/10.1159/000381957

Serbanescu, I., Backenstrass, M., Drost, S., Weber, B., Walter, H., Klein, J.P. et al. (2020). Impact of Baseline Characteristics on the Effectiveness of Disorder-Specific Cognitive Behavioral Analysis System of Psychotherapy (CBASP) and Supportive Psychotherapy in Outpatient Treatment for Persistent Depressive Disorder. *Frontiers in Psychiatry, 11.* https://doi.org/10.3389/fpsyt.2020.607300

Shelton, T.L., Dobbins, T.R. & Neal, J.M. (2005). Principles of Child Development and Developmental Assessment. In L.M. Osborn, T.G. DeWitt & J.A. Zenel (Eds.), *Pediatrics* (pp. 41–57). Philadelphia: Elsevier Mosby.

Sipos, V. & Schweiger, U. (2000). Gruppentherapie. In E. Leibing, W. Hiller & S.K.D. Sulz (Hrsg.), *Lehrbuch der Psychotherapie* (S. 469–481). CIP Medien.

Sondermann, S., Stahl, J., Grave, U., Outzen, J., Moritz, S. & Klein, J.P. (2020). Preoperational Thinking as a Measure of Social Cognition Is Associated With Long-Term Course of Depressive Symptoms. A Longitudinal Study Involving Patients With Depression and Healthy Controls. *Frontiers in Psychiatry, 11,* 652. https://doi.org/10.3389/fpsyt.2020.00652

Steinlechner, S., Klein, J.P., Sipos, V. & Schweiger, U. (2012). CBASP bei chronischer Depression und komorbider zwanghafter und antisozialer Persönlichkeitsstörung: Ein Fallbericht. *Verhaltenstherapie & Verhaltensmedizin, 33,* 176–187.

Sürig, S., Ohm, K., Grave, U., Glanert, S., Herzog, P., Fassbinder, E. et al. (2021). Change in Interpersonal and Metacognitive Skills During Treatment With Cognitive Behavioral Analysis System of Psychotherapy and Metacognitive Therapy: Results From an Observational Study. *Frontiers in Psychiatry, 12.* https://doi.org/10.3389/fpsyt.2021.619674

Van Orden, K., Witte, T., Cukrowicz, K., Braithwaite, S., Selby, E. & Joiner, T.E. (2010). The Interpersonal Theory of Suicide. *Psychological Review, 117*(2), 575–600. https://doi.org/10.1037/a0018697

van Randenborgh, A., Huffmeier, J., Victor, D., Klocke, K., Borlinghaus, J., Pawelzik, M. et al. (2012). Contrasting chronic with episodic depression: An analysis of distorted socio-emotional information processing in chronic depression. *Journal of Affective Disorders, 141*(2–3), 177–184. https://doi.org/10.1016/j.jad.2012.02.039

Wiersma, J.E., Hovens, J.G.F.M., van Oppen, P., Giltay, E.J., van Schaik, D.J.F., Beekman, A.T.F. et al. (2009). The importance of childhood trauma and childhood life events for chronicity of depression in adults. *The Journal of Clinical Psychiatry, 70,* 983–989. https://doi.org/10.4088/JCP.08m04521

Wiersma, J.E., Van Schaik, D.J.F., Hoogendorn, A.W., Dekker, J.J., Van, H.L., Schoevers, R.A. et al. (2014). The effectiveness of the cognitive behavioral analysis system of psychotherapy for chronic depression: a randomized controlled trial. *Psychotherapy and Psychosomatics, 83*(5), 263–269. https://doi.org/10.1159/000360795

Wilbertz, G., Brakemeier, E.L., Zobel, I., Harter, M. & Schramm, E. (2010). Exploring preoperational features in chronic depression. *Journal of Affective Disorders, 124,* 262–269. https://doi.org/10.1016/j.jad.2009.11.021

Wolfersdorf, M. (2012). Suizidalität. In M. Berger (Hrsg.), *Psychische Erkrankungen. Klinik und Therapie* (S. 849–862). München: Elsevier.

World Health Organization (1992). *The ICD-10 Classification of Mental and Behavioural Disorders: Clinical descriptions and diagnostic guidelines.* Geneva: World Health Organization.

Zobel, I., Werden, D., Linster, H., Dykierek, P., Drieling, T., Berger, M. et al. (2010). Theory of mind deficits in chronically depressed patients. *Depression and Anxiety, 27,* 821–828. https://doi.org/10.1002/da.20713

Anhang

Für die Entwicklung der im Folgenden aufgelisteten Materialien haben wir u. a. auf folgende Quellen zurückgegriffen: McCullough (2000; dt. 2006a) sowie McCullough und McCullough (2008). Dem CBASP-Konzept liegt kein statisches Modell zugrunde, sondern die therapeutischen Techniken werden aufgrund der Erfahrungen mit den Patienten und neuer Forschungsergebnisse immer weiterentwickelt. Daher haben wir uns erlaubt, einige der Vorlagen abzuwandeln oder ganz neu zu schreiben. Gleichzeitig haben wir uns große Mühe gegeben, den Kern der Intervention so präzise wie möglich zusammenzufassen. Wir möchten insbesondere Therapeuten, die das CBASP-Modell gerade erlernen, ermutigen, die Materialien als eine Art „Spickzettel“ in die ersten Therapiestunden mitzunehmen. Diese Zusammenfassungen sind jedoch keine Kochrezepte. Ganz im Gegenteil besteht der große Reiz des CBASP in der Balance zwischen hoher Strukturierung und starker individueller Anpassung an die Bedürfnisse des jeweiligen Patienten. Diese Materialien können also letztendlich nur Empfehlungen sein.

Arbeitsmaterial 1

Screening auf eine chronische Depression

- **Erhebung der gegenwärtigen depressiven Symptomatik:**
  Übliche Fragen zur aktuellen depressiven Symptomatik (z. B. mit dem QIDS-SR)

- **Erhebung der Dauer der depressiven Symptomatik (chronische Depression, wenn mehr als zwei Jahre):**
  Wann gab es zuletzt einen Zeitraum von zwei Monaten oder länger, in dem Sie nicht durch diese depressiven Beschwerden beeinträchtigt waren? (Remissionskriterium)

- **Sicherung der chronischen Depression:**
  Waren diese depressiven Beschwerden in den letzten zwei Jahren an mehr oder weniger als der Hälfte der Tage vorhanden?

- **Erhebung des erstmaligen Auftretens einer depressiven Störung (früher Beginn, wenn vor dem 21. Lebensjahr):**
  Wann haben Sie zum ersten Mal in Ihrem Leben unter einer Depression gelitten? Bereits vor dem 21. Lebensjahr oder erst später in Ihrem Leben?

- **Gegebenenfalls Bestimmung der Anzahl der depressiven Episoden:**
  Wie oft in Ihrem Leben haben Sie für zwei Wochen oder länger nahezu durchgehend und nahezu jeden Tag an depressiven Symptomen gelitten?

Arbeitsmaterial 2 (Seite 1/4)

Diagnostisches Vorgehen

Im Folgenden sind – angepasst an das DSM-5 (American Psychiatric Association, 2013) – die für die gezielte Sicherung und Klassifizierung der Diagnose „chronische Depression" relevanten Fragen zusammengestellt (zur systematischen Erhebung der Depressionsanamnese siehe auch McCullough, 2007, S. 7 ff.)

Gegenwärtige depressive Symptomatik

Zunächst sollte die gegenwärtige depressive Symptomatik erhoben werden: Erfüllt der Betroffene gegenwärtig die Kriterien einer depressiven Episode beziehungsweise einer Dysthymie?

A. Depressive Episode

(1) oder (2) sind mindestens durchgehend während eines zweiwöchigen Zeitraums vorhanden:

1. Gab es in den letzten Wochen eine Phase, in der Sie sich fast täglich durchgängig niedergeschlagen oder traurig fühlten? Hielt diese Phase für zwei Wochen oder länger an?
   ☐ trifft zu
   ☐ trifft nicht zu
2. Haben Sie in den letzten Wochen das Interesse oder die Freude an allen oder fast allen Aktivitäten verloren, die Ihnen gewöhnlich Freude bereiteten? War dies fast jeden Tag der Fall und hielt dies für zwei Wochen oder länger an?
   ☐ trifft zu
   ☐ trifft nicht zu

Mindestens vier weitere Symptome von (3) bis (9) während des gleichen zweiwöchigen Zeitraumes durchgehend vorhanden und Veränderung gegenüber der bisherigen Leistungsfähigkeit:

3. Haben Sie während dieser Zeit zu- oder abgenommen (Gewichtsveränderung)? Haben Sie mehr oder weniger als sonst gegessen? War diese Appetitveränderung fast täglich der Fall?
   ☐ trifft zu
   ☐ trifft nicht zu
4. Hatten Sie während dieser Zeit irgendwelche Schlafprobleme (Schlaflosigkeit oder vermehrter Schlaf)? War dies fast täglich der Fall?
   ☐ trifft zu
   ☐ trifft nicht zu
5. Waren Sie während dieser Zeit so nervös oder unruhig, dass Sie nicht stillsitzen konnten oder waren Sie verlangsamt? War dies fast jeden Tag der Fall?
   ☐ trifft zu
   ☐ trifft nicht zu
6. Fühlten Sie sich während dieser Zeit müde, erschöpft, ohne Energie? War dies fast ständig, jeden Tag der Fall?
   ☐ trifft zu
   ☐ trifft nicht zu
7. Fühlten Sie sich während dieser Zeit wertlos oder schuldig wegen Dingen, die Sie getan oder auch nicht getan haben (Gefühl der Wertlosigkeit, übermäßige ungerechtfertigte Schuldgefühle)? War dies fast jeden Tag der Fall?
   ☐ trifft zu
   ☐ trifft nicht zu
8. Hatten Sie während dieser Zeit Schwierigkeiten beim Denken oder Schwierigkeiten, sich zu konzentrieren oder alltägliche Dinge zu entscheiden (verminderte Denk- und Konzentrationsfähigkeit oder Entscheidungsunfähigkeit)? War dies fast jeden Tag der Fall?
   ☐ trifft zu
   ☐ trifft nicht zu

Arbeitsmaterial 2 (Seite 2/4)

Diagnostisches Vorgehen

9. Dachten Sie während dieser Zeit oft über den Tod nach oder dachten Sie daran, dass es besser wäre, tot zu sein? Dachten Sie daran, sich etwas anzutun? Haben Sie versucht, sich etwas anzutun?	☐ trifft zu ☐ trifft nicht zu
Beurteile: Diagnose gegenwärtige depressive Episode *Wenn ja → Gehe zu Punkt B* *Wenn nein → Gehe zu Punkt C*	☐ Ja ☐ Nein

B. Diagnose der chronischen depressiven Episode

Waren Sie in den letzten zwei Jahren fast jeden Tag depressiv und hatten Sie einige der genannten Symptome, wie z. B. ________________ (nenne einige der Symptome)?	☐ trifft zu ☐ trifft nicht zu
Gab es in den letzten zwei Jahren eine Zeitspanne von acht Wochen oder länger, in der Sie nicht durchgehend depressiv waren und einige der genannten Symptome hatten? [keinen Zeitraum von mindestens acht Wochen in denen die Kriterien einer depressiven Episode nicht erfüllt waren].	☐ trifft zu ☐ trifft nicht zu
Beurteile: Diagnose einer chronischen MDE, wenn Dauer zwei Jahre oder länger und kein Zeitraum von acht Wochen oder länger, in denen die Kriterien einer depressiven Episode nicht erfüllt waren. *Wenn ja → Gehe zu Punkt D* *Wenn nein → Gehe zu Punkt C*	☐ Ja ☐ Nein

C. Dysthymes Syndrom

Muss erfüllt sein:

Litten Sie in den letzten zwei Jahren (den zwei Jahren vor Beginn der jetzigen depressiven Episode) die meiste Zeit (50 % der Tage) unter einer depressiven Stimmung?	☐ trifft zu ☐ trifft nicht zu

Mindestens zwei Punkte von (1) bis (6) müssen zutreffen:

1. Haben Sie während dieser langen Zeitspanne von mehr als zwei Jahren Ihren Appetit verloren und vermehrt gegessen?	☐ trifft zu ☐ trifft nicht zu
2. Hatten Sie während dieser langen Zeitspanne von mehr als zwei Jahren Schlafstörungen? Litten Sie unter Schlaflosigkeit oder schliefen Sie mehr als sonst?	☐ trifft zu ☐ trifft nicht zu
3. Fühlten Sie sich während dieser langen Zeitspanne von mehr als zwei Jahren fast ständig müde oder erschöpft oder ohne Energie?	☐ trifft zu ☐ trifft nicht zu

Arbeitsmaterial 2 (Seite 3/4)

Diagnostisches Vorgehen

4. Fühlten Sie sich während dieser langen Zeitspanne von mehr als zwei Jahren häufig wertlos oder ohne Selbstbewusstsein (oder als Versager)?
   ☐ trifft zu
   ☐ trifft nicht zu

5. Hatten Sie während dieser langen Zeitspanne von mehr als zwei Jahren Schwierigkeiten, sich zu konzentrieren oder Entscheidungen zu treffen?
   ☐ trifft zu
   ☐ trifft nicht zu

6. Hatten Sie während dieser langen Zeitspanne von mehr als zwei Jahren Gefühle der Hoffnungslosigkeit?
   ☐ trifft zu
   ☐ trifft nicht zu

Während der letzten zwei Jahre, gab es da eine Zeitspanne von acht Wochen oder länger, in der Sie frei von diesen Symptomen waren (Symptomfreiheit für nicht länger als zwei Monate)?
☐ trifft zu
☐ trifft nicht zu

Beurteile: Diagnose dysthymes Syndrom
☐ Ja
☐ Nein

Verlauf der Erkrankung

Anschließend wird systematisch der Verlauf der Erkrankung bis zu ihrem Beginn zurückverfolgt. Dabei hat es sich als hilfreich erwiesen, mit einem Zeitstrahl zu arbeiten (vgl. hierzu auch Material „Zeitverlauf der Depression").

D. Alter bei Beginn der chronischen Depression

Wann waren Sie zum ersten Mal in Ihrem Leben depressiv?

Beurteile: früher Beginn (< 21. Lebensjahr)

später Beginn (≥ 21. Lebensjahr)

E. Zurückliegende depressive Episoden

E.1 Wenn gegenwärtig keine chronische MDE:

Waren Sie in den zurückliegenden zwei Jahren für mindestens zwei Wochen lang fast jeden Tag depressiv und hatten einige der genannten Symptome, wie z.B. ________________ (nenne einige Symptome)?

Beurteile: eine oder mehrere depressive Episoden in den letzten zwei Jahren:
☐ Ja
☐ Nein

E.2 Alle Patienten:

Wie oft in Ihrem Leben waren Sie mindestens zwei Wochen lang fast jeden Tag depressiv und hatten einige der genannten Symptome, wie z.B. ________________ (nenne einige Symptome)?

Beurteile: Anzahl depressiver Episoden (so präzise wie möglich) ________________

Arbeitsmaterial 2 (Seite 4/4)

Diagnostisches Vorgehen

Zusammenfassung

Anhaltend depressive Störung, ausschließlich dysthymes Syndrom: • Die Kriterien eines dysthymen Syndroms sind erfüllt („Ja" bei Abschnitt C) • Die Kriterien einer depressiven Episode wurden in den letzten zwei Jahren nicht erfüllt („Nein" bei Abschnitt E.1)	☐ Ja ☐ Nein
Anhaltend depressive Störung, mit anhaltend depressiver Episode: • Die Kriterien einer depressiven Episode wurden in den letzten zwei Jahren durchgehend erfüllt („Ja" bei Abschnitt B)	☐ Ja ☐ Nein
Anhaltend depressive Störung, mit rezidivierenden depressiven Episoden und gegenwärtiger Episode: • Die Kriterien einer depressiven Episode werden gegenwärtig erfüllt („Ja" bei Abschnitt A) • Es gab in den letzten zwei Jahren Zeiträume von mindestens acht Wochen in denen die Kriterien einer depressiven Episode nicht erfüllt waren („Nein" bei Abschnitt B) • Die Kriterien eines dysthymen Syndroms sind erfüllt („Ja" bei Abschnitt C)	☐ Ja ☐ Nein
Anhaltend depressive Störung, mit rezidivierenden depressiven Episoden ohne gegenwärtige Episode: • Die Kriterien einer depressiven Episode werden gegenwärtig nicht erfüllt („Nein" bei Abschnitt A) • Es gab in den letzten zwei Jahren Zeiträume von mindestens acht Wochen, in denen die Kriterien einer depressiven Episode nicht erfüllt waren („Nein" bei Abschnitt B) • Die Kriterien eines dysthymen Syndroms werden erfüllt („Ja" bei Abschnitt C) • Es gab in den letzten zwei Jahren eine oder mehrere depressive Episoden („Ja" bei Abschnitt E.1)	☐ Ja ☐ Nein

Alter bei Beginn (vgl. Abschnitt D):	früher Beginn (< 21. Lebensjahr) später Beginn (≥ 21. Lebensjahr)
Anzahl der depressiven Episoden (vgl. Abschnitt E.2):	Anzahl depressiver Episoden ____________

Zeitverlauf der Depression: vgl. Eintragungen im Material „Zeitverlauf der Depression"

Arbeitsmaterial 3

Zeitverlauf der Depression

Name: ______________________ Geburtsdatum: ______________________

Normal

Dysthymie

Leichtgradige Depression

Mittelgradige Depression

Schwere Depression

→ **Alter (Jahre)**

Lebensereignisse

Auftreten komorbider Störungen

Arbeitsmaterial 4 (Seite 1/4)

Quick Inventory of Depressive Symptomatology (QIDS)[1]

Kreuzen Sie bitte jeweils die Antwort an, die für die letzten 7 Tage am besten auf Sie zutrifft.

1. Einschlafen:

- 0 Ich habe nie länger als ½ Stunde gebraucht, um einzuschlafen.
- 1 Ich habe an höchstens 3 Tagen ½ Stunde oder länger gebraucht, um einzuschlafen.
- 2 Ich habe an 4 oder mehr Tagen ½ Stunde oder länger gebraucht, um einzuschlafen.
- 3 Ich habe an 4 oder mehr Tagen länger als eine Stunde gebraucht, um einzuschlafen.

2. Nachtschlaf:

- 0 Ich bin nachts nicht aufgewacht.
- 1 Ich hatte einen unruhigen, leichten Schlaf und bin jede Nacht ein paar Mal kurz aufgewacht.
- 2 Ich bin nachts mindestens einmal aufgewacht, aber schnell wieder eingeschlafen.
- 3 Ich bin an 4 oder mehr Tagen mehr als einmal nachts aufgewacht und 20 Minuten oder länger wachgeblieben.

3. Zu frühes Aufwachen:

- 0 Ich bin meistens nicht mehr als ½ Stunde früher aufgewacht, als ich aufstehen musste.
- 1 Ich bin an 4 oder mehr Tagen mehr als ½ Stunde früher aufgewacht, als ich aufstehen musste.
- 2 Ich bin fast immer mindestens eine Stunde früher aufgewacht, als ich aufstehen musste, aber nach einiger Zeit wieder eingeschlafen.
- 3 Ich bin immer mindestens eine Stunde früher aufgewacht, als ich aufstehen musste und konnte nicht wieder einschlafen.

4. Zu viel Schlaf:

- 0 Ich habe nicht mehr als 7 bis 8 Stunden jede Nacht geschlafen und tagsüber kein Nickerchen gemacht.
- 1 Ich habe in einem Zeitraum von 24 Stunden nicht mehr als 10 Stunden geschlafen, Nickerchen eingeschlossen.
- 2 Ich habe in einem Zeitraum von 24 Stunden nicht mehr als 12 Stunden geschlafen, Nickerchen eingeschlossen.
- 3 Ich habe in einem Zeitraum von 24 Stunden mehr als 12 Stunden geschlafen, Nickerchen eingeschlossen.

1 Nach Rush et al. (2003); vgl. auch http://www.ids-qids.org

Arbeitsmaterial 4 (Seite 2/4)

Quick Inventory of Depressive Symptomatology (QIDS)

5. Traurigkeit:

- 0 Ich war nicht traurig.
- 1 Ich war weniger als die Hälfte der Zeit traurig.
- 2 Ich war mehr als die Hälfte der Zeit traurig.
- 3 Ich war fast immer traurig.

Bitte *entweder* Frage 6 *oder* 7 beantworten (nicht beide)

6. Verminderter Appetit:

- 0 Mein Appetit war nicht vermindert.
- 1 Ich habe seltener oder weniger gegessen als sonst.
- 2 Ich habe viel weniger gegessen als sonst und nur, wenn ich mich dazu gezwungen habe.
- 3 Ich habe in einem Zeitraum von 24 Stunden kaum gegessen und nur, wenn ich mich sehr dazu gezwungen habe oder andere mich dazu überredet haben.

7. Gesteigerter Appetit:

- 0 Mein Appetit war nicht gesteigert.
- 1 Ich hatte das Bedürfnis, öfter zu essen als sonst.
- 2 Ich habe öfter und/oder größere Mengen als sonst gegessen.
- 3 Ich habe den Drang verspürt, sowohl Mahlzeiten als auch zwischen den Mahlzeiten mehr als sonst zu essen.

Bitte *entweder* Frage 8 *oder* 9 beantworten (nicht beide)

8. Gewichtsabnahme (in den letzten zwei Wochen):

- 0 Ich habe nicht abgenommen.
- 1 Ich habe das Gefühl, dass ich ein wenig abgenommen habe.
- 2 Ich habe 1 kg oder mehr abgenommen.
- 3 Ich habe mehr als 2 kg abgenommen.

9. Gewichtszunahme (in den letzten zwei Wochen):

- 0 Ich habe nicht zugenommen.
- 1 Ich habe das Gefühl, dass ich ein wenig zugenommen habe.
- 2 Ich habe 1 kg oder mehr zugenommen.
- 3 Ich habe mehr als 2 kg zugenommen.

10. Konzentration/Entscheidungsfähigkeit:

- 0 Meine Fähigkeit, mich zu konzentrieren oder Entscheidungen zu treffen, war unverändert.
- 1 Ich war manchmal unentschlossen oder habe festgestellt, dass meine Aufmerksamkeit abschweift.
- 2 Ich musste mich meistens sehr anstrengen, um mich zu konzentrieren oder Entscheidungen zu treffen.
- 3 Ich konnte mich nicht genug konzentrieren, um zu lesen oder konnte nicht einmal unwichtige Entscheidungen treffen.

Arbeitsmaterial 4 (Seite 3/4)

Quick Inventory of Depressive Symptomatology (QIDS)

11. Selbstbild:

- 0 Ich habe mich selbst als genauso wertvoll betrachtet wie andere Menschen.
- 1 Ich habe mir öfter als sonst Vorwürfe gemacht.
- 2 Ich bin mir ziemlich sicher, dass ich anderen Menschen Probleme bereitet habe.
- 3 Ich habe fast ständig über große und kleine Fehler nachgedacht, die ich habe.

12. Gedanken an den eigenen Tod oder an Selbstmord:

- 0 Ich habe nicht an Selbstmord oder an meinen Tod gedacht.
- 1 Ich hatte das Gefühl, das Leben ist leer und habe mich gefragt, ob es lebenswert ist.
- 2 Ich habe mehrmals in der Woche für einige Minuten an Selbstmord und an meinen Tod gedacht.
- 3 Ich habe mehrmals am Tag bis in Einzelheiten an Selbstmord oder an meinen Tod gedacht, oder genaue Selbstmordpläne gemacht, oder tatsächlich versucht, mir das Leben zu nehmen.

13. Allgemeines Interesse:

- 0 Mein Interesse an anderen Menschen oder an Tätigkeiten war unverändert.
- 1 Ich habe bemerkt, dass ich mich weniger für Menschen oder Tätigkeiten interessiere.
- 2 Ich habe festgestellt, dass ich nur noch an einer oder zwei der Tätigkeiten Interesse habe, denen ich früher nachgegangen bin.
- 3 Ich hatte nahezu kein Interesse mehr an Tätigkeiten, denen ich früher nachgegangen bin.

14. Energie:

- 0 Meine Energie war unverändert.
- 1 Ich wurde schneller müde als sonst.
- 2 Ich musste mich sehr dazu zwingen, mit meinen Alltagstätigkeiten zu beginnen oder sie zu erledigen (z.B. Einkaufen, Kochen, Ausbildung oder zur Arbeit gehen).
- 3 Ich konnte die meisten meiner Alltagstätigkeiten nicht ausführen, weil mir einfach die Energie dazu fehlte.

15. Gefühl der Verlangsamung:

- 0 Ich habe so schnell gedacht, gesprochen und mich bewegt wie immer.
- 1 Ich hatte das Gefühl, dass mein Denken verlangsamt ist oder dass meine Stimme monoton oder ausdruckslos klingt.
- 2 Auf die meisten Fragen konnte ich erst nach mehreren Sekunden antworten und ich bin mir sicher, dass mein Denken verlangsamt war.
- 3 Ich konnte auf Fragen oft nur mit größter Mühe antworten.

Arbeitsmaterial 4 (Seite 4/4)

Quick Inventory of Depressive Symptomatology (QIDS)

16. Unruhe:

- 0 Ich war nicht unruhig.
- 1 Ich war oft zappelig, habe meine Hände geknetet oder musste beim Sitzen hin und her rutschen.
- 2 Ich hatte das plötzliche Bedürfnis mich zu bewegen und war ziemlich unruhig.
- 3 Manchmal konnte ich nicht sitzen bleiben und musste herumlaufen.

Auswertung (erfolgt durch den Therapeuten/die Therapeutin):

__________ höchster Wert der Items 1 bis 4 (Schlaf)

__________ Item 5

__________ höchster Wert der Items 6 bis 9 (Appetit/Gewicht)

__________ Item 10

__________ Item 11

__________ Item 12

__________ Item 13

__________ Item 14

__________ höchster Wert der Items 15 und 16 (Psychomotorik)

__________ **Summenwert (0–27 Punkte)**

Arbeitsmaterial 5 (Seite 1/2)

Wichtige Begriffe im CBASP

- **Diszipliniert persönliches Einbringen (DPE) bzw. disciplined personal involvement (DPI)**
  → Persönliche Gestaltung der therapeutischen Beziehung. Auch in Deutschland hat sich die Verwendung der Abkürzung DPI durchgesetzt. Daher verwenden wir diese Abkürzung auch in diesem Buch.

- **Interpersonelle Diskriminationsübung (IDÜ)**
  DPI-Technik mit dem Ziel, dem Patienten Sicherheit in der therapeutischen Beziehung zu vermitteln, indem ihm deutlich gemacht wird, dass sich der Therapeut beim Erreichen eines *Übertragungsbereiches* anders verhält als *prägende Bezugspersonen*. Zu diesem Zweck erarbeitet der Therapeut mit dem Patienten zusammen die Unterschiede zwischen den Reaktionen des Therapeuten und Reaktionen von signifikanten Bezugspersonen in der Lerngeschichte.

- **Impact Message Inventory (IMI)**
  Fremdbeurteilungsverfahren von Kiesler zur Erfassung der interpersonalen Persönlichkeit. Persönlichkeit wird danach als ein relativ gleichbleibendes Muster von sich wiederholenden, verschlüsselten interpersonellen Botschaften verstanden. Sie enthalten neben der Selbstdarstellung auch Aufforderungen an den Empfänger, sich komplementär zu verhalten.

- **Kiesler Kreis**
  Grafische Darstellung des Impact Message Inventory (IMI) von Kiesler. Im Kiesler Kreis können die interpersonellen Auswirkungen, die eine Person auf eine andere hat, auf den Achsen *Kontrolle* (dominant versus submissiv) und *Zugehörigkeit* (freundlich versus feindselig) visualisiert werden.

- **Kontingent persönliche Reaktion (KPR) oder contingent personal responsivity (CPR)**
  DPI-Technik mit dem Ziel, dem Patienten in ausgewählten Situationen deutlich zu machen, welche emotionale Konsequenz sein gegenwärtiges Verhalten beim Therapeuten gerade auslöst. Auf diese Weise ermöglicht der Therapeut seinem Patienten eine Veränderung hin zu einer vertrauensvolleren und konstruktiveren Zusammenarbeit.

- **Liste prägender Bezugspersonen**
  Systematische Erfassung von prägenden Erfahrungen mit wichtigen Bezugspersonen (u.a. Eltern) zu Beginn der Behandlung. Sie ist die Grundlage für die Erstellung der Übertragungshypothese.

- **Persönliche Gestaltung der therapeutischen Beziehung (auch DPI genannt)**
  Dieser Begriff beschreibt die besondere Art der Beziehungsgestaltung im CBASP. Der persönlichen Gestaltung der therapeutischen Beziehung dienen im Wesentlichen zwei Techniken: die *Kontingent persönliche Reaktion* und die *Interpersonelle Diskriminationsübung*.

- **Pre-Therapy-Patient (Noch nicht therapiebereiter Patient)**
  Patienten, die so stark interpersonell vermeiden, dass noch kein klares Arbeitsbündnis vorhanden ist und daher Situationsanalysen noch nicht angewendet werden können. Hier empfiehlt McCullough den Einsatz der persönlichen Gestaltung der therapeutischen Beziehung.

- **Situationsanalyse**
  Technik zur Vermittlung zwischenmenschlicher Fertigkeiten. Hier lernt der Patient, welche Ziele (gewünschte Ergebnisse) er in zwischenmenschlichen Situationen aus seinem Alltag erreichen kann und wie er sie erreichen kann.

Arbeitsmaterial 5 (Seite 2/2)

Wichtige Begriffe im CBASP

- **Stempel**
  Emotionale Prägungen, welche die signifikanten Bezugspersonen bei dem Patienten hinterlassen haben. Dabei handelt es sich häufig um frühe verletzende Erlebnisse, die den Entwicklungsprozess stören.

- **Stimuluscharakter**
  Beschreibt den charakteristischen interpersonellen Stil eines Menschen. Dieser kann beispielsweise im Kiesler Kreis auf den Achsen Kontrolle und Zugehörigkeit beschrieben werden (→ Kiesler Kreis).

- **Übertragungsbereiche**
  Zwischenmenschliche Situationen, in denen die Beziehungserwartung der Patienten aktiviert wird. Diese fallen meistens in einen von vier Bereichen: Intimität/Nähe, Bedürfnisse äußern, Fehler machen, negative Gefühle zeigen. Werden auch als „emotionale Brennpunkte" bezeichnet.

- **Übertragungshypothese (ÜH) oder transference hypothesis (TH)**
  Fasst die Beziehungserwartung (zentrale interpersonelle Angst) des Patienten gegenüber dem Therapeuten bereits zu Beginn der Behandlung in einem „Wenn-dann"-Satz zusammen. Sie wird vom Therapeuten auf der Grundlage der Stempel konstruiert, die in der Liste der prägenden Bezugspersonen vom Patienten genannt wurden.

- **Wahrnehmungsentkoppelung**
  Kognitiv-emotionale Abkapselung von der interpersonellen/sozialen Umwelt, die dazu führt, dass der Kontakt zur Umwelt verloren geht und Stimuli aus der Umwelt ihren Einfluss auf den Betroffenen verlieren.

Arbeitsmaterial 6

Vermittlung des Krankheitsmodells

1. Chronische Depression und zwischenmenschliche Beziehungen

Zunächst macht der Therapeut seinen Patienten mit dem Gedanken vertraut, dass chronische Depressionen etwas mit zwischenmenschlichen Beziehungen zu tun haben. Der Patient wird gebeten, entsprechende eigene Erfahrungen zu nennen.

- „Wie wirkt sich die Depression bei Ihnen auf die zwischenmenschlichen Beziehungen aus?"
- „Welchen Einfluss hat der Verlauf zwischenmenschlicher Kontakte auf Ihre Depression?"

2. Einführung Stimuluscharakter und Kiesler Kreis

Hier bittet der Therapeut seinen Patienten zu beschreiben, wie er sich charakteristischerweise in zwischenmenschlichen Beziehungen verhält und wie seine Mitmenschen charakteristischerweise darauf reagieren. Dies kann die Grundlage dafür sein, dem Patienten den Kiesler Kreis zu erläutern.

Dabei hat es sich als hilfreich erwiesen, die ursprüngliche Terminologie von Kiesler zu ergänzen: „feindliches" Verhalten kann auch als „distanziert" beschrieben werden, „freundliches" als „nah", „dominantes" als „offen" und „submissives" als „verschlossen".

Bei der Erläuterung des Kiesler Kreises sollten die Reaktionstendenzen deutlich werden:

- Wenn ich jemanden auf Distanz halte, wird auch er sich distanziert verhalten.
- Wenn ich mich unterwürfig verhalte, ermutige ich andere zur Dominanz. Etc.

3. Einführung in das Modell der Wahrnehmungsentkoppelung

Das Modell der Wahrnehmungsentkoppelung wird eingeführt:

- „Viele Menschen mit chronischer Depression haben den Eindruck, dass sie wie durch eine Mauer von den anderen getrennt sind und sich hinter dieser Mauer verschanzt haben. Kennen Sie das auch?"
- „Viele meiner Patienten mit chronischer Depression haben einen guten Grund, sich hinter dieser Mauer zu verschanzen. Sie sind in ihrer Kindheit und Jugend von für sie wichtigen Bezugspersonen nicht gut behandelt worden. Was glauben Sie, woher diese Mauer bei Ihnen kommt?"

4. Zielklärung

Im nächsten Schritt geht es um die Zielklärung:

- „Was wollen Sie vor dem Hintergrund dieser Probleme in unserer gemeinsamen Arbeit erreichen?"
- „Welche zwischenmenschlichen Situationen würden Sie in Ihrem Leben gerne besser bewältigen?"
- „Was sind Ihre übergeordneten Ziele in diesen Situationen?"

5. Aufklärung über das therapeutische Vorgehen

Der Therapeut erläutert seinem Patienten, dass er annimmt, dass vor dem Hintergrund problematischer Erfahrungen seines Patienten mit frühen prägenden Bezugspersonen auch in der therapeutischen Beziehung Schwierigkeiten („Stolpersteine") auftauchen werden.

Dann wird das Rational der Liste prägender Bezugspersonen kurz erläutert:

- „Über diese Stolpersteine will ich nicht blind stürzen, sondern ich möchte vorher wissen, wo ich in der Arbeit mit Ihnen besonders vorsichtig sein muss, um Sie nicht zu verletzen."

Der Patient muss darüber hinaus wissen, dass von ihm erwartet wird, sich auf die Therapiesitzungen vorzubereiten, indem er schriftlich dokumentierte zwischenmenschliche Situationen mitbringt.

Schließlich muss er darauf vorbereitet sein, dass sein Therapeut in schwierigen Situationen im Therapieverlauf auch etwas Persönliches von sich preisgeben wird, um seinem Patienten weiterzuhelfen.

Arbeitsmaterial 7 (Seite 1/11)

Psychoedukation

1. Was ist eine chronische Depression?

Depressionen können vielfältige Symptome haben. Meist erkennt man eine Depression an fast ständig gedrückter Stimmung und fehlender Freude an fast allen Aktivitäten. Dazu kommen häufig eine Reihe körperlicher Symptome. Besonders häufig sind Schlafstörungen und Veränderungen des Appetits. Aber auch Schmerzen werden im Rahmen von Depressionen besonders stark wahrgenommen. Daneben erkennt man Depressionen an einer charakteristischen Veränderung des Denkens und Handelns. Dabei drängen sich vor allem Gedanken an Schuld, aber auch Hoffnungslosigkeit in den Vordergrund. Ein besonderes Warnsignal sind Lebensüberdrussgedanken oder Gedanken daran, dem eigenen Leben ein Ende zu setzen. Über diese Gedanken sollten Sie immer mit Ihren behandelnden Ärzten und Psychologen sprechen. Wie bereits gesagt verändert sich auch das Handeln im Rahmen einer Depression. Typische Zeichen sind vermindertes Interesse, etwas zu unternehmen, und Rückzug von Bekannten und Familienangehörigen.

Nun werden Sie vielleicht sagen: „Das hat ja jeder mal." Stimmt! Von einer Depression spricht man erst, wenn diese Symptome über mehrere Wochen anhalten und in dieser Zeit fast nie verschwinden. Man nennt diesen Zustand auch depressive Episode. Die meisten depressiven Episoden sind gut behandelbar und verschwinden nach einigen Wochen oder Monaten auch wieder. Manchmal hält eine Depression jedoch auch viele Wochen oder sogar Monate an. Eine Depression, die zwei Jahre und länger andauert, bezeichnet man als chronisch. In dieser Zeit sind die oben beschriebenen Symptome der Depression mal mehr und mal weniger stark ausgeprägt, verschwinden jedoch nie ganz. Auch diese chronischen Depressionen sind gut behandelbar. Jedoch braucht die Behandlung einer chronischen Depression etwas mehr Geduld und spezifische Kenntnisse. Ziel Ihrer Therapie ist es, Ihnen diese Kenntnisse zu vermitteln. So lernen Sie Schritt für Schritt, Ihre Depression in den Griff zu bekommen und das Gefühl der Hoffnungslosigkeit und Hilflosigkeit zu besiegen.

Depressionen sind häufiger als Sie vielleicht denken. Ungefähr jeder fünfte Mensch erkrankt im Laufe seines Lebens an einer Depression. Das heißt, dass fast jeder in seiner Familie und in seinem Bekanntenkreis Menschen kennt, die an Depressionen leiden. Die meisten Depressionen verlaufen, wie gesagt, in Phasen. Sie kommen, bleiben für einige Wochen und gehen dann auch wieder ohne Spuren zu hinterlassen. Meist kehren die Betroffenen zu völligem Wohlbefinden zurück. Diesen Verlauf bezeichnet man als episodisch. Etwa zwei Drittel aller Depressionen verlaufen so. Etwa ein Drittel aller Depressionen verlaufen hingegen chronisch. Das bedeutet, dass die Symptome der Depression zwar kommen und gehen, jedoch nie ganz verschwinden. Häufig geht der ersten Depression eine langjährige Phase von chronisch depressiver Verstimmung voraus. Diese chronisch depressive Verstimmung bezeichnet man als Dysthymie. Meist beginnen chronische Depressionen in der Jugendzeit. Man spricht dann von einer chronischen Depression mit frühem Beginn.

Häufig gehen Depressionen mit anderen psychischen Problemen einher. Besonders erwähnenswert sind Angsterkrankungen und Abhängigkeitserkrankungen. Als Angsterkrankungen bezeichnet man Erkrankungen, bei denen man stärkste unbegründete Angst hat. Bei manchen Menschen treten diese Ängste spontan und ohne Auslöser auf. In diesem Fall spricht man von Panikerkrankungen. Bei anderen Menschen wird die Angst durch bestimmte Situationen ausgelöst. Ein häufig vorkommendes Beispiel ist die Angst, auf offener Straße oder in einem Laden, einem Bus oder einer Bahn plötzlich die Kontrolle zu verlieren und in Ohnmacht zu fallen. Diese Angst bezeichnet man als Agoraphobie (Agora ist griechisch und heißt so viel wie öffentlicher Platz). Von einer Abhängigkeit spricht man, wenn jemand die Kontrolle über den Genuss eines Suchtmittels verloren hat. Die häufigste Form ist die Alkoholabhängigkeit. Das Risiko für eine Abhängigkeit ist besonders groß, wenn man fünf oder mehr alkoholische Getränke (Bier, Wein, Schnaps, etc.) am Tag trinkt. Bitte sprechen Sie mit Ihrem Arzt oder Psychologen darüber, wenn Sie befürchten, an einer Angsterkrankung zu leiden oder von einem Suchtmittel abhängig zu sein.

Arbeitsmaterial 7 (Seite 2/11)

Psychoedukation

Zusammengefasst sind chronische Depressionen eine wichtige und ernst zu nehmende Erkrankung. Um Ihre Depression zu besiegen, ist eine umfassende psychiatrische, psychotherapeutische und medizinische Behandlung notwendig. Wir konzentrieren uns in dieser Therapie auf die psychotherapeutische Behandlung.

2. Wie entsteht eine chronische Depression?

Eine komplizierte Erkrankung wie die Depression hat mehr als eine Ursache. Am besten kann man das Zusammenspiel der verschiedenen Ursachen mit dem Stress-Vulnerabilitäts-Modell erklären (vgl. Abbildung 1). Vulnerabilität bedeutet Empfindlichkeit, das heißt das Fehlen von Abwehrkräften gegen die verschiedenen Belastungen des Alltags, die wir als Stress bezeichnen. Die Empfindlichkeit für Depressionen entsteht zum Beispiel durch prägende Lebensereignisse, vor allem in der Kindheit und Jugend. Diese prägenden Lebensereignisse wirken sich sogar auf den Hirnstoffwechsel aus. So beeinflussen diese Lebensereignisse nachhaltig, wie wir auch als erwachsene Menschen auf Stress reagieren.

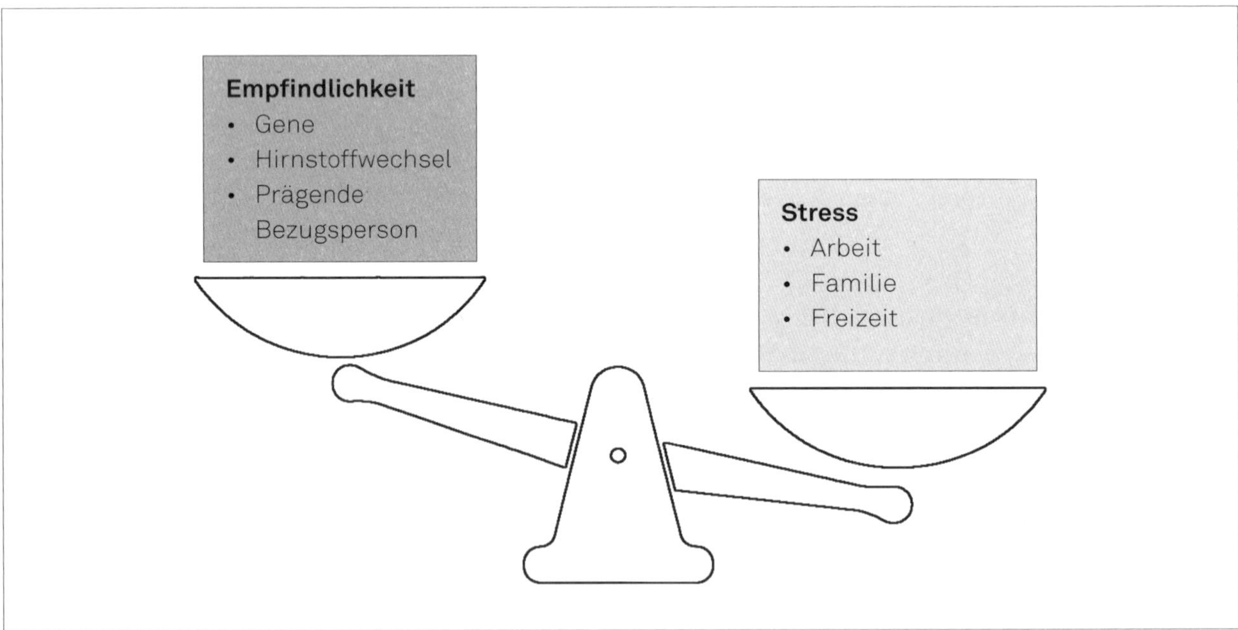

Abbildung 1: Stress-Vulnerabilitätsmodell als Waage

Lebensereignisse prägen bereits früh unsere Sicht der Welt. Sogenannte prägende Bezugspersonen haben einen großen Einfluss darauf, wie wir die Welt sehen. Prägende Bezugspersonen sind also nicht irgendwelche Bekannten. Prägende Bezugspersonen sind vor allem unsere Eltern, aber auch unsere Geschwister, möglicherweise Lehrer oder enge Freunde und sicher auch ein Ehepartner usw. Diese prägenden Bezugspersonen haben unserem Leben in gewissem Sinne ihren „Stempel" aufgedrückt. Das bedeutet, sie haben einen nachhaltigen Einfluss darauf, wie wir die Welt sehen und wie wir uns verhalten. Wie das funktioniert, soll das folgende Beispiel verdeutlichen.

Arbeitsmaterial 7 (Seite 3/11)

Psychoedukation

Menschen mit chronischen Depressionen haben in ihrer Kindheit und Jugend selten Fürsorge und Unterstützung erfahren. Sie wurden häufig vernachlässigt, manchmal sogar geschlagen oder auf andere Weise körperlich und psychisch missbraucht. Welchen Schluss zieht beispielsweise ein Mann, der beim Essen mit den Eltern immer den Mund halten musste und gleich bestraft wurde, wenn er es doch wagte, den Mund aufzumachen? Oder welchen Schluss zieht eine Frau, die immer bestraft wurde, wenn sie etwas selbstständig entschieden hat? Haben Sie eine Idee? Richtig: der Stempel in beiden Fällen ist: „Wenn ich im Leben aktiv werde, dann werde ich bestraft."

Erfahrung in der Kindheit: Aktivität → Strafe

Solche frühen Lebenserfahrungen nennt man emotionale Traumata. Sie haben einen großen Einfluss darauf, wie sich jemand als Erwachsener verhält. Wie verhält sich zum Beispiel jemand, der gelernt hat: „Wenn ich im Leben aktiv werde, droht Gefahr."? Um in einer derartigen Umgebung zu überleben, wird er wahrscheinlich passiv und zieht sich zurück. Das ist eine ganz natürliche Reaktion auf eine Umgebung, in der es vor allem gilt zu überleben, und niemand daran interessiert ist, dass man sich zu einem selbstständigen erwachsenen Menschen entwickelt:

Überlebensstrategie: Angst vor Strafe → Passivität und Rückzug

Was passiert aber, wenn dieser Mensch erwachsen wird? Menschen mit dieser Lernerfahrung verhalten sich auch im Erwachsenenalter häufig weiterhin so, wie sie es in der Kindheit und Jugend gelernt haben. Sie bleiben passiv und zurückgezogen. Das kann im Alltag zu erheblichen Problemen führen und so zur Entstehung und Aufrechterhaltung von Depressionen beitragen. Was ist nämlich die Konsequenz davon, wenn man sich bei Problemen im Leben passiv und zurückgezogen verhält? Man kann sich nicht durchsetzen und erreicht seine Ziele nicht. Schlimmstenfalls wird man gerade deswegen wieder bestraft, weil man sich passiv und zurückgezogen verhält. Das ist häufig gar nicht die Absicht der Mitmenschen. Selbst wohlmeinende Mitmenschen haben nämlich Schwierigkeiten damit, zu erraten, wie sie einem Menschen, der passiv und zurückgezogen lebt, etwas Gutes tun können. Leider kommt es dann häufig dazu, dass selbst diese wohlmeinenden Menschen einem schaden.

Erfahrung im Erwachsenenalter: Passivität und Rückzug → Misserfolg/Strafe

Häufig ist das für die Betroffenen sehr verunsichernd. Denn sie machen ja nur das, was sie als Überlebensstrategie gelernt haben. Chronische Depressionen entstehen, wenn es nicht gelingt, diese Überlebensstrategie zu überwinden und neue Strategien zu lernen. Menschen mit chronischen Depressionen haben häufig Schwierigkeiten, diese Zusammenhänge zu erkennen. Sie fühlen sich hilflos und hoffnungslos, weil sie nicht wissen, wie sie erfolgreich handeln können. Sie merken gar nicht, dass ihre Überlebensstrategie aus der Kindheit nicht mehr funktioniert. Und sie merken nicht, dass es Zeit ist, diese Überlebensstrategie aufzugeben, da sie die Depression aufrechterhält. Menschen mit chronischen Depressionen haben daher häufig das Gefühl, sie drehen sich im Kreis.

Erkennen Sie sich in diesem Muster wieder? Gut, dann ist nämlich der erste Schritt getan. Wir werden Ihnen in dieser Therapie helfen, diesen Teufelskreis der Hilflosigkeit und Hoffnungslosigkeit zu durchbrechen. Wir werden Ihnen zeigen, welche Verhaltensweisen Sie ändern müssen, um erfolgreicher in zwischenmenschlichen Beziehungen zu sein. Wir werden Ihnen einen Weg zeigen, mit dem es Ihnen gelingen wird, die alten Überlebensstrategien aufzugeben und neue, erfolgreiche Strategien zu finden. Auch wenn Sie sich in diesem Muster nicht wiedererkennen, kann es hilfreich sein, sich erst einmal auf die Behandlung einzulassen. Jeder Mensch mit chronischer Depression hat andere prägende Lebensereignisse erlebt und daraus seine eigenen Schlüsse gezogen. Um herauszufinden, was Ihre chronische Depression aufrechterhält, werden wir im Rahmen der Therapie daher auch zunächst über Ihre persönlichen Lernprägungen sprechen.

Arbeitsmaterial 7 (Seite 4/11)

Psychoedukation

Der Einsatz neuer Strategien im Verlauf der Therapie wird Ihnen möglicherweise zuerst Angst machen. Das ist verständlich, denn Sie müssen zur Anwendung der neuen Strategien die alten aufgeben. Ihr Therapeut wird Sie dabei nicht alleine lassen.

3. Hausaufgabe: Liste prägender Bezugspersonen

Prägende Bezugspersonen sind die wirklich wichtigen Menschen in unserem Leben, nicht nur Freunde oder Bekannte. Mutter und Vater zählen meist zu den prägenden Bezugspersonen. Aber auch Geschwister, Lehrer, Ehepartner oder eben auch ein besonderer Freund können dazu zählen. Überlegen Sie sich für diese Hausaufgabe bitte, wer die wirklich wichtigen Menschen in Ihrem Leben waren (vier bis sechs). Schreiben Sie die Namen dieser Personen auf. Dann überlegen Sie bitte für jede Person, wie es war, mit ihr zu leben. Schreiben Sie schließlich in einem Satz auf, wie diese Person dazu beigetragen hat, dass Sie der Mensch sind, der Sie heute sind.

Zum besseren Verständnis dieser Übung erinnern Sie sich bitte kurz an den oben beschriebenen Mann, der beim Essen mit den Eltern immer den Mund halten musste und gleich vom Vater bestraft wurde, wenn er es doch wagte, den Mund aufzumachen? Was war der Stempel, den sein Vater seinem Leben aufgedrückt hat? Haben Sie eine Idee? Der Mann selber sagte: „Mein Vater hat mich gelehrt, dass es gefährlich ist, seine eigene Meinung zu sagen. Deswegen sage ich bis heute auch dann nichts, wenn ich mich im Recht fühle".

4. Arbeitsblatt: Liste prägender Bezugsgpersonen

Nennen Sie die fünf wirklich wichtigen Menschen in Ihrem Leben. Wir nennen diese Menschen die prägenden Bezugspersonen (in der Regel sollten Vater und Mutter dabei sein).

1. ______________________________

2. ______________________________

3. ______________________________

4. ______________________________

5. ______________________________

6. ______________________________

Überlegen Sie jetzt, welchen Stempel jede einzelne dieser prägenden Bezugspersonen in Ihrem Leben hinterlassen hat.

1. ______________________________
____
____

2. ______________________________
____
____

Arbeitsmaterial 7 (Seite 5/11)

Psychoedukation

3. ______________________________

____

____

4. ______________________________

____

____

5. ______________________________

____

____

6. ______________________________

____

____

5. Wie überwinde ich die Hoffnungslosigkeit und Hilflosigkeit?

„Auch die längste Reise beginnt mit dem ersten Schritt" sagt ein altes Sprichwort. So ist es auch mit der Behandlung chronischer Depressionen. Gerade weil der Berg Ihrer Probleme Ihnen fast nicht bewältigbar vorkommt, ist es wichtig, Schritt für Schritt vorzugehen. Das bedeutet, wir nehmen uns eine Situation vor und bearbeiten diese Schritt für Schritt. Bis Sie wissen, wie Sie in dieser Situation Ihr gewünschtes Ergebnis erreichen. Dann sprechen wir darüber, wie Sie das in der Situation Gelernte auch in anderen Situationen anwenden können. So wird der Berg Ihrer Probleme Schritt für Schritt immer kleiner. Die Technik, die wir dabei verwenden, nennt sich **Situationsanalyse**. Im Verlauf der Therapie werden Sie Experte in der Durchführung von Situationsanalysen. Am Ende wissen Sie dann alles Wichtige über Ihre Depression und können selbstständig Situationsanalysen durchführen und so schwierige Situationen bewältigen.

Situationsanalysen werden in Erhebungsphase und Lösungsphase aufgeteilt. Die Erhebungsphase werden Sie schnell lernen. Die Lösungsphase werden Sie zunächst mit Hilfe Ihres Therapeuten machen. Am Ende der Therapie können Sie auch zunehmend schwierige Situationen selbstständig lösen. Aber beginnen wir beim ersten Schritt, der Erhebungsphase.

5.1 Erhebungsphase

Zunächst müssen Sie versuchen, eine geeignete Situation für eine Situationsanalyse zu finden. Für die Situationsanalyse eignen sich besonders Situationen, die sich vor kurzem zwischen Ihnen und Ihren Mitmenschen ereignet haben und mit deren Ergebnis Sie nicht zufrieden waren. Haben Sie so eine Situation im Kopf? Gut, dann kommen wir zum nächsten Schritt: Beschreiben Sie die Situation so, dass sie einen Anfang und ein Ende hat, und natürlich eine Geschichte dazwischen. Beschreiben Sie die Situation aus der Beobachterperspektive. Das heißt, beschreiben Sie die Situation ähnlich wie ein Drehbuchschreiber es machen würde. Beschreiben Sie genau, wer was gesagt hat und wie er es gesagt hat.

Arbeitsmaterial 7 (Seite 6/11)

Psychoedukation

Situationsbeschreibung:

____

____

____

____

____

____

Sehr gut, jetzt haben wir eine Situation festgehalten wie in einem Schraubstock auf der Werkbank. Wir wissen, wie die Situation angefangen hat, was passiert ist und wie sie endet. Jetzt, wo wir die Situation auf der Werkbank haben, können wir sie uns genauer ansehen. Denken Sie dabei daran, dass Sie immer in der Situation bleiben. Für den Augenblick interessiert uns nur diese Situation. Was diese Situation mit Ihrer gesamten Situation zu tun hat, schauen wir uns später an.

Jetzt kommt also der nächste Schritt, die Interpretation der Situation. Überlegen Sie sich einmal, was Ihnen die Situation bedeutet hat. Was hat es für Sie bedeutet, was die Beteiligten gesagt haben? Wie haben Sie den Verlauf der Situation beurteilt? All diese Gedanken sind wichtig. Wir nennen Sie Interpretationen. Für den Zweck der Situationsanalyse schreiben Sie bitte die drei wichtigsten Interpretationen auf.

Interpretation der Situation:

1. ____
2. ____
3. ____

Wunderbar. Jetzt wissen wir genau, was in der Situation passiert ist und wie Sie das Geschehen beurteilt haben. Im nächsten Schritt konzentrieren Sie sich bitte noch einmal auf Ihr Verhalten in der Situation. Was haben Sie gemacht? Und was war das Wichtigste an Ihrem Verhalten? Welches Verhalten von Ihnen hat den Ausgang der Situation entscheidend beeinflusst? Schreiben Sie ein wichtiges Verhalten auf, das man von außen sehen kann.

Verhalten in der Situation:

____

____

____

____

____

____

Arbeitsmaterial 7 (Seite 7/11)

Psychoedukation

Gut, jetzt kommen wir zum Dreh- und Angelpunkt der Situationsanalyse: dem Ergebnis der Situation. Alles Mögliche kann in zwischenmenschlichen Situationen passieren. Angenehme und unangenehme Dinge. Wichtig ist, dass man die Situation zu einem zufriedenstellenden Ende bringt. Deswegen konzentrieren wir uns jetzt auf das Ergebnis der Situation. Dabei unterscheiden wir zwischen dem tatsächlichen Ergebnis und dem gewünschten Ergebnis. Das tatsächliche Ergebnis ist mit dem Ende der Situation identisch. Es beschreibt, wie die Situation tatsächlich ausgegangen ist. Das gewünschte Ergebnis ist der Beginn der Lösungsphase der Situationsanalyse. Aber beschreiben Sie zuerst: Was war das tatsächliche Ergebnis der Situation? Wie ist die Situation ausgegangen? Überlegen Sie noch einmal: Was ist das Letzte, was passiert ist, bevor der Vorhang fiel? Beschreiben Sie das Ergebnis aus der Beobachterperspektive.

Tatsächliches Ergebnis:

____

____

____

____

____

____

5.2 Lösungsphase

In der Lösungsphase lehnen wir uns zurück und überlegen in Ruhe: Hätte es ein besseres Ergebnis für die Situation geben können? Welche Interpretationen hätten Ihnen geholfen, die Situation besser in den Griff zu bekommen? Hätten Sie irgendetwas anders machen können, so dass Sie mit dem Ergebnis der Situation zufriedener sind? Die Lösungsphase orientiert sich ganz an Ihrem gewünschten Ergebnis. Überlegen Sie also: Wie hätten Sie die Situation gerne beendet? Was hätten Sie gerne am Ende getan? Auch wenn die Situation schwierig war und Sie möglicherweise nicht bekommen haben, was Sie wollen, überlegen Sie: Wie können Sie die Situation beenden, um erhobenen Hauptes die Bühne zu verlassen? Wir nennen dies das gewünschte Ergebnis.

Gewünschtes Ergebnis:

____

____

____

____

____

____

Arbeitsmaterial 7 (Seite 8/11)

Psychoedukation

Vergleichen Sie nun: Haben Sie erreicht, was Sie erreichen wollten? Stimmt das tatsächliche Ergebnis mit dem gewünschten Ergebnis überein?

Stimmt das tatsächliche Ergebnis mit dem gewünschten Ergebnis überein?

☐ Ja
☐ Nein

Haben Sie vielleicht bereits eine Vorstellung davon, wie es kommt, dass Sie das gewünschte Ergebnis nicht erreicht, beziehungsweise erreicht haben?

Wie kommt es, dass ich das gewünschte Ergebnis nicht erreicht/erreicht habe?

____

____

____

____

____

____

Wenn Sie das gewünschte Ergebnis erreicht haben und bereits wissen, warum, dann endet die Situationsanalyse hier. Wenn Sie aber Ihr gewünschtes Ergebnis nicht erreicht haben, dann haben Sie jetzt die Chance zu lernen, wie Interpretationen und Verhalten dazu beitragen, Ihr gewünschtes Ergebnis zu erreichen. Beginnen wir damit, uns das gewünschte Ergebnis noch einmal genauer anzusehen.

Gewünschte Ergebnisse müssen realistisch und erreichbar sein. Sonst sind sie eine Überforderung. Realistisch bedeutet: Sie selber müssen in der Lage sein, zu tun, was Sie sich in Ihrem gewünschten Ergebnis vornehmen. Es hat beispielsweise keinen Sinn, sich zu wünschen, dass Ihr Partner merkt, dass Sie verletzt sind. Darauf haben Sie keinen direkten Einfluss. Sie können ihm aber sagen, dass sie verletzt sind. Das liegt in Ihrer Macht. Etwas zu sagen, ist also ein realistisches gewünschtes Ergebnis.

Erreichbar bedeutet: Ihre Umwelt muss Ihnen die Möglichkeit geben, das zu tun, was Sie sich vornehmen. Bleiben wir bei dem Beispiel mit dem verletzenden Partner. Wenn Ihr Partner Ihnen ganz offensichtlich nicht zuhört, bringt es wenig, ihm etwas zu sagen. Sie müssen ihn erst einmal dazu bringen, dass er Ihnen zuhört. Wie Sie das erreichen? Haben Sie schon eine Idee? Richtig: Sie sagen es ihm: „Höre mir bitte zu". Sie sagen, das wird er sowieso nicht tun. Haben Sie es ihm denn in der Situation gesagt, dass er Ihnen zuhören soll? Nur so können Sie überprüfen, ob Ihr gewünschtes Ergebnis tatsächlich erreichbar ist.

War mein gewünschtes Ergebnis realistisch? Habe ich es in der Hand, dass es erreicht wird?

☐ Ja
☐ Nein

War mein gewünschtes Ergebnis erreichbar? Kann mein Gegenüber das, was ich von ihm verlange?

☐ Ja
☐ Nein

Arbeitsmaterial 7 (Seite 9/11)

Psychoedukation

Muss ich mein gewünschtes Ergebnis neu formulieren? Was wäre in der Situation ein realistisches und erreichbares gewünschtes Ergebnis?

Realistisches und erreichbares gewünschtes Ergebnis:

____

____

____

____

____

____

Jetzt kommen wir zu den **Interpretationen**. Interpretationen sollen Ihnen helfen, Ihr gewünschtes Ergebnis zu erreichen. Haben Sie eine Idee, wie das geht? Nun, zunächst einmal muss die Interpretation Sie sicher in der Situation verankern. Interpretationen, die nichts mit der gegenwärtigen Situation zu tun haben, sind nicht hilfreiche Interpretationen. „Mir wird sowieso nichts gelingen!“ ist ein häufiges Beispiel für eine nicht hilfreiche Interpretation. Sie bezieht sich nicht auf die Situation, beschreibt nicht, was in der Situation passiert, und trägt nicht dazu bei, das gewünschte Ergebnis zu erreichen. „Mir wird sowieso nichts gelingen!“ ist eine Verallgemeinerung.

Eine andere häufige Form der nicht hilfreichen Interpretation ist das Gedankenlesen:

„Mein Partner will mir nicht helfen“. Diese Interpretation bezieht sich vielleicht auf die Situation, beschreibt aber nicht, was in der Situation passiert. Vielleicht macht Ihr Partner gerade keine Anstalten, Ihnen zu helfen. Aber woher wollen Sie wissen, dass dies auf fehlenden Willen zurückzuführen ist? Haben Sie ihn gefragt? Eine hilfreiche Interpretation wäre also: „Ich muss meinen Partner bitten, mir zu helfen!“. Wir nennen das eine Handlungsinterpretation. Eine Handlungsinterpretation hilft Ihnen, Ihr gewünschtes Ergebnis zu erreichen.

Hilfreiche Interpretationen sind also Interpretationen, die
1. ... sich auf die Situation beziehen.
2. ... beschreiben, was in der Situation passiert.
3. ... einen Handlungsimpuls beinhalten: Ich muss was machen!

Schauen Sie sich jetzt Ihre Interpretationen noch einmal in Bezug auf diese Punkte an: Bezogen sie sich auf die Situation? Beschrieben sie, was in der Situation passiert? War eine Handlungsinterpretation dabei, die Ihnen hilft, Ihr gewünschtes Ergebnis zu erreichen? Wenn nicht, schreiben Sie eine neue Interpretation, welche hilfreicher ist. Wir nennen diese hilfreicheren Interpretationen „veränderte Interpretation“.

Arbeitsmaterial 7 (Seite 10/11)

Psychoedukation

Interpretation 1:

Veränderte Interpretation: ______________________________

____

____

Interpretation 2:

Veränderte Interpretation: ______________________________

____

____

Interpretation 3:

Veränderte Interpretation: ______________________________

____

____

Denken Sie daran, nicht alle Interpretationen müssen Handlungsinterpretationen sein. Aber alle Interpretationen sollten sich auf die Situation beziehen und beschreiben, was in der Situation passiert. Sie brauchen nur eine gute Handlungsinterpretation.

Dann geht alles ganz schnell: Wenn Sie der Handlungsinterpretation gefolgt wären, was hätten Sie gemacht? Wir nennen dieses Verhalten das „veränderte Verhalten".

Verändertes Verhalten:

____

____

____

____

____

____

Wenn Sie sich so verhalten, erreichen Sie dann Ihr gewünschtes Ergebnis?

☐ Ja

☐ Nein

Arbeitsmaterial 7 (Seite 11/11)

Psychoedukation

Was lernen Sie aus dieser Situation?

Wie können Sie das Gelernte in anderen Situationen einsetzen?

Herzlichen Glückwunsch! Sie haben Ihre erste Situationsanalyse geschafft! Sie sehen: Wir haben uns eine Situation ganz genau angesehen. Wir haben sie in der Erhebungsphase auf die Werkbank gelegt und genau festgezurrt (Situationsbeschreibung), genau angesehen (Interpretationen), Ihren Beitrag zum Ergebnis der Situation hervorgehoben (Verhalten) und das Ergebnis betrachtet (tatsächliches und gewünschtes Ergebnis). In der Lösungsphase haben wir gesehen, wie Ihre Interpretationen und Ihr Verhalten dazu beitragen, dass Sie Ihr gewünschtes Ergebnis erreichen können. Am Ende waren Sie in der wunderbaren Position, dass Sie eine misslungene Situation in der Rückschau verbessert haben und so jetzt die Möglichkeit haben, diese und andere Situationen in der Zukunft erfolgreich zu meistern.

Denken Sie daran: Sie haben jetzt die Werkzeuge in der Hand, Situationen erfolgreich zu gestalten. In den kommenden Wochen werden wir nichts weiter tun, als diese Werkzeuge immer weiter zu verfeinern. Die Entscheidung, die Werkzeuge zu verwenden, liegt einzig und alleine bei Ihnen. Es braucht Übung, die Werkzeuge anzuwenden. Fangen Sie am besten heute mit dem Üben an: Fertigen Sie, so oft es geht, eine Situationsanalyse an. Ihre Hausaufgabe in den kommenden Wochen wird es sein, mindestens jede Woche eine Situationsanalyse mit zur Therapie zu bringen.

Die Übung wird Ihnen helfen, selbst wenn wir nicht in jeder Woche dazu kommen werden, alle mitgebrachten Situationsanalysen zu bearbeiten. Denn nur durch regelmäßige Übung haben Sie es in der Hand, Ihre Depression in den Griff zu bekommen. Beginnen Sie dann möglichst bald, diese Werkzeuge in Ihrem Alltag zu verwenden. Ihr Therapeut wird Sie in den kommenden Wochen dabei unterstützen.

Arbeitsmaterial 8

Kiesler Kreis (in Anlehnung an Brakemeier & Normann, 2012, S. 160)

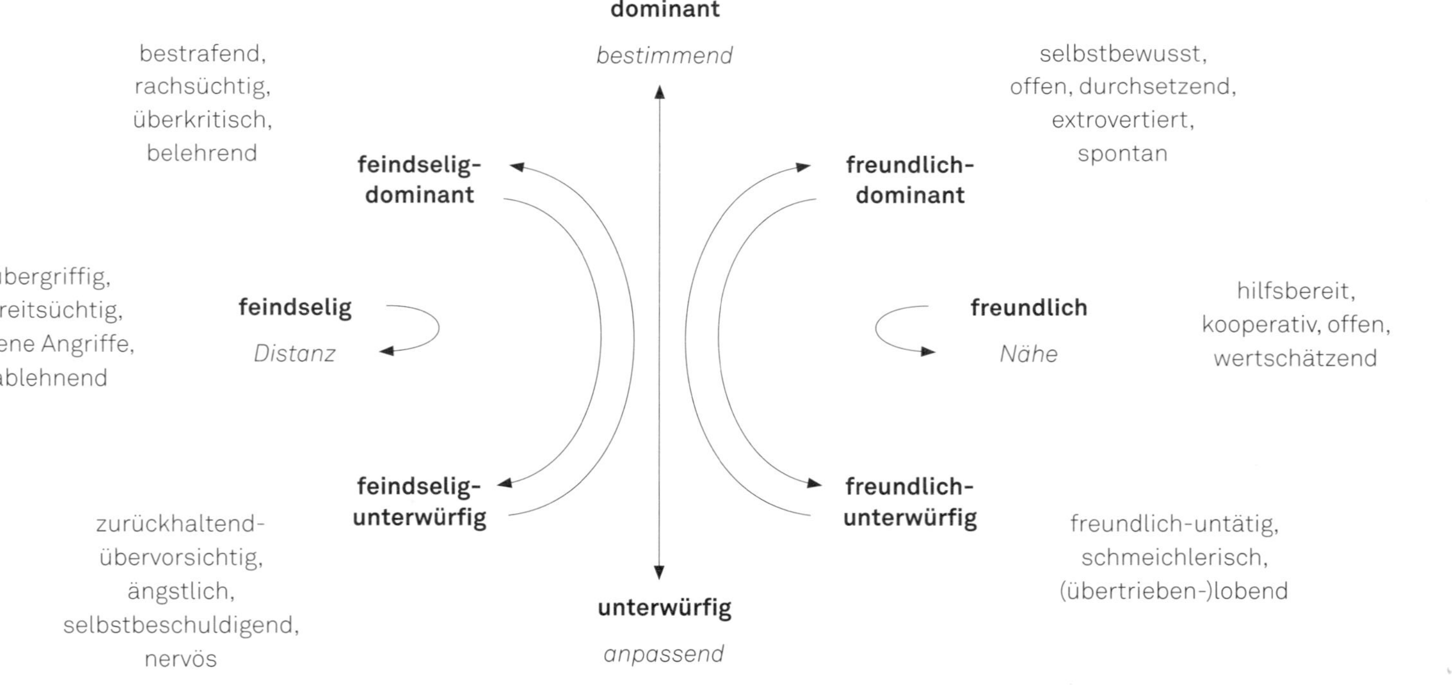

Arbeitsmaterial 9 (Seite 1/2)

Liste prägender Bezugspersonen[1]

Einführung:

- „Prägende Bezugspersonen sind mehr als Freunde und Bekannte. Es sind Menschen, die bei Ihnen sozusagen einen Stempel hinterlassen haben und deren Einfluss Ihr Leben geformt hat. Diese Einflüsse können positiv oder negativ, gut oder schlecht, schmerzhaft oder hilfreich gewesen sein."
- „Bitte nennen Sie jetzt diese Menschen (4 bis 6, Mutter und Vater sollten dabei sein)."

Prägende Bezugspersonen nacheinander besprechen:

Bearbeiten Sie die Personen in der Reihenfolge, in der sie der Patient genannt hat.

- „Wie war es, bei ______________________ [prägender Bezugsperson] aufzuwachsen bzw. mit ihm/ihr zusammenzusein?"
- „Wie hat ______________________ [prägende Bezugsperson] reagiert, wenn Sie
  - ... Fehler gemacht haben (Wenn es zum Beispiel in der Schule nicht so gut lief? Wenn Sie Erwartungen nicht erfüllt haben?)?"
  - Bedürfnisse geäußert haben (Wenn Sie gesagt haben, was Sie brauchen?)?"
  - sich geärgert haben (Wenn Sie Ihren Ärger zum Ausdruck gebracht haben?)?"
  - ... ihm/ihr nahe gekommen sind (Wenn Sie etwas Persönliches von sich erzählt haben? Gab es auch körperliche Nähe? Und wie haben Sie die erlebt?)?"
- „Gab es noch eine entscheidende positive oder negative Erfahrung?"
- „Welchen Stempel hat ______________________ [prägende Bezugsperson] bei Ihnen hinterlassen? Wer sind Sie heute aufgrund dessen, was Sie mit ______________________ [prägender Bezugsperson] erlebt haben (kausale Schlussfolgerung)?"

NACH der Therapiestunde:

Formulierung der Übertragungshypothese, die ggf. in der nächsten Stunde mit dem Patienten besprochen wird:

- Die Übertragungshypothese benennt die Beziehungserwartungen des Patienten gegenüber seinem Therapeuten angesichts der gemachten Erfahrungen.
- Die Übertragungshypothese fällt meist in einen von vier Bereichen, den sogenannten Übertragungsbereichen:
  - 1. Dem Therapeuten nahe kommen (Intimität).
  - 2. Ausdruck emotionaler Bedürfnisse.
  - 3. Fehler in der Therapie machen.
  - 4. Dem Therapeuten gegenüber negative Gefühle äußern.
- Konstruktion der Übertragungshypothese:

„*Wenn* ich meinem Therapeuten gegenüber ______________________ [problematisches Verhalten zeige], *dann* wird er ______________________ [gefürchtete Konsequenz zeigen]."

1 In Anlehnung an McCullough und McCullough (2008, S. 34 ff.)

Arbeitsmaterial 9 (Seite 2/2)

Liste prägender Bezugspersonen

- Vorgehen bei der Konstruktion der Übertragungshypothese:
  - Überlegen Sie: Was könnte der Übertragungsbereich (emotionale Brennpunkt) sein? Berücksichtigen Sie dabei die Erlebnisse des Patienten mit den prägenden Bezugspersonen *und* das von Ihnen in der Therapie bislang beobachtete Verhalten.
  - Überlegen Sie: Was befürchtet der Patient, wie Sie reagieren, wenn der Patient Ihnen gegenüber ein Verhalten zeigt, das in den Bereich der Übertragungshypothese fällt?
  - Denken Sie daran, die Übertragungshypothese im „Wenn-dann"-Muster zu formulieren (siehe oben).

Gemeinsame Besprechung der Übertragungshypothese:

- Einführung: „Nach meiner Erfahrung gibt es in zwischenmenschlichen Beziehungen vor dem Hintergrund der prägenden Beziehungserfahrungen bestimmte Stolpersteine, an denen Beziehungen immer wieder schwierig werden.
- Eventuell zählt man die möglichen Stolpersteine auf (meist ist das nicht notwendig):
  - Intimität/Nähe: wenn Sie beispielsweise etwas sehr Persönliches von sich erzählen ...,
  - Fehler machen: wenn beispielsweise einmal etwas nicht so läuft, wie wir es vereinbart haben ...,
  - negative Gefühle äußern: wenn Sie sich beispielsweise über mich ärgern und das zum Ausdruck bringen ...,
  - emotionale Bedürfnisse äußern: wenn Sie mir beispielsweise sagen, dass Sie was von mir brauchen ...".
- Erläutern Sie: „Ich möchte gerne von vornherein wissen, was in unserer gemeinsamen Arbeit ein derartiger Stolperstein sein könnte. Ich möchte nämlich nicht blind darüber stolpern und Sie verletzen, sondern in diesem Bereich besonders vorsichtig sein".
- Erarbeiten Sie gemeinsam mit dem Patienten die Übertragungshypothese:
  - „Was glauben Sie, könnte vor dem Hintergrund Ihrer prägenden Beziehungserfahrungen in unserer gemeinsamen Arbeit ein Stolperstein sein?" [Erheben Sie den Übertragungsbereich].
  - „Was befürchten Sie, was ich mache, wenn Sie ______________________ [ein Verhalten zeigen, das in diesen Übertragungsbereich fällt]?" [Erheben Sie die befürchtete interpersonelle Konsequenz].

Arbeitsmaterial 10

Kontingent persönliche Reaktion[1]

Merke: Die *Kontingent persönliche Reaktion* ist niemals ein Freibrief, Gefühle „rauszulassen", um sich besser zu fühlen. Deswegen wird die *persönliche Gestaltung der therapeutischen Beziehung* von McCullough auch als „diszipliniert" bezeichnet.

Vor dem Einsatz der Kontingent persönlichen Reaktion:

- Erkennen Sie zunächst das Gefühl, das der Patient gerade in Ihnen auslöst. Geben Sie dem Gefühl einen Namen, den Sie mit dem Patienten teilen wollen (z.B. Freude, Nähe, Sorge, Ärger).
- Entscheiden Sie: Ist eine Kontingent persönliche Reaktion notwendig, um das Ziel der Therapie zu erreichen?
- Berücksichtigen Sie bei diesem Schritt *immer* die Übertragungshypothese!

Schritt 1: Verhalten benennen:

- Verlangsamen Sie das Tempo: „Habe ich Sie richtig verstanden, dass …".
- Benennen Sie das Verhalten des Patienten.
- Bevor man zum nächsten Schritt der Selbstöffnung weitergeht, sollte Einigkeit darüber herrschen, um welches Verhalten es dem Therapeuten gerade geht.

Schritt 2: Selbstöffnung:

- Bereiten Sie die Selbstoffenbarung kurz vor:
  „Können Sie sich vorstellen, was Ihr Verhalten gerade in mir auslöst?"
  „Darf ich Ihnen sagen, was Ihr Verhalten gerade in mir auslöst?"
- Benennen Sie Ihre Kontingent persönliche Reaktion.
  Beispiel: Freude, Nähe, Sorge, Ärger, etc.
- Helfen Sie dem Patienten zu sehen, woran er Ihre emotionale Reaktion erkennen kann.
  „Schauen Sie mich an, woran können Sie sehen, dass ich in Sorge bin."

Schritt 3: Verhaltenskonsequenzen-Kontingenz:

- Machen Sie dem Patienten deutlich, dass es sein Verhalten war, welches die Reaktion bei Ihnen hervorgerufen hat.
- „War Ihnen bewusst, dass Sie einen derartigen Einfluss auf mich haben?"
  „War Ihnen bewusst, dass Ihr Verhalten eben gerade einen Einfluss darauf hat, wie ich mich jetzt fühle?"
- „Wollten Sie das in mir auslösen?" Diese Frage fokussiert noch einmal die Macht, die der Patient durch sein Verhalten hat.

Schritt 4: Adaptive Verhaltensweisen:

- Erarbeiten Sie mit dem Patienten neue Verhaltensweisen, die zur Förderung des Therapiefortschritts führen.
- „Was brauchen Sie eigentlich in dieser Situation von mir, Ihrem Therapeuten? Und was könnten Sie machen, um das zu bekommen?"
- Benennen Sie auch die Wirkung, die dieses veränderte Verhalten auf Sie als Therapeuten hat.

1 In Anlehnung an McCullough und McCullough (2008, S. 67 ff.)

Arbeitsmaterial 11

Interpersonelle Diskriminationsübung[1]

Die Interpersonelle Diskriminationsübung (IDÜ) kommt zum **Einsatz**, wenn der Patient in der Beziehung mit seinem Therapeuten an eine interpersonell schwierige Situation, einen emotionalen Brennpunkt, kommt.

Ein **emotionaler Brennpunkt** ist eine interpersonelle Situation, in welcher der Patient seinem Therapeuten gegenüber ein Verhalten zeigt, das in den Bereich der **Übertragungshypothese** fällt.

Die Interpersonelle Diskriminationsübung hat zum **Ziel**, dem Patienten in dieser Situation Sicherheit zu vermitteln, indem er im Sinne eines geleiteten Entdeckens darauf aufmerksam gemacht wird, dass sein Therapeut sich in dieser emotional schwierigen Situation anders verhält als die verletzenden prägenden Bezugspersonen.

Der **Ablauf** der eigentlichen Interpersonellen Diskriminationsübung ist vergleichsweise einfach. Dennoch ist es auch hier wichtig, zielorientiert und strukturiert vorzugehen.

Schritt 1: Erkennen des emotionalen Brennpunkts und angemessene Reaktion

Vor dem Einsatz der Interpersonellen Diskriminationsübung:
- Emotionalen Brennpunkt erkennen und entsprechend reagieren.
- Überleiten zur Interpersonellen Diskriminationsübung.

Beginn der Interpersonellen Diskriminationsübung:
- Emotionalen Brennpunkt benennen.
  Beispiel: „Sie haben mir gerade etwas sehr Persönliches von sich erzählt."

Schritt 2: Reaktion der prägenden Bezugspersonen

- „Wie hätte ______________________ [relevante prägende Bezugsperson] in dieser Situation reagiert?"
- Es müssen nicht alle prägenden Bezugspersonen durchgegangen werden, nur die relevanten.

Schritt 3: Auswirkung dieses Reaktionsmusters

- Fassen Sie das vom Patienten berichtete Reaktionsmuster der prägenden Bezugspersonen zusammen.
- „Welche Konsequenzen haben Sie aus dem Verhalten von ______________________ [relevante prägende Bezugsperson] gezogen?"

Schritt 4: Reaktion des Therapeuten

- „Wie habe ich in dieser Situation reagiert?"

Sollte der Patient sich nicht spontan an das Verhalten des Therapeuten erinnern (was angesichts der belastenden Situation wahrscheinlich ist), kann der Therapeut nachhelfen.

Schritt 5: Vergleich der beiden Reaktionen

- „Wenn Sie die damalige Reaktion und die jetzt erlebte Reaktion vergleichen: Was für Gemeinsamkeiten, was für Unterschiede können Sie sehen?"
  Dabei kann es hilfreich sein, das von der prägenden Bezugsperson an diesem emotionalen Brennpunkt häufig gezeigte Verhalten konkret anzusprechen: „Habe ich ______________________ [Verhalten gezeigt], wie Sie es von ______________________ [relevanter prägender Bezugspersonen] gewohnt waren?"
- „Was bedeutet es für unsere gemeinsame Arbeit, dass ich anders reagiere als ______________________ [relevante prägende Bezugsperson]?"

1 In Anlehnung an McCullough und McCullough (2008, S. 70 ff.)

Arbeitsmaterial 12 (Seite 1/2)

Situationsanalyse[1]

Datum der Situation: ______________________

Situationsbereich: ☐ Arbeit ☐ Familie ☐ Freizeit

Schritt 1: Situationsbeschreibung

Beachten Sie, dass die Situation einen Anfang und ein Ende haben muss. Beschreiben Sie die Situation aus der Beobachterperspektive.

____

____

____

____

____

____

Schritt 2: Interpretation der Situation

Wie haben Sie den Verlauf der Situation beurteilt?

1. ______________________
2. ______________________
3. ______________________

Schritt 3: Verhalten in der Situation

Was haben Sie in der Situation getan? Was haben Sie gesagt? Und wie haben Sie es gesagt? Schreiben Sie Dinge auf, die man von außen sehen kann.

____

____

____

____

____

____

1 Coping Survey Questionnaire (CSQ), in Anlehnung an McCullough (2000, S. 107; 2006)

Arbeitsmaterial 12 (Seite 2/2)

Situationsanalyse

Schritt 4: Tatsächliches Ergebnis

Wie ist die Situation tatsächlich ausgegangen? Beschreiben Sie das Ergebnis aus der Beobachterperspektive.

____

Schritt 5: Erwünschtes Ergebnis

Wie hätten Sie die Situation gerne beendet? Beschreiben Sie das Ergebnis aus der Beobachterperspektive.

Schritt 6: Bewerten Sie

a) Stimmt das tatsächliche Ergebnis mit dem erwünschten Ergebnis überein? ☐ Ja ☐ Nein

b) Wie kommt es, dass ich das erwünschte Ergebnis nicht erreicht/erreicht habe?

Schritt 7: Zusammenfassung und Verallgemeinerung

Was lerne ich aus dieser Situation für andere zukünftige Situationen? In welchen konkreten Situationen kann ich das hier Gelernte noch anwenden?

Arbeitsmaterial 13 (Seite 1/3)

Situationsanalyse – Therapeutenversion[1]

Datum der Situation: ______________________

Situationsbereich: ☐ Arbeit ☐ Familie ☐ Freizeit

- Verankern Sie die Situation in Zeit und Raum
- Bearbeiten Sie keine Probleme „im Allgemeinen"

Schritt 1: Situationsbeschreibung

Beachten Sie, dass die Situation einen Anfang und ein Ende haben muss. Beschreiben Sie die Situation aus der Beobachterperspektive.

____

____

____

____

- Interpersonell
- Anfang, Ende und Geschichte dazwischen
- Beobachterperspektive, Interpretation erst im kommenden Schritt
- Dem Patienten zuhören, Situation zusammenfassen, dann aufschreiben

Schritt 2: Interpretation der Situation

Wie haben Sie den Verlauf der Situation beurteilt?

1. ______________________
2. ______________________
3. ______________________

- Nur erheben, noch **nicht** evidieren

Schritt 3: Verhalten in der Situation

Was haben Sie in der Situation getan? Was haben Sie gesagt? Und wie haben Sie es gesagt? Schreiben Sie Dinge auf, die man von außen sehen kann.

____

____

- „Wenn ich daneben gestanden hätte, was wäre mir aufgefallen?"

Schritt 4: Tatsächliches Ergebnis

Wie ist die Situation tatsächlich ausgegangen? Beschreiben Sie das Ergebnis aus der Beobachterperspektive.

____

____

- = Ende der Situation im Schritt 1

1 Coping Survey Questionnaire (CSQ), in Anlehnung an McCullough, 2000, 2006; Therapeutenversion wurde adaptiert von Elisabeth Schramm, Freiburg. Abdruck erfolgt mit freundlicher Genehmigung.

Arbeitsmaterial 13 (Seite 2/3)

Situationsanalyse – Therapeutenversion

Schritt 5: Erwünschtes Ergebnis

Wie hätten Sie die Situation gerne beendet? Beschreiben Sie das Ergebnis aus der Beobachterperspektive.

- Realistisch: durch Patienten umsetzbar
- Erreichbar: in dieser Umwelt umsetzbar
- Patient wählt erwünschtes Ergebnis, Therapeut sollte problematische erwünschte Ergebnisse hinterfragen

Schritt 6: Bewerten Sie

a) Stimmt das tatsächliche Ergebnis mit dem erwünschten Ergebnis überein? ☐ Ja ☐ Nein

b) Wie kommt es, dass ich das erwünschte Ergebnis nicht erreicht/erreicht habe?

- Kurz gegenüberstellen, so ermöglichen Sie negative Verstärkung am Ende der Lösungsphase
- Noch nicht kommentieren

Revision der Interpretation:

- Beziehen sich die Interpretationen auf das, was wirklich passiert?
- Relevant: auf Situation bezogen
- Zutreffend: die Situation beschreibend
- Finden Sie möglichst eine handlungsleitende Interpretation: Selbstinstruktion

Arbeitsmaterial 13 (Seite 3/3)

Situationsanalyse – Therapeutenversion

Revision des Verhaltens:

____

____

____

____

____

____

- Siehe Selbstinstruktion: Wenn Sie sich das gesagt hätten, was hätten Sie getan?
- Wenn Sie das getan hätten, hätten Sie Ihr erwünschtes Ergebnis erreicht?
- Nach Möglichkeit Rollenspiel

Schritt 7: Zusammenfassung und Generalisierung

Was lerne ich aus dieser Situation für andere zukünftige Situationen? In welchen konkreten Situationen kann ich das hier Gelernte noch anwenden?

____

____

____

____

____

____

Arbeitsmaterial 14 (Seite 1/2)

Situationsanalyse mit Kiesler Kreis[1]

Datum der Situation: ____________________________

Situationsbereich: ☐ Arbeit ☐ Familie ☐ Freizeit

Schritt 1: Situationsbeschreibung

Beachten Sie, dass die Situation einen Anfang und ein Ende haben muss. Beschreiben Sie die Situation aus der Beobachterperspektive.

Schritt 2: Interpretation der Situation

Wie haben Sie den Verlauf der Situation beurteilt?

1. ____________________________
2. ____________________________
3. ____________________________

Schritt 3: Verhalten in der Situation

Was haben Sie in der Situation getan? Was haben Sie gesagt? Und wie haben Sie es gesagt? Schreiben Sie Dinge auf, die man von außen sehen kann. Wo im Kiesler Kreis haben Sie sich befunden?

dominant
bestimmend

feindselig
Distanz

freundlich
Nähe

unterwürfig
anpassend

1 Coping Survey Questionnaire (CSQ), in Anlehnung an McCullough (2000, S. 107; 2006)

Arbeitsmaterial 14 (Seite 2/2)

Situationsanalyse mit Kiesler Kreis

Schritt 4: Tatsächliches Ergebnis

Wie ist die Situation tatsächlich ausgegangen? Beschreiben Sie das Ergebnis aus der Beobachterperspektive.

Schritt 5: Erwünschtes Ergebnis

Wie hätten Sie die Situation gerne beendet? Beschreiben Sie das Ergebnis aus der Beobachterperspektive. Wo im Kiesler Kreis wären Sie gerne?

dominant
bestimmend

feindselig *Distanz* – **freundlich** *Nähe*

unterwürfig
anpassend

Schritt 6: Bewerten Sie

a) Stimmt das tatsächliche Ergebnis mit dem erwünschten Ergebnis überein? ☐ Ja ☐ Nein

b) Wie kommt es, dass ich das erwünschte Ergebnis nicht erreicht/erreicht habe?

Schritt 7: Zusammenfassung und Verallgemeinerung

Was lerne ich aus dieser Situation für andere zukünftige Situationen? In welchen konkreten Situationen kann ich das hier Gelernte noch anwenden?

Arbeitsmaterial 15

Zukunftsanalyse[1]

Datum der Situation: ______________________

Situationsbereich: ☐ Arbeit ☐ Familie ☐ Freizeit

Schritt 1: Was ist in dieser Situation das erwünschte Ergebnis? Beschreiben Sie das erwünschte Ergebnis aus der Beobachterperspektive.

Schritt 2: Was müssen Sie machen, um Ihr erwünschtes Ergebnis zu erreichen?

Überlegen Sie auch: Welche Hindernisse könnte es auf dem Weg zum erwünschten Ergebnis geben? Was wollen Sie beim Auftreten von Hindernissen machen?

Schritt 3: Welche Interpretationen brauchen Sie, um Ihr gewünschtes Ergebnis zu erreichen? (Handlungsinterpretation)

Schritt 4: Evtl. brauchen wir zum Training ein Rollenspiel. Verwenden Sie beim Rollenspiel Ihre Handlungsinterpretation.

1 In Anlehnung an McCullough und McCullough (2008, S. 63 ff.)

Hinweise zu den Online-Materialien

Sie können die in diesem Buch erwähnten und im Anhang abgedruckten Arbeitsmaterialien über unsere Internetseite abrufen und ausdrucken. Nutzen Sie dazu bitte den Link hgf.io/download und melden Sie sich nach den dort beschriebenen Schritten an. Wenn Sie nach der Registrierung den Code **B-PD1DNM** unter „Mein Konto → Zusatzmaterialien" im Eingabefeld einfügen, werden Sie automatisch in den Downloadbereich weitergeleitet und können die Online-Materialien zum Buch ausdrucken bzw. herunterladen. Um die Materialien dauerhaft im direkten Zugriff zu haben, empfehlen wir Ihnen, sich die gesamten Materialien herunterzuladen und auf dem eigenen Rechner zu speichern.

Folgende Materialien stehen zum Download bereit:

- Arbeitsmaterial 1: Screening auf eine chronische Depression
- Arbeitsmaterial 2: Diagnostisches Vorgehen
- Arbeitsmaterial 3: Zeitverlauf der Depression
- Arbeitsmaterial 4: Quick Inventory of Depressive Symptomatology (QIDS)
- Arbeitsmaterial 5: Wichtige Begriffe im CBASP
- Arbeitsmaterial 6: Vermittlung des Krankheitsmodells
- Arbeitsmaterial 7: Psychoedukation
- Arbeitsmaterial 8: Kiesler Kreis
- Arbeitsmaterial 9: Liste prägender Bezugspersonen
- Arbeitsmaterial 10: Kontingent persönliche Reaktion
- Arbeitsmaterial 11: Interpersonelle Diskriminationsübung
- Arbeitsmaterial 12: Situationsanalyse
- Arbeitsmaterial 13: Situationsanalyse – Therapeutenversion
- Arbeitsmaterial 14: Situationsanalyse mit Kiesler Kreis
- Arbeitsmaterial 15: Zukunftsanalyse

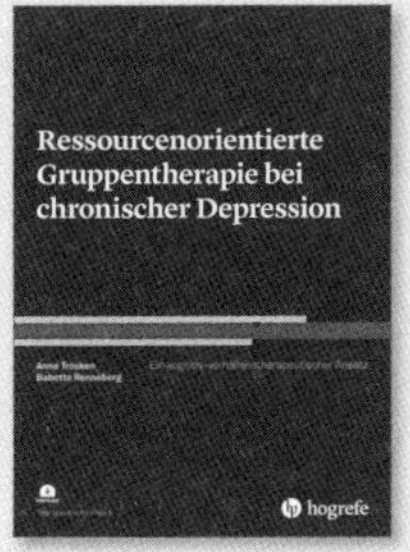

Anne Trösken / Babette Renneberg
Ressourcenorientierte Gruppentherapie bei chronischer Depression
Ein kognitiv-verhaltenstherapeutischer Ansatz

(Reihe: „Therapeutische Praxis")
2022, 158 Seiten, Großformat, inkl. Online-Materialien,
€ 39,95 (DE) / € 41,10 (AT) / CHF 52.50
ISBN 978-3-8017-2932-5
Auch als eBook erhältlich

Das vorliegende Manual beschreibt ein 12 Sitzungen umfassendes strukturiertes gruppentherapeutische Vorgehen zur Behandlung chronischer Depressionen. Der Fokus liegt auf dem Aufbau von Ressourcen. Bewährte kognitiv-verhaltenstherapeutischer Techniken werden durch aktive und sinnesbezogene Übungen ergänzt.

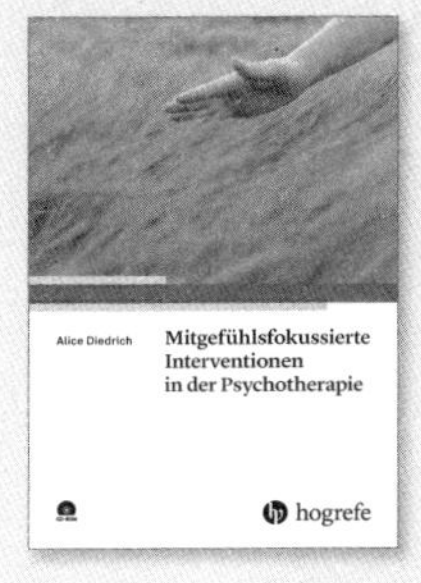

Alice Diedrich
Mitgefühlsfokussierte Interventionen in der Psychotherapie

2016, VIII/152 Seiten, inkl. CD-ROM,
€ 26,95 (DE) / € 27,80 (AT) / CHF 36.90
ISBN 978-3-8017-2671-3
Auch als eBook erhältlich

Mitgefühl stärkt eine akzeptierende Haltung gegenüber leidvollen Erfahrungen und erleichtert gleichzeitig eine adäquate Regulation negativer Erfahrungen. Das Buch stellt anhand von Übungsanleitungen, Fallbeispielen und Patient-Therapeut-Dialogen zahlreiche Interventionen zur Steigerung von Mitgefühl in der psychotherapeutischen Praxis vor.

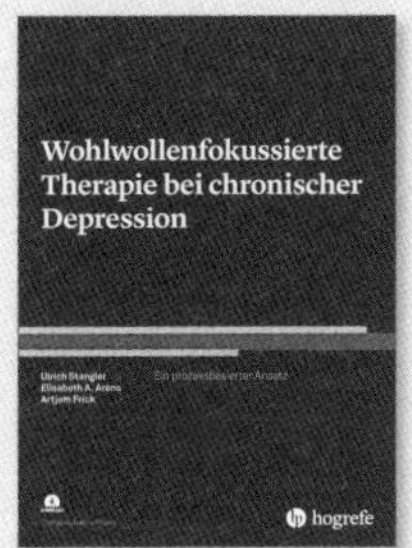

Ulrich Stangier / Elisabeth A. Arens / Artjom Frick
Wohlwollenfokussierte Therapie bei chronischer Depression
Ein prozessbasierter Ansatz

(Reihe: „Therapeutische Praxis")
2022, 192 Seiten, Großformat, inkl. Online-Materialien,
€ 44,95 (DE) / € 46,30 (AT) / CHF 58.50
ISBN 978-3-8017-3153-3
Auch als eBook erhältlich

Um chronische Depressionen zu behandeln, verbindet der Therapieansatz Metta-Meditation (Loving-Kindness-Meditation) und achtsamkeitsbasierte kognitive Therapie mit verhaltens- und schematherapeutischen Ansätzen.

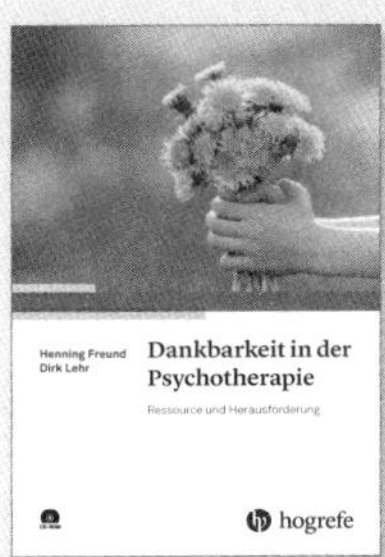

Henning Freund / Dirk Lehr
Dankbarkeit in der Psychotherapie
Ressource und Herausforderung

2020, 217 Seiten, inkl. CD-ROM,
€ 29,95 (DE) / € 30,80 (AT) / CHF 40.50
ISBN 978-3-8017-2893-9
Auch als eBook erhältlich

Das Thema Dankbarkeit erhält in der Psychologie zunehmend Aufmerksamkeit. Viele Studien belegen die hohe Relevanz von Dankbarkeit für die psychische Gesundheit. Das Buch informiert umfassend über den aktuellen Wissensstand rund um Dankbarkeit und stellt zahlreiche Übungen sowie Arbeitsmaterialien zur Förderung von Dankbarkeit vor.

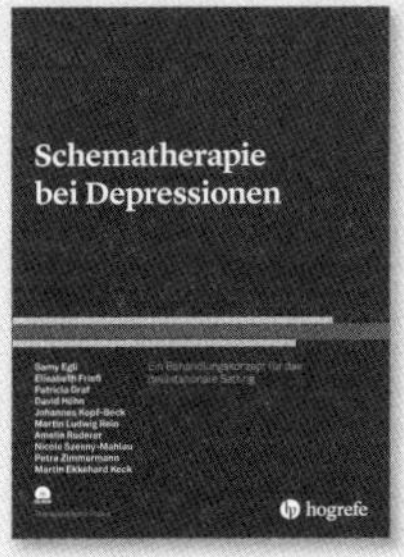

Samy Egli t al.
Schematherapie bei Depressionen
Ein Behandlungskonzept für das (teil)stationäre Setting

(Reihe: „Therapeutische Praxis")
2019, 96 Seiten, Großformat, inkl. CD-ROM,
€ 34,95 (DE) / € 36,00 (AT) / CHF 46.50
ISBN 978-3-8017-2971-4
Auch als eBook erhältlich

Der Band vermittelt praxisorientierte Fertigkeiten zur schematherapeutischen Behandlung von depressiven Störungen im Gruppen- und Einzelsetting. Im Vordergrund stehen dabei die beiden emotions- und erfahrungsfokussierten Techniken Stuhldialog und Imagination.

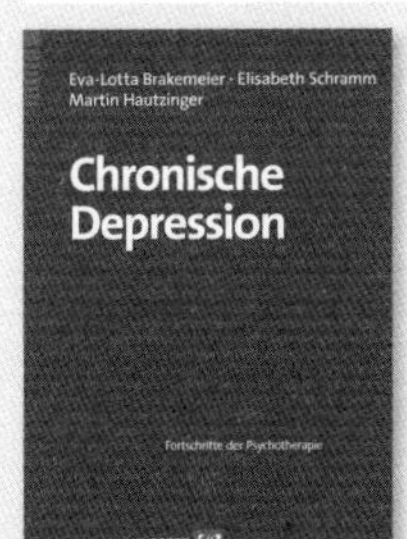

Eva-Lotta Brakemeier / Elisabeth Schramm / Martin Hautzinger
Chronische Depression

(Reihe: „Fortschritte der Psychotherapie", Bd. 49). 2012, VI/86 Seiten,
€ 19,95 (DE) / € 20,60 (AT) / CHF 27.90
(Im Reihenabonnement € 15,95 (DE) / € 16,40 (AT) / CHF 22.50)
ISBN 978-3-8017-2133-6
Auch als eBook erhältlich

Der Band stellt praxisorientiert das therapeutische Vorgehen bei chronischen Depressionen vor.

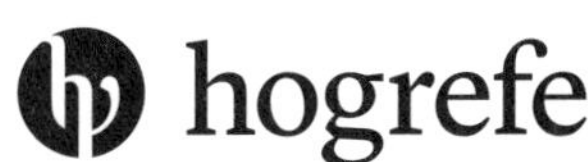

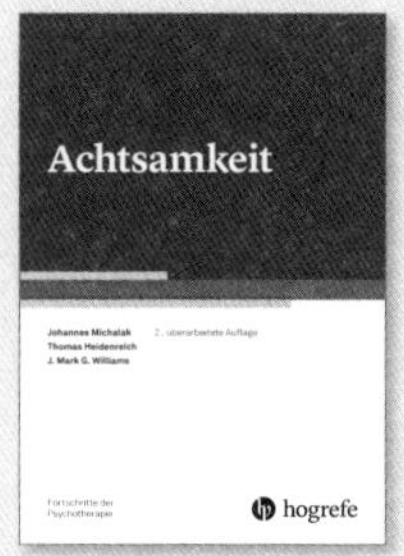

Johannes Michalak et al.
Achtsamkeit

(Reihe: „Fortschritte der Psychotherapie", Bd. 48). 2., überarbeitete Auflage 2022, VI/100 Seiten, inkl. Online-Materialien,
€ 19,95 (DE) / € 20,60 (AT) / CHF 27.90
(Im Reihenabonnement
€ 15,95 (DE) / € 16,40 (AT) / CHF 22.50)
ISBN 978-3-8017-3040-6
Auch als eBook erhältlich

Der Band gibt einen praxisorientierten Einblick in die theoretischen Hintergründe und die Methoden achtsamkeitsbasierter therapeutischer Arbeit. Er stellt die Grundzüge von MBSR und MBCT dar und gibt einen Überblick über wichtige Forschungsergebnisse zur Wirksamkeit von achtsamkeitsbasierten Verfahren.

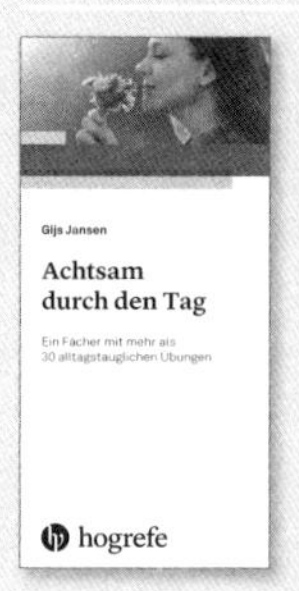

Gijs Jansen
Achtsam durch den Tag
Ein Fächer mit mehr als 30 alltagstauglichen Übungen

2020, 54 Seiten, Kleinformat,
€ 16,95 (DE) / € 17,50 (AT) / CHF 23.90
ISBN 978-3-8017-3034-5

Der Fächer enthält über 30 Achtsamkeitsübungen, mit denen Sie vor allem lernen, Ihre Wahrnehmung zu schärfen und offen zu sein für das, was sich im Hier und Jetzt ereignet. Der Fächer ist ein praktischer Begleiter für alle, die Achtsamkeit praktizieren und sich selbst und ihre Umgebung neu erkunden wollen.

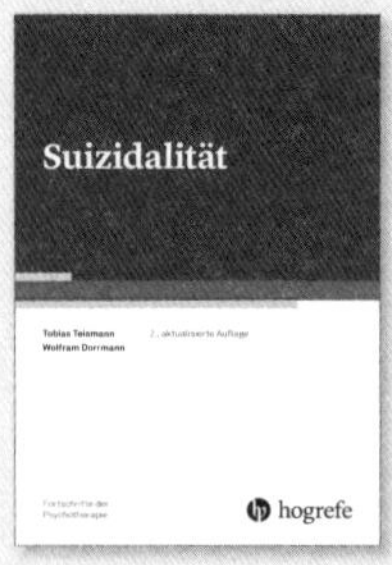

Tobias Teismann / Wolfram Dorrmann
Suizidalität

(Reihe: „Fortschritte der Psychotherapie", Bd. 54). 2., aktualisierte Auflage 2021, VI/95 Seiten,
€ 19,95 (DE) / € 20,60 (AT) / CHF 27.90
(Im Reihenabonnement
€ 15,95 (DE) / € 16,40 (AT) / CHF 22.50)
ISBN 978-3-8017-3037-6
Auch als eBook erhältlich

Die aktualisierte Auflage des Bandes liefert Informationen zum Verstehen und Erkennen suizidaler Entwicklungen und Krisen. Der Schwerpunkt des Bandes liegt auf den diagnostischen und therapeutischen Strategien zum Umgang mit akuter Suizidalität, die praxisbezogen beschrieben werden.

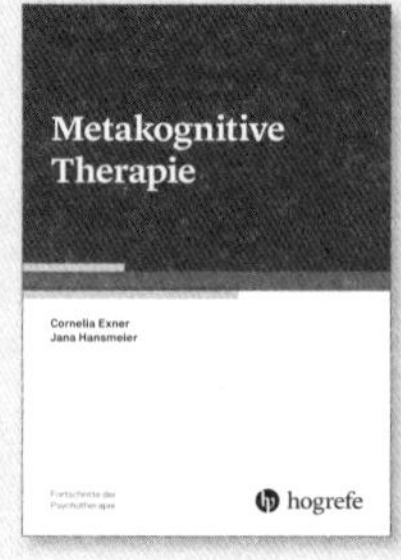

Cornelia Exner / Jana Hansmeier
Metakognitive Therapie

(Reihe: „Fortschritte der Psychotherapie", Bd. 76). 2020, VI/92 Seiten,
€ 19,95 (DE) / € 20,60 (AT) / CHF 27.90
(Im Reihenabonnement
€ 15,95 (DE) / € 16,40 (AT) / CHF 22.50)
ISBN 978-3-8017-2769-7
Auch als eBook erhältlich

Der Band stellt die Kernmerkmale der Metakognitive Therapie vor und erörtert ausführlich das metakognitive Störungsmodell. Diagnostische Instrumente zur Erfassung dysfunktionaler metakognitiver Annahmen werden ebenso vorgestellt wie die Grundelemente des therapeutischen Vorgehens und störungsspezifische Techniken.

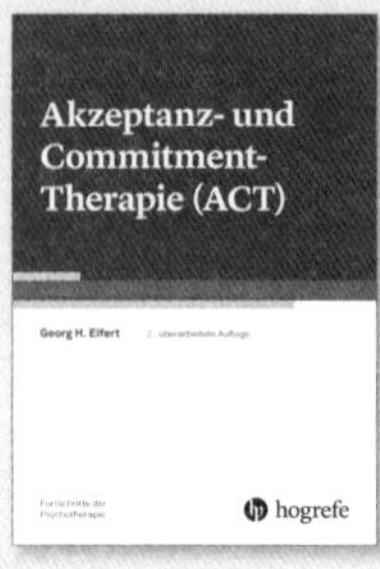

Georg H. Eifert
Akzeptanz- und Commitment-Therapie (ACT)

(Reihe: „Fortschritte der Psychotherapie", Bd. 45). 2., überarbeitete Auflage 2022, VIII/113 Seiten,
€ 19,95 (DE) / € 20,60 (AT) / CHF 27.90
(Im Reihenabonnement
€ 15,95 (DE) / € 16,40 (AT) / CHF 22.50)
ISBN 978-3-8017-3045-1
Auch als eBook erhältlich

Die Neubearbeitung des Bandes liefert eine Einführung in die Grundlagen der ACT und stellt störungsübergreifende therapeutische Strategien praxisnah dar. Dazu werden zahlreiche erfahrungsbezogene Übungen, Metaphern, Achtsamkeitstechniken und Methoden der Verhaltensaktivierung beschrieben.

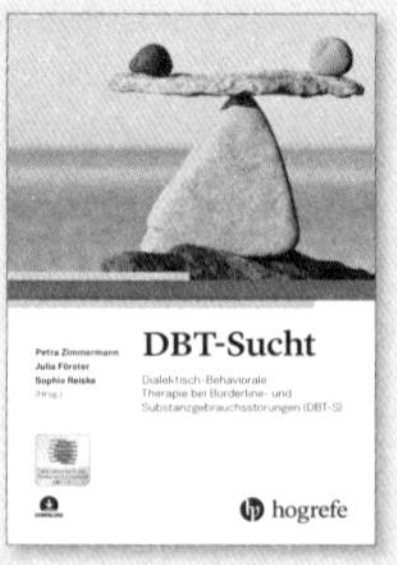

Petra Zimmermann / Julia Förster / Sophie Reiske (Hrsg.)
DBT-Sucht
Dialektisch-Behaviorale Therapie bei Borderline- und Substanzgebrauchsstörungen (DBT-S)

2021, 285 Seiten,
inkl. Online-Materialien,
€ 39,95 (DE) / € 41,10 (AT) / CHF 52.50
ISBN 978-3-8017-3021-5
Auch als eBook erhältlich

Die DBT-S für Borderline- und komorbide Substanzgebrauchsstörungen strebt den Aufbau und die Verbesserung von Fertigkeiten zur Emotionsregulation sowie gleichzeitig die Substanzreduktion bzw. das Erreichen und Aufrechterhalten von Abstinenz an. Der Praxisleitfaden beschreibt DBT-S-spezifische Behandlungsstrategien und erläutert den Aufbau eines DBT-S-Skills-Programmes.

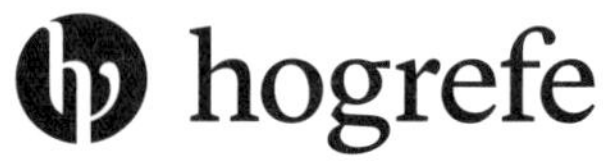